アドバンスシリーズ
コミュニケーション障害の臨床

5

失語症

日本聴能言語士協会講習会実行委員会 [編集]

協同医書出版社

刊行によせて

　我が国で言語障害児・者の問題が社会的，教育的に注目され援助への取り組みが広く行われるようになったのは1950年代（昭和30年代）でした．当時はこの領域を専門職とする人材の養成制度はなく，さまざまの領域で基礎教育を受けた人たちが，数少ない専門書をひもとき，数少ない研究会や研修会に参加して知識を吸収し，数少ない先輩たちから臨床の実際を学び，個々人の力の範囲で言語障害児・者の治療的教育・訓練・指導に当たっていました．

　1975年（昭和50年），言語臨床家の基礎知識を共通の基盤にのせ，各個人の臨床技能，知識の充足および研究活動の発展と臨床家間の連携を図ることを目的として，日本聴能言語士協会が設立されました（初代会長は笹沼澄子国際医療福祉大学大学院教授，現会長は飯高京子上智大学・大学院言語障害研究コース教授）．日本聴能言語士協会が行った種々の活動の1つに会員向けの講習会活動があります．1983年（昭和58年）に講習会実行委員会を設置し，会員の言語障害に関する基礎的知識と言語障害の検査・評価・訓練・指導力の向上を図るための講義と演習を組み合わせた講習会活動を障害別に精力的に続けて来ました．言語発達遅滞，吃音，脳性麻痺，運動性構音障害，失語症，口蓋裂・構音障害，聴覚障害および領域を超えた幅広いテーマを扱う特別部会を加えた8部会が過去18年間に開催した講習会回数は70余回，受講者数は延べ6千3百人に及んでいます．講師には言語臨床の周辺領域で先進的な研究や臨床を実践され，われわれを支えて下さっている医学，歯学，心理学，音声学，言語学，社会福祉学，統計学等の領域の方々をお願いすると共に，言語障害治療学に関しては言語臨床を担当する先輩たちが講義を担当しました．この講習会を通じて，新たな理論と臨床方法が産み出され，多くの財産が蓄積されました．

　この度，これらの成果をさらに発展させてコミュニケーション障害学理論の新展開を図り，言語臨床家が，臨床的言語サービスを必要とされる方々のお役に立つ仕事をする拠り所として活用できるとともに，臨床への意欲と新たな発想を呼び起こして頂ける叢書としてまとめることに致しました．執筆者には，教科書的記述を避けて，従来の臨床では考慮されてこなかった斬新かつ実践的内容を，個人的見解を自由明確に出して頂くようお願いして書き下ろして頂きました．したがって，本書は言語障害治療学の入門書ではなく，読者は臨床経験数年以上の方を対象としています．各巻の冒頭に置くプロローグは，各障害の臨床方法の概観，現状の問題点，今後の方向性を中心に記述致しました．用語に関しましては，全巻を通してできる限り統一を図るように検討いたしました．ただ，言語臨床家を指す用語については，障

害の領域ごとに慣習的に用いられていて違和感のない呼び方があり，これに関してはあえて統一せず執筆者の使用した用語を尊重致しました．

　1997年，言語臨床家らの積年の念願でありました国家資格に関する法律が成立し，1999年には第1回目の国家試験が施行されました．この時期に協会が自らの手で会員の質を保証しようと地道に行ってきた学術的臨床的活動を基盤にさらに発展させて全7巻のシリーズとして出版できますことは望外の喜びであります．一人でも多くの臨床家が本書を手にされ，企画の意図を十分活かして下さることを願ってやみません．

　本書出版に際しましては，巻別の編集に関して，高須賀直人氏，國島喜久夫氏，田中俱子氏，山崎美智子氏，高橋　正氏，武内和弘氏，鷲尾純一氏にご協力を頂きました．全体の編集は講習会実行委員の高須賀直人氏，斎藤佐和子氏ならびに福田登美子が担当いたしました．

　出版業務に関しては協同医書出版社　稲垣　淳氏に多大のご尽力を頂きました．ここに厚くお礼を申し上げます．

2001年4月20日
日本聴能言語士協会講習会実行委員会委員長
福田登美子

目　次

プロローグ　失語症リハビリテーションの今日的課題　　1
  1　高齢社会と医療的リハビリテーションの変容 …………………………………… 1
  2　失語症リハビリテーションのもうひとつの視点 ………………………………… 4
  3　失語症者の職場復帰援助について ………………………………………………… 6

第1章　失語症の鑑別診断　　13
  1　はじめに …………………………………………………………………………… 13
  2　評価と鑑別診断 …………………………………………………………………… 13
  3　鑑別診断の全体的なガイドライン ……………………………………………… 16
  4　失語症の鑑別診断のためのさまざまな情報源 ………………………………… 17
  5　失語症とその他のコミュニケーション障害との鑑別診断 …………………… 22
  6　タイプ分類 ………………………………………………………………………… 37
  7　まとめ ……………………………………………………………………………… 41

第2章　失語類縁の発話障害とその対応 ── 純粋語唖，発語失行と称される障害の
　　　　臨床特徴を中心に ──　　45
  1　はじめに …………………………………………………………………………… 45
  2　純粋語唖 …………………………………………………………………………… 49
  3　発語失行 …………………………………………………………………………… 61
  4　まとめ ……………………………………………………………………………… 78

第3章　並列分散処理モデルによる読みの障害へのアプローチ　　85
  1　はじめに …………………………………………………………………………… 85
  2　健常成人の音読 …………………………………………………………………… 86
  3　失読研究：表層性失読・音韻性失読・深層性失読 …………………………… 105
  4　並列分散処理モデルと機能的二重乖離 ………………………………………… 133
  5　おわりに …………………………………………………………………………… 136

第4章　全失語から言語治療を考える ── 臨床の基本的前提へ ──　143
　1　はじめに……………………………………………………………………143
　2　「言語機能」「コミュニケーション能力」"以前"に注目する……………146
　3　コミュニケーションの感覚に注目する…………………………………157
　4　"訓練的にかかわること"には限界がある………………………………162
　5　患者の話を聞くことから始まる…………………………………………166
　6　失語症臨床の基本的前提は何か…………………………………………175

第5章　失語症の心理言語臨床　181
　1　はじめに……………………………………………………………………181
　2　対象喪失としての身体障害，言語障害…………………………………183
　3　言語臨床の状況……………………………………………………………188
　4　事例A………………………………………………………………………190
　5　失語症患者の心理過程と臨床……………………………………………192
　6　おわりに……………………………………………………………………199

失語症　執筆者（執筆順）

高　橋　　　正（七沢リハビリテーション病院・脳血管センター）

石　坂　　郁　代（福岡教育大学障害児教育講座）

伊 集 院 睦 雄（東京都老人総合研究所　言語・認知部門）

伏　見　　貴　夫（　　　　　　同　上　　　　　　）

辰　巳　　　格（　　　　　　同　上　　　　　　）

中　西　　之　信（慶應義塾大学月が瀬リハビリテーションセンター）

手　束　　邦　洋（手束心理言語臨床研究所）

プロローグ

失語症リハビリテーションの今日的課題

● 高橋　正

1. 高齢社会と医療的リハビリテーションの変容

　高齢社会といわれる現在，脳血管障害のリハビリテーションの臨床においてもその影響がすでに現われており，初発年齢が70歳を越えるような高齢の患者は痴呆化しやすく，パーキンソン様の症状が高頻度で随伴し，さらに円背，変形性膝関節症などの身体面の症状も加わりリハビリテーションがより困難である患者が増加している[1]．他方，加齢とともに局所神経症状がないまま徐々に仮性球麻痺や運動機能障害が出現し，脳血管性痴呆に至る無症候性脳梗塞例が増加傾向にある[2]など，脳血管障害の病態に変化が生じていることが指摘されているが，脳血管障害を最大の原因疾患とする失語症のリハビリテーションにおいてはどうであろうか．筆者の所属するリハビリテーション専門病院における失語症者の初発年齢の推移をみると，1985年は平均56.8歳（訓練対象314例）であったが1998年は60.0歳（同，334例）と上昇し，しかも中〜壮年層の入院が比較的多い当院では非常に稀な92歳という超高齢の失語症者が含まれていた．これは，すでに言語訓練対象者の高齢化が進行中であることを例証するエピソードであるが，こうした高齢失語症者については従来の課題学習的な方法では対応困難であることが多く，失語症状の評価の方法や言語訓練の内容・形態，訓練の有効性などについて考え直さなければならない事態がしばしば生じている．

　日常のコミュニケーションが非常に困難な重度失語で，しかも易疲労性，注意散漫，認知機能低下，視力・聴力の低下などの問題をもつ高齢失語症者に適した治療的アプローチの条件とはどのようなものであろうか．綿森[3]は，①課題学習ではなく日常生活上意義のある実用的な課題の選択，②自発性を重視した方向づけと個人に適した手段・方法で自己表現できるような援助，③医療機関での訓練は比較的短期に，在宅・地域リハビリテーションへの円滑な移行をめざす，の3点をあげているが，こうした高齢失語症者に関与する言語聴覚士の役割りは，必然的に，従来の活動の場を越えた領域に及ぶことになる．さらに，近年の度重なる医療法改正により顕著になっている在院日数短縮化傾向がリハビリテーション全体に変

容を迫っている．最近では，理学療法士（以下，PTと称す）や作業療法士（同，OT）が所定の医療，訓練の専門施設（たとえばPT訓練室）以外の場所で訓練した場合にも診療報酬が支払われることになり，そうした事情や入院期間短縮化の影響もあって，以前にも増して病棟での実際的な訓練が求められる気運が強くなっている[4]．PTスタッフが病棟でADL的な訓練を行うのはめずらしいことではないが，最近ではOTの領域にもそうした動きがみられるようになり，病棟でのADL能力の改善に主眼を置いた試みが各地で始まっている[5]．

現行の医療体制下でのリハビリテーションが，介護保険導入に代表されるように在宅介護中心の地域リハビリテーションの拡充・強化策の流れのなかでどのように変化していくのか，病院・施設で担うべき部分とその後の在宅生活におけるリハビリテーションがどのように連携していくのか等々，現時点では不明な部分も多い．身体機能・高次機能ともに良好で復職を目標とする軽度失語症者への援助も，また，いわゆる全般的精神活動低下を呈している高齢失語症者への援助も等しく言語聴覚士の業務であるが，限られた入院期間のなかでは十分なサービスを提供することは困難であり，地域においても何らかのリハビリテーションサービスが受けられるような継続性のある援助が可能となる体制が是非とも必要である．介護保険において，居宅介護（支援）サービスと施設介護サービスのなかで言語聴覚士がかかわる業務で介護報酬が設定されているのは，現行ではデイサービス（介護保険では通所介護）やショートステイ（同，短期入所生活介護），特別養護老人ホーム（同，介護老人福祉施設）などでのサービスについてであり，現行の医療的リハビリテーションの領域に相当する訪問リハビリテーションや通所リハビリテーションのサービスにおいてはコミュニケーション障害についての規定がない（日本聴能言語士協会会報，1999）．在宅失語症者は年々増加するはずであり，失語症者本人，家族にとってきわめて切実な問題であるコミュニケーション障害に対しても，持続的なサービスが可能となるような制度的位置づけがなされてしかるべきである．

1.1. 加齢と失語類型との関連性

最近，70代の典型的な重度ウェルニッケ失語例を続けて3例担当した．こうした例がとくに増加傾向にあるのかどうか定かではないが，以前よりウェルニッケ失語例の年齢がブローカ失語例よりも高いことが指摘されている[6,7]．筆者も重度失語例を対象に各タイプ間の平均年齢を算定したことがあるが，ウェルニッケ失語群は平均61.1歳（$n=55$），全失語群は58.1歳（$n=103$），ブローカ失語群は平均56.7歳（$n=116$）となり，ウェルニッケ失語群とブローカ失語群との間にのみ有意差がみられた（$p<0.05$）．しかし，この年齢差は男性の場合のみであり，女性のウェルニッケ失語群とブローカ失語群では差はなかった（女性の重度ウェルニッケ失語は他の失語タイプに比べて数が非常に少なかった）．各失語群の年代ごとの分布をみると，ウェルニッケ失語群は60〜69歳がもっとも多く，ブローカ失語群と全失語群は50〜59歳が多かった[8]．DeRenziら[6]の報告では，ウェルニッケ失語群とブローカ失語群の平均年齢差は6歳，福迫ら[7]では8.6歳であった．こうした事象がなぜ生じるのであろうか．

有力な仮説として以下のふたつが提唱されている（Coppens, et al[9]）．

成因の違いによるバイアス説（selection bais hypothesis）

ブローカ失語や全失語などの非流暢性失語の場合，病巣が大きく初発年齢が高齢になるほど致死率が高く再発の危険性が高いので絶対数が少ない．一方，流暢性失語では病巣が小さく致死率も低いため，ある年代から上になると相対的に流暢性失語が増えるという現象が起こり，結果的にウェルニッケ失語症者の平均年齢が高くなる．

加齢による認知機能低下説（The cognitive changes in aging hypothesis）

高齢の脳血管障害者に流暢性失語が多いのは脳の病理と加齢による認知機能の低下との相乗効果が原因である．高齢になると健常であっても日常活動の処理能力やスピードが低下し，同時に記憶・記銘力の低下，複雑な文法構造をもった文章の理解困難，語漏傾向などが生じる[10]が，こうした事態は一部ウェルニッケ失語の言語症状と共通するものであり，そこに脳血管障害が加わることによりさらに症状が顕在化し，ウェルニッケ失語を呈する．

引用が長くなったが Coppens らの論文は示唆に富むものであり，とくに加齢と失語症との関係についての論考は興味深い．一過性脳虚血発作（Transient ischemic attack：TIA）や可逆性脳虚血発作（Reversible ischemic attack：RIA）の既往がある人では，片麻痺などの神経症状がほぼ完全に消失した後でもとくに精神運動の鈍化や記憶・記銘力低下，集中力低下などの症状が認められ，精神・心理面に関しては決して"無症候"とはいえない状態の人が多く，こうした人が後年，再発作に見舞われるとさらに心理面の症状が顕在化するという指摘[11]があるが，これは加齢による認知機能低下説を一部支持する見解といえよう．他に，側頭葉皮質下が出血の好発部位であることからウェルニッケ失語の出現頻度が高いアミロイドアンギオパチー[12]も加齢と関連がある．失語症と痴呆症状が合併する患者や高齢・重度ウェルニッケ失語症者に対する対応の難しさはよく経験することであり，そうした失語症者の増加傾向は，当然，言語訓練の方法，形態にも影響を及ぼすことになる．本人のコミュニケーション能力の向上に限界があるとすれば，早い時期から家族・介護者の援助・指導を視野に入れたアプローチが重要となってくる．身体的なリハビリテーションを必要としないウェルニッケ失語症者の在院日数は短かく，しかも言語訓練への依存度が強くなるのが常であり，退院後も何らかのかかわりを求められる機会も多い．一般的に，移動などの制約がない人にとっては社会的活動への参加の可能性が高く，各地で活動する失語症友の会への参加などについての助言と具体的な仲介なども言語聴覚士の領域である．院内での限られた対応に終始せず，より広範なサービスを提供できるような情報の蓄積と実行が求められる．

2. 失語症リハビリテーションのもうひとつの視点

竹内[13]は『失語症者はなぜしゃべらないのか』と題する論文のなかで言語聴覚士の存在理由を問い，訓練室内での限られた訓練に疑義を提し，それらを乗り越えるために生活の場である病棟での実際的なアプローチの重要性を解いた．上田ら[14]は，「従来の言語療法では，コミュニケーションを ADL として捉え，日常生活における実用性を重視しょうとする姿勢が非常に弱く（後略）」と指摘した．近年，幼児，成人を問わず実用性を重視した言語治療技法や能力を評価するための検査法が開発されており，それぞれの領域ですでに実践されてはいるが，確かに，それが全体的な共通認識となっているかと問われれば即座に肯定できる状況ではないであろう．また，失語症者の病棟生活におけるさまざまな日常生活上の問題にいかにかかわるかといった点に関しても，依然として個々の言語聴覚士間で"温度差"があり，現行の 30～40 分単位のマン・ツー・マン方式の訓練形態ではとても対応できないであろう．"具体的な場面での訓練"への脱皮は，ただ単に方法論の問題ではなく，現行の失語症訓練システム全体の変革を迫るものであり，そのためには多くの議論と試行錯誤が不可欠であるが，こうした方向性が今後ますます明確化していくようであれば，必然的に言語聴覚士の業務形態（訓練場所，時間など），訓練内容，評価方法なども変容していかなければならないであろう．

2.1. 言語訓練の見直し

病棟での具体的な言語治療ということを考える場合，担当する失語症者個々のニーズが異なることは当然であり，病棟生活上，言語聴覚士がかかわりをもつためには病棟との情報交換を行いニーズを確認する必要があるが，それは口でいうほど簡単ではない．以前に，家庭環境面から重度ブローカ失語症者がインシュリン自己注射をどうしても習得しなければならない事態があった．病棟看護婦が苦心の末，彼女に注射の手順と器具の取り扱いを教示し，OT がインシュリン注射液の入ったビンを固定する自助具を作成することで見事に自己注射（監視下で）を習得できたが，そのために約 3 ヵ月を要した．残念ながらこの件に関して看護サイドから言語聴覚士に対して直接的なかかわりを求められなかった．後にこのエピソードを知った時に痛感したことは，重度失語例にとって決して容易ではない一連の操作に習熟するための何らかの援助こそ本当の「言語訓練」ではなかったかということであった．病棟での本人のニーズをあらかじめ把握していれば，たとえばインシュリン自己注射の過程を図と漢字で提示するチャートを作成し，それらの内容を早く正確に理解し，実施できるような『実際に役に立つ訓練』ができたかもしれないからである．訓練室内の課題学習（一般的な語句の理解，発話，書字など）が徒労であるとは思わないが，彼女の QOL 向上のために不可欠

であったインシュリン自己注射の習得過程に関与できるような姿勢と，看護サイドから協力を求められるような協力体制の確立が課題として残ったエピソードであった．

「口腔器官の動き，復唱能力，指示に従う能力などのコミュニケーション上の各下位技能を，階層的に強化していく刺激・反応訓練的アプローチは，より柔軟で全体的なアプローチに道を譲りつつある」[15]という方向があり，現実には入院期間短縮化によるリハビリテーション訓練全体の効率化の問題もある．言語聴覚士に対する"実際に役に立つ訓練"の要求が今後さらに強くなるのであれば，困難ではあるがそれらに対してひとつひとつ誠実に対応していくことがわれわれの職務となる．

2.2. もうひとつの視点からのアプローチの1例

言語聴覚士が病棟でできる具体的なアプローチとして，三田地ら[16]の試みがある．彼女らは失語症者の生活面の行動の中から"服薬の自己管理"に注目し，服薬の自己管理が可能かどうかを予測するための検査（失語症服薬テスト，略称：SMMAP，図1）を考案し，その臨床的実用性を検討した．検査は見当識，数概念，時計の理解と時間観念などからなるが，それを服薬自己管理可能群と不可能群に分けて実施したところ，標準失語症検査（以下，SLTAと称す）では群間に差はないのにSMMAPでは可能群が有意に高く，後者の臨床的実用性が認められたとしている．ちなみに，服薬自己管理可能群の得点率は100％，管理困難群は53.7％で

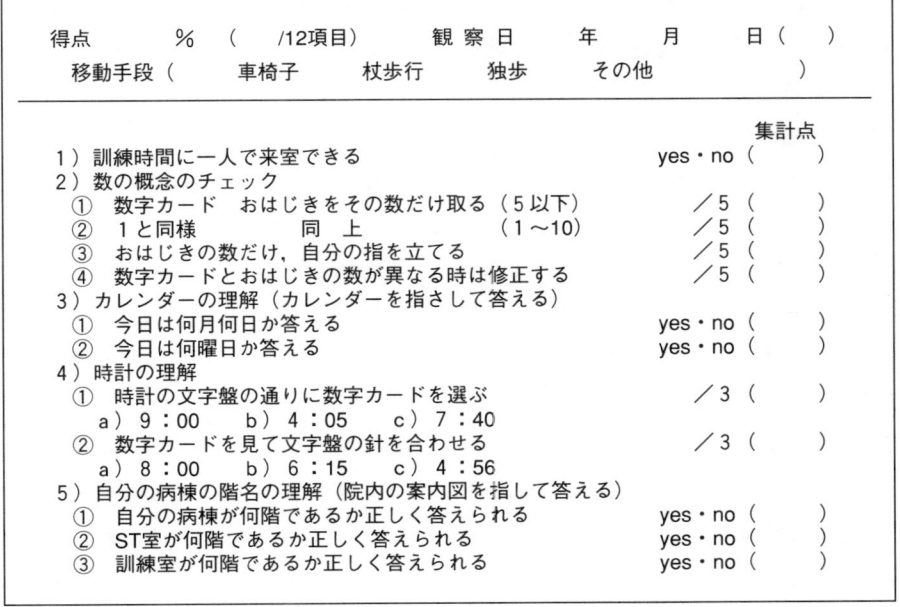

図1　失語症者用の服薬の自己管理テスト（SMMAP）

あった．SLTAの下位項目の分析では可能群の「読む」能力が高い傾向がみられており，服薬の自己管理という行動に関しては聴覚理解力や発話よりも文字・文章の理解能力が強く関与すること，SMMAPの下位項目では時計の有効利用能力（針を合わせる，時間を示す数字カードの選択）と自発的行動（一人で訓練室に来る）が関係していると推測された．

　三田地も提言しているが，実際のアプローチとしては「服薬の自己管理ができない」患者（退院後，介護者が確保されており自己管理が必要でない患者もあるが）が自己管理できるように援助することがポイントとなる．失語症者の病棟・自宅での日常行動に関連する具体的問題点を解決するための援助，指導方法などに言及した報告は少なく，こうした観点に立脚した研究，実践もまたわれわれに課せられた課題である．訓練室対応の題材と方法，病棟での具体的な援助など，ニーズに応じた多面的な対応がさらに訓練内容を豊かにするはずである．

3. 失語症者の職場復帰援助について
―『復職のためのテスト』を受けたが能力不足と評価され，休職の後，現職復帰できた事例を通して―

　高齢，重度の失語症者の増加傾向が指摘される昨今であるが，一方，麻痺がなく，失語症も軽度で，条件次第では復職が可能かと思われる40～50歳代の入院患者も多い．臨床現場の印象ではあるが，近年，就労年齢層に片麻痺などの重篤な後遺症を留めない軽度脳血管障害が増加しているのではないかと思わせる事態が続いている．本節では，高齢の失語症者とは異なる側面を持つ中～壮年の失語症者の復職問題について一事例をもとに具体的に考えてみるが，あくまでも個別的な考察であり，失語症者全般についての復職問題に言及するものではない．

　失語症が復職の最大の阻害要因であり，たとえそれが軽度レベルであっても現職に復帰するためには数々のハードルを越えなければならないが，こうした人々に対して自信を持って適切に対応できる言語聴覚士がどれほどいるのだろうか．突然の発病によって何の備えもないまま職場を離れ，不安と焦燥感にさいなまれ，同時に回復・復職について過大な期待を持って言語訓練室を訪れる軽度失語症者を前にして，限られた時間のなかで自分がどれほどの援助ができるか思い悩むことが多い．以前，筆者は，「日本のSTの多くが熱心に，実に熱心に改善困難な重度失語症者に対して労力を割いているのを知って驚いている．われわれは軽度で復職の可能性の高い患者に主眼を置いているのだが」というアメリカの言語臨床家のコメントを実際に聞き，復職あるいは再就職に至るまでの具体的なアプローチを教示された経験がある．コミュニケーション能力の高い軽度失語症者に対する援助・支援においてはとくに本人のニーズを明確化し，より具体的な対応をすることが必要となるが，そのためには言語

聴覚士自身に現実社会に即した柔軟な思考力，行動力がなければならない．

　医療的リハビリテーションの現場においては，失語症者の復職を系統的に援助・支援するような体制が整備されておらず，方法論的な研究・実践も乏しいといわざるをえない現状においては，言語聴覚士や関連スタッフの個別的，経験的な努力に頼らざるをえないことが多く，その上，復職のために要求される能力が個々のケースによって異なるため，標準的，客観的な能力評価法がないという事情も加わる．失語症者本人の言語症状に関しては言語聴覚士が中心的役割を担うことになるが，一方，言語検査の成績や一般的な課題学習の進行状況のみの情報では，本人が職場で何ができるかを推測し，職場関係者に適切な助言をすることは困難である．医療の現場でできることは，受け入れ側との情報交換を頻繁に行い，本人の残存能力と本人が復帰する職場で求められる職業的能力とをあらかじめ照合し，入院中から具体的な課題内容を設定して訓練を進めるような方法を配慮することであろう．"実務性重視アプローチ"と呼ぶべき具体的課題を中心としたアプローチがあってもよいのではないだろうか．以下に，現職復帰となった事例の概要を述べ，失語症状の作業能力への影響などについて述べるが，昨今の厳しい雇用状況下での復職とは異なる時節での復職であったことを断わっておく．しかし，過去20数年間，復職に際して筆者が具体的に関与できた事例のなかで，復職のために必要な（作業）能力が雇用者側から具体的に提示された例は他になく，失語症の機能障害と具体的な能力低下との様相を実際に考察することができた稀な事例としてあえて提示するものである．

3.1. 事例の概要

　症例　49歳，男性．脳塞栓（心原性）による重度失語（流暢型）．某大手製鉄会社の材料研究所の検査員として勤務．発病3ヵ月後の評価では，受容面（聴覚理解，読解）はある程度保たれていたが，発話面（呼称，音読，復唱），書字は顕著に障害されていた．一方，自発的な表現として，「どうしてこんなの言えないんだろうね，できないね」といった発言が頻発したが，日常場面でのコミュニケーションは非常に制限されていた．意味性錯語やジャーゴンはみられなかった．失語は重度レベルで復職は困難と思われたが，本人がどうしても復職したいという強い要望を持っていること，勤務先が大企業であり福利・厚生面で恵まれていることなどが幸いして長期間のリハビリテーションが可能であった（本例入院当時，入院期間についての制約がそれほど強くなかった）．言語訓練は聴覚理解能力の向上，呼称を中心とした発話訓練，計算（電卓使用を含む），書字，読解などの課題学習を行った．病後，神経質で非社交的な性格がさらに顕著になった（妻の印象）．

　復職に至るまでの経過　会社との折衝は主として医療ソーシャルワーカーが担当し，随時，言語聴覚士と情報を交換した．言語訓練は約8ヵ月間に及び，退院前に一時帰宅し，会社側の『復職のための作業テスト』を2回にわたって受け，本人の実際的な作業能力を評価してもらった．

3.2. 復職に際して職場から求められた「最低ラインの作業能力」とそのテスト，および会社側の評価と対応

　復職をめざす人が具体的に何ができればそれが叶うのかを知ること，あるいは復帰すべき職場で具体的に求められる能力とは何かを知ることが復職を援助・支援する側にとって不可欠の情報であるが，事態はそれほど簡単ではない．まず，本人のこれまでの業務内容を知っている上司，同僚であっても，どの程度の能力があれば復職が可能であるかという判断基準を明確に提示することは意外に難しいものであり，現場で要求される作業能力を評価するための客観的な"テスト"なども存在しないであろう．本事例の場合も，職場の上司などの経験的な判断をもとに構成されたものである．以下に，作業テストの概要とそれの実施結果，会社側の評価，コメントの概要から具体的な作業能力に失語症がどのように影響しているかを示す（図2）．同時期のSLTAの得点プロフィールを示す（図3）．

1）　作業テストの結果，会社側のコメント

　資料の仕分け作業や組織の特殊撮影，写真の整理などは比較的スムーズに実行できたが，とくに計算能力が要求される破面率測定や硬度測定などは時間がかかりすぎて実務的とはいえない状態であった．しかし，健常者でも即座にはできないような計算を，確かに時間はかかるがそれができたということは注目すべきことであった．この時期，失語症検査の計算問題は2桁の足し算，引き算がどうにか可能というレベルであり，文字・文章の理解にも制限があったことを考えれば，本事例の経験的，実際的な演算能力の高さに驚かされる．また，特殊撮影作業は本人も自信があったのか終始明るい表情を示しながら作業を行っていたとの報告を受けたが，担当のOTの感想では，作業療法室での訓練内容よりも相当に困難な作業であるとのことであった．

　作業テストを考案，実施した会社の上司・同僚の見解として，①全体として80点の出来である（甘くみて），②右手の精緻な動きが不十分，③仕事に対する積極性が不足，④全般的に作業・動作が遅い，などが指摘され，1ヵ月後，内容を変えた課題で再評価された．その結果，計算力（暗算を含む）の低下，文字記憶能力不足などが依然として残っており，また，当該職場には単純作業部門がないので配置転換はできない，作業を指導するために人員を配置することはできないなどの理由から，現時点では復職は困難という評価を受けた．

2）　その後の経過

　再評価を受けた後，さらに入院生活を2ヵ月，その後自宅療養となった．自宅近くの大学病院で言語の外来訓練を開始．翌年の新年度より試験的に職場復帰し，上司・同僚の指導・援助を受けながら簡単な作業に従事しはじめた．営業や一般事務職であれば絶えず周囲と会話をしなければならないが，幸いにして材料検査という仕事は他者とのコミュニケーション

No	テスト項目	テスト作業	作業手順	結果とコメント
1	選別テスト	試料仕分作業	丸鋼切断小片試料の記号別分類、整理 (A-1B) (B-2A) (C-1B) (A-1A) (C-1A) (B-2C) (A-1C) (B-2B) ABC順、数字順に選別し、順序通りに並べる。	仕分作業としてはかなり簡略化された形のテストである。ABC順、数字の順序性を理解できた。資料の整理は可能。
2	測定テスト	破面率測定作業	脆性破面を投影器で10倍に拡大し、面積を百分比で読みとる。 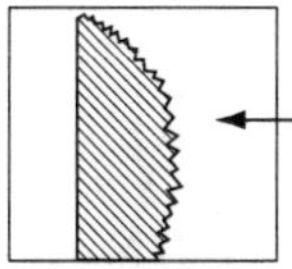 百分比グラフをあてて、縦・横の目盛り数から%を計算する。	破面率の算定にはかけ算の能力が必要だが、九九の想起ができないために一つ一つ数えて算出、そのためにかなり時間がかかった。実務的レベルとはいえないが、作業自体は可能。
3	測定テスト	硬度測定作業	ビッカース硬度計で試料の圧痕を顕微鏡で測定し、2間隔の測定値を平均して記入する。 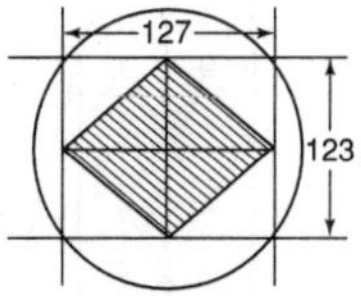 <圧痕対角線幅の測定> $\frac{127+123}{2} = 125$	硬度測定の手順を忘れていないか、測定値の平均を算出できるかがポイント。手順は忘れていないが右手の動きが鈍く、測定値を換算表を用いて換算する過程では1か所間違えた。再度換算して正答。
4	判断力テスト	硬度分布図作成	硬度計をグラフ用紙にプロットして分布図を作成 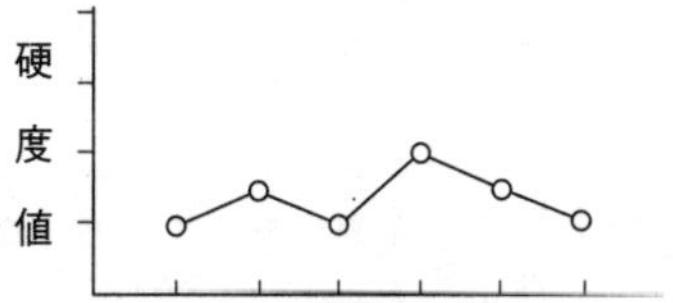 試料の位置	グラフ化のためのグラフが予め用意されていて、測定値をプロットするだけの作業、記入するために非常に時間がかかり、誤って記入した所を訂正するためにさらに時間を要した。硬度分布の判断がむずかしいようであった。
5	判断力テスト	連結写真合わせ	丸鋼の組織を顕微鏡写真で連続撮影、それらを貼り合わせる。	特徴的な組織を判別して、それらを貼りつけることができた。

図 2 復職のための『作業テスト 1』の要領 (一部)

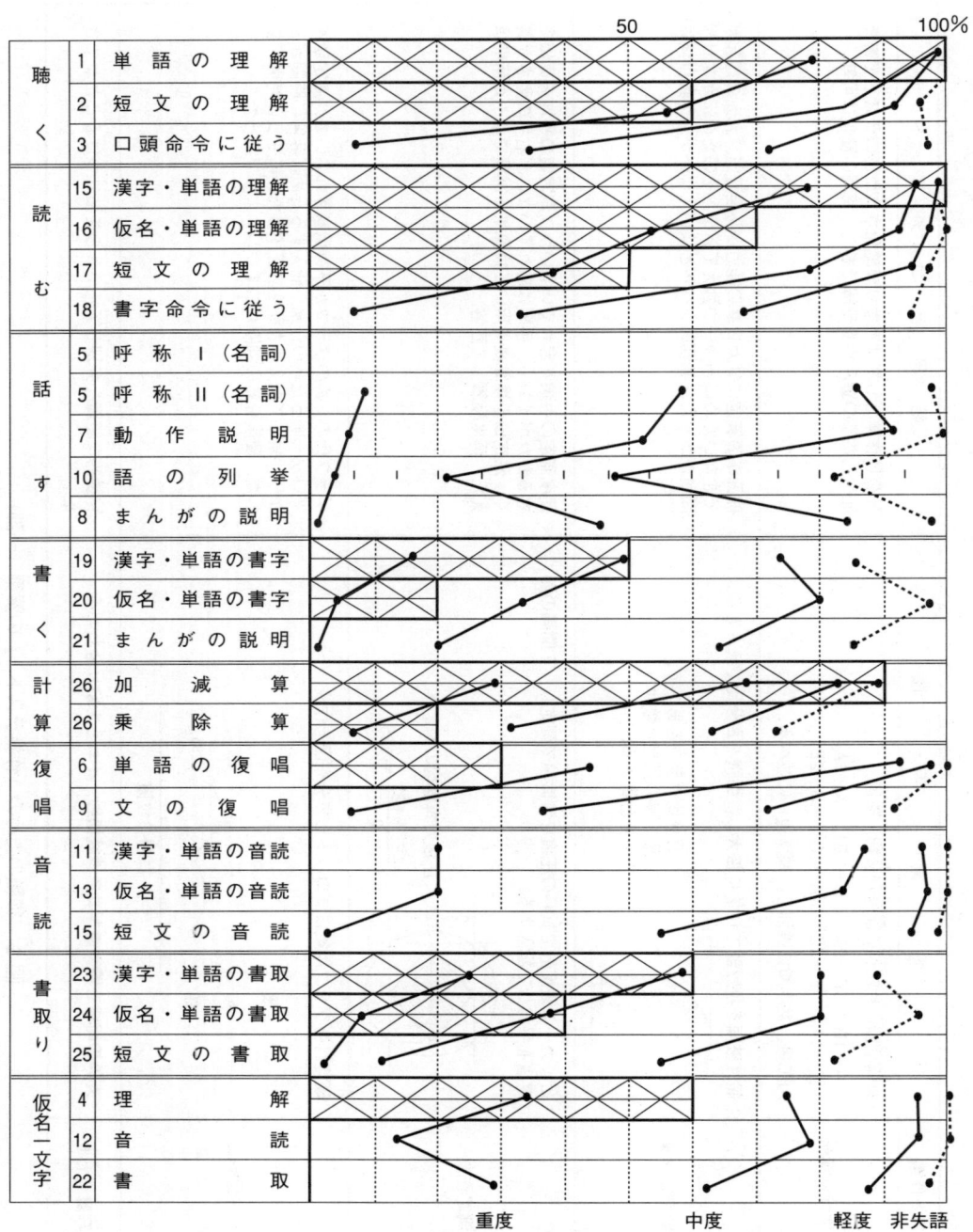

図 3 標準失語症検査成績

右から順に非失語症者および失語症の軽度,中度,重度,各群の平均正答数(率を折れ線で示した,

をそれほど必要としないため，口頭言語の障害自体は致命的な阻害要因とはならなかった．徐々に所定の作業手順を把握し，実務可能となった．周囲の好意に支えられながら勤務を続けたが，復職後6年目に再発．初回時の左半球損傷に加え，さらに右半球の同部位を損傷．失語症状の増悪と聴覚失認が認められたため当院再入院となった（片麻痺は認められず）．約6ヵ月間入院．言語訓練を行ったが目立った改善は認められなかった．退院後，長期療養休暇となり，休暇中に定年となる．現在，循環器系の疾患で大学病院に通院治療中であるが健在である．本事例によって，失語症者の残存能力を過小評価してはいけないこと，また，そうした能力をできる限り適正に評価するような方策を考えること，関連スタッフとの連携の大切さなどを再確認させられたことを思い出す．復職が実現するためにはさまざまな条件が満たされなければならないが，まず，本人の勤労意欲が第一であり，さらに，支援・援助する側の残存能力の適正な評価と具体的な助言，職場の環境調整などが得られることが必須と思われる．

　就労年齢層に稀ではなくなった脳血管障害による失語症者の復職あるいは再雇用の機会がますます厳しくなる昨今ではあるが，医療的リハビリテーションの立場からも脳血管障害者の復職のための援助・支援に取り組む姿勢が具体的に示され始めている．山崎ら[17]は，復職を目的とする医療的リハビリテーション訓練の合理化と質的向上を課題として，①医療現場で実施できる復職のための能力評価法の選択，②復職に有効な残存能力の（雇用者側への）提示などに言及し，失語症者を含む脳卒中患者に対する評価法としてマイクロタワー法が有用であることを確認している．臨床的にはWAIS-Rと併用したほうがより客観的資料となるが，本法による作業能力の客観的評価と潜在能力の具体的提示が雇用者側の判断材料，検討資料となりうることが判明し，とくに片麻痺のない事例には好適であると報告している．復職をめざす軽度失語症者にとっても，言語評価とマイクロタワー法のような具体的な作業能力評価法を適用することによって，より有用な能力評価が可能になるものと思われる．筆者も実際にこのマイクロタワー法の一部（郵便番号調べ，図面の解釈，金銭処理，郵便物の仕分けなど）を軽度失語症者の訓練に取り入れているが，回数を重ねることにより作業能率の向上が数量的に表示されるので訓練のモチベーションが高くなり，自発性を促す意味でも有用であることが多い．医療リハビリテーションの現場においても可能な援助，支援があるはずである．

引用文献

[1] 三島博信：非「総合施設」の経営実態──公的介護保険とリハビリテーションとの関わりも含めて──．リハビリテーション医学 32: 564, 1995.
[2] 平野照之，橋本洋一郎，内野　誠：特集　多発性脳梗塞のリハビリテーション，"診断と治療"．総合リハビリテーション 24: 507-513, 1996.
[3] 綿森淑子：実用コミュニケーション中心のアプローチ．音声言語医学 32: 235-244, 1991.

[4] 五島美枝, 吉田隆幸: 病棟作業療法と他職種との協業. 作業療法ジャーナル 31: 1111–1115, 1997.
[5] 深川明世, 今関早苗, 岩崎真由美, 末武達雄, 田中宏太佳: 脳卒中患者に対する病棟での作業療法の実際. 作業療法ジャーナル 31: 1105–1110, 1997.
[6] DeRenzi E, Faglioni P, Ferrari P: The influence of sex and age on the incidence and type of aphasia. *Cortex* 16: 627–650, 1980.
[7] 福迫陽子, 物井寿子: 失語症のタイプ・重症度と年齢・性. 音声言語医学 25: 1–12, 1984.
[8] 高橋 正: 重度失語症の出現率, 特徴, 予後. 聴能言語学研究 8: 146–156, 1991.
[9] Coppens P: Why are Wernicke's aphasia patients older than Broca's ? A critical view of the hypotheses. *Aphasiology* 5: 279–290, 1991.
[10] Peach RK: Language functioning. Mueller and Geoffrey eds: *Communication Disorders in Ageing*, Gallaudet University Press, Washington, 238–270, 1987.
[11] 亀山正邦: 無症候性脳梗塞はほんとうに症候がないのか. 実験治療 621: 25, 1990.
[12] 岩田 誠: 失語症患者の臨床とその病態. 音声言語医学 31: 397–403, 1990.
[13] 竹内孝仁: 失語症者はなぜしゃべらないのか —— 生活の場におけることば. 聴能言語学研究 5, 78–80, 1988.
[14] 上田 敏, 大川弥生: コミュニケーション指導における作業療法士の役割. 作業療法ジャーナル 29: 752–759, 1995.
[15] Garrett KL, Beukelman DR: 重度失語症患者への拡大コミュニケーション・アプローチ. Yorkston K 編 (伊藤元信監訳, 富永優子訳): 拡大・代替コミュニケーション入門, p.235, 協同医書出版社, 1996.
[16] 三田地真実, 近藤 徹: 失語症者における服薬の自己管理 —— 自己管理を開始する基準の作成. 総合リハビリテーション 24: 1091–1095, 1996.
[17] 山崎裕功, 藤田早苗: 復職のための能力評価. 総合リハビリテーション 25: 1213–1219, 1997.

第 1 章

失語症の鑑別診断

....● 石坂郁代

1. はじめに

　患者さんがうまくコミュニケーションできないことを主訴に，言語聴覚士（以下 ST）のもとに来たとしよう．われわれ ST はその患者さんに会い，コミュニケーション障害の種類と重症度などを見きわめた後に，適切な方針を立てて解決策を見いだすであろう．このような一連の過程は，どのコミュニケーション障害の場合においても，ST の業務のなかでもっとも基本的かつ重要な過程である．図 1[1]には，この一連の過程が情報収集，鑑別診断，治療の各段階として示されている．本章では最初に，コミュニケーション障害における情報収集（評価）と鑑別診断とについての，基本概念的な部分を論じる．そして，鑑別診断のなかで最も重要な失語症と類似疾患との鑑別について詳細に検討し（図 1 の鑑別診断の①），最後に失語症のタイプ分類について最新の知見を紹介する（図 1 の鑑別診断の②）．

2. 評価と鑑別診断

2.1. 評価（情報収集）

　鑑別診断とは何かを考えるにあたっては，それに先だって行われる「評価」について理解しておく必要がある．評価には狭義の評価と広義の評価があるので，まず狭義の評価について述べる．Wertz[2]によれば，「データを集める過程」が「評価（appraisal）」であり，笹沼は「情報収集」という用語を使用している．最初は，患者さん自身とやりとりしたり家族から聞き取りを行ったりして，面接という形で情報を収集する．次に，コミュニケーションの状態を探るさまざまな検査を施行する．臨床検査データや医学的データを参照したり，心理社会面の情報も併せて収集する．このようにして充分かつ必要な量の情報を集めることで「評価」

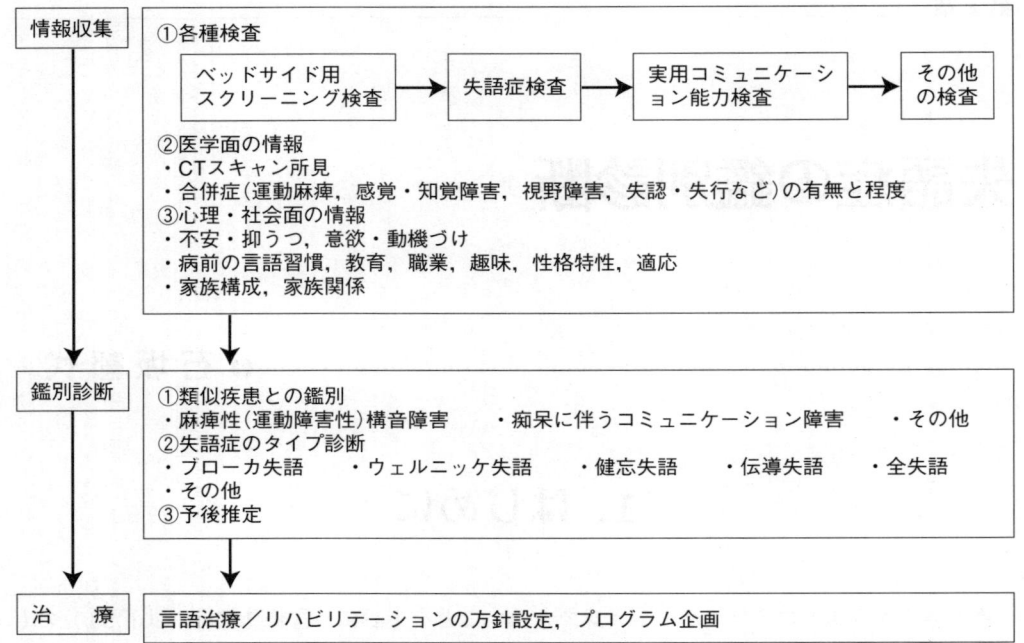

図1　失語症の評価・診断（笹沼，1993）[1]

が行われ，それをもとに次項で述べる鑑別診断が可能となる．

　一方，吉野[3]は，評価を単なるデータ収集の過程ではなく，鑑別診断をも含む概念として捉えているので，評価を広義に捉えているということができる．吉野は，「言語臨床における評価は，ST独自の総合的能力を要求される，STが行う業務のうちでも大切な項目である」と述べ，評価の目的として以下の5項目をあげている．

1. 障害の有無，種類を判定する．
2. 問題となるコミュニケーションの問題の主要な特徴と程度を分析し，記述する．
3. 障害を起こし，障害を持続させている要因を明らかにし，それらの除去，減少，変化が可能かどうか判断する．
4. 治療効果の見通しに基づいて，治療の必要性および治療を実施しない場合の見通しを検討する．
5. 仮説に基づいて，初期治療計画を立てる．他の機関や職種への紹介の必要性も含む．一連の治療目標の明細と優先順位，治療法の選択も含む．

　以上のように，吉野によれば「評価」は，「ただ検査をしたり情報を集めること」にとどまらず，将来への見通しや治療をも視野に含めた包括的なもの，と捉えられているのである．なお，1998年に法律で制定された言語聴覚士の業務として「評価」は明文化されていないが，訓練や指導，相談は評価抜きには成立し得ないので，当然業務に含まれるというのが日本聴能言語士協会の見解である[4]．

2.2. 鑑別診断

　評価が終了したら，集めた情報全体に基づいてコミュニケーション障害の有無を判断する．障害ありと判断された場合は，さらにどの種類のコミュニケーション障害なのかを分類する．このように評価の結果から，ある言語病理学的診断名を決定することを鑑別診断という．言語病理学的診断名とは，たとえば失語症や運動障害性構音障害などのコミュニケーション障害名である．Duffy[5]は，「さまざまな可能性を絞っていき，障害の性質について結論に達する過程を鑑別診断という」(p.344) と述べている．

　さて，コミュニケーション障害学の分野における「鑑別」という用語は，元来は臨床医学に由来する．鑑別 (diagnosis) とは，dia「分ける」gnosis「そうと認識する」，つまり「見分けること」であり，患者さんの症候からある病気を他の病気と見分けることをいう．患者さんの症候は，症状，徴候ともいい，患者さんに観察される要素のなかでも疾病に関係あるものである．しかしそれひとつのみである特定の疾病と対応づけられる決定的なものではない．症候がいくつか特徴ある組み合わせとなって現れると症候群となり，疾病を探り当てる手がかりとなる．ちなみに失語症は症候群であり，疾病ではない．

　言語臨床において，STが「診断」を行っていると表現することには実は微妙な問題が含まれるので（「診断」は医師の独占業務である），言語病理学の分野では前述の吉野のように，「評価」に診断名の決定までをも含めている場合もある．こうして患者さんの症候を見て，コミュニケーション障害名を推理し，仮説を立て，治療と対応づけていく評価と鑑別診断の過程は，いわば帰納的推理の過程といえるであろう．

2.3. 言語病理学者の責務

　評価と鑑別診断に関して，Wertz[2]は言語病理学者の責務として以下の5点をあげている．
1. 定義を明らかにする．
2. 適切な評価を行う．
3. 診断に到達する．
4. 予後を述べる．
5. 少なくとも失語症，錯乱状態，全般的知的機能の低下による言語障害，発語失行，dysarthriaの5つに対する治療プログラムを開発する（用語は当時のまま使用．痴呆は含まれていなかった）．

　鑑別診断がなぜ必要なのかは，コミュニケーション障害の評価だけではなく，治療と予後予測を視野に入れたときに，初めて明らかとなる．ある障害にラベルを付けるだけではなく，その障害の治療に適切な方法を選択して実施するために，鑑別が必要なのである．鑑別診断ができなければ，言語治療が始められないといっても過言ではない．

3. 鑑別診断の全体的なガイドライン

では，鑑別診断はどのように行うべきか，Duffy[5]に基づいてガイドラインを述べる．

1. コミュニケーション障害を鑑別診断しようとする場合は，必ず検査を行う．
   臨床家として治療に過度に注目すると，検査を省略してしまうことがある．しかし検査結果に基づいて正しく診断してこそ，的確な治療法が選択できる．
2. 検査の結果だけでは診断がつかない場合はその理由を明確に述べる．
   診断がつかないことは，実際稀ではない．症候が微妙だったり，非典型的であったり，他の障害と今まで経験したことのないような合併のしかたをしていたりする場合がある．その場合はなぜ診断できないのかを，記述的に述べるべきである．
3. もし診断名が決定できない場合は診断を述べてはいけない．
   診断できる決定的な根拠がない場合は，むしろ診断名をつけない方がよい．言語病理学的な診断がつかないことが，かえって原因疾患について情報を与えるかもしれない．その場合は診断の確実さの段階に合わせて「明らかに，おそらく〜が疑われる，〜の可能性がある，不明である」などのことばを使い分けるとよい．
4. 診断は神経学的な診断や損傷部位と関連していなければならない．
   もし関連していない場合は神経学的な疾患の診断に疑問を呈する材料となる．
5. あるコミュニケーション障害は別のコミュニケーション障害と合併して起こりうる．
   一つのコミュニケーション障害が診断できても，安心してはいけない．いくつもが同時に起こることがあるので，症候を細かく見ることが必要となる．
6. 検査の結果，発話が異常とはいえないこともある．たとえば，
   - 発話には変化が認められてはいるが，正常範囲にとどまっている．
   - 発話には変化が認められてはいるが，運動系の問題ではなく，たとえば発話意図などの変化や心理的問題，詐病などによる．

   このような場合は，症候を記述的に説明する．
7. 診断名をつけることにより，他のスタッフとある一定以上のレベルで話すことができて利便性が増す．
   他部門のスタッフに症候をいちいち説明しなくてすむし，経験を積んだSTであれば，診断名を聞いただけで，発話の全体的特徴や治療方法まで浮かぶものである．

4. 失語症の鑑別診断のためのさまざまな情報源

　これまで述べてきたことは，コミュニケーション障害全般の評価と鑑別診断についてであった．本項では失語症の評価にはどのような情報が必要であるか考えてみよう．

4.1. 定義

　鑑別診断は一人の患者さんがあらわしている症候を，分類しラベリングして理解しやすくする手段である．鑑別診断を行うには，その前に失語症とその周辺の障害を定義しておくことが必要である．定義がなければ分類もできない．しかしその定義は操作的なものであることと，数学の定義のようにきっちりしたものではないことを強調しておきたい．生きている人間にあらわれる症候は，浮動性があるのが当たり前であるし，症候と症候ではないものの境目もはっきり線を引くものではない．その上，症候は個人差が大きく，一人として同じ患者さんは存在しない．したがって，定義は基準として一応決められているが，その定義にぴったり合わない場合も出てくる．そのような場合でも，定義をひとつの物差しにして目の前の患者さんの症候をしっかりと捉えていさえすれば，鑑別できない場合は無理に鑑別しなくても構わないのである．あるいはまた，定義は定義する人の考え方や時代の流れによって変わりうるものであることも忘れてはならない．ひとつの症候群にさまざまの異なる障害名ラベルが付けられていることもあれば，その逆にひとつのラベルがさまざまな定義を持つこともめずらしくない．このように定義には，不確定で矛盾した面があるということは意識しておくべきである．

　本章で取り上げる，失語症と鑑別する必要がある基本的なコミュニケーション障害は，以下の通りである．失語症を言語記号の操作能力の障害という観点で捉えるとすると，一次的な入力モダリティーの障害で起こるのが聴覚障害と視覚障害である．一方，言語記号操作能力は保たれているのに，運動実行のレベルで問題が起きているために出力モダリティーが障害されるのが発語失行と dysarthria（運動障害性構音障害）である．そして言語記号の操作をコントロールするさまざまな機能自体が低下しているものとして，全般的認知機能低下，痴呆，せん妄，前頭葉症候群などがあげられる．それぞれの定義は後の各項で述べる．

4.2. 病変部位

　神経病変によるコミュニケーション障害の病変部位を示す模式図（図2）[2]を見ると，病変部位によってどの障害が一番起こりやすいかを推測することができる．

　図2にあるように，両側性の病変ではせん妄や全般的認知機能低下，痴呆が起こる．言語

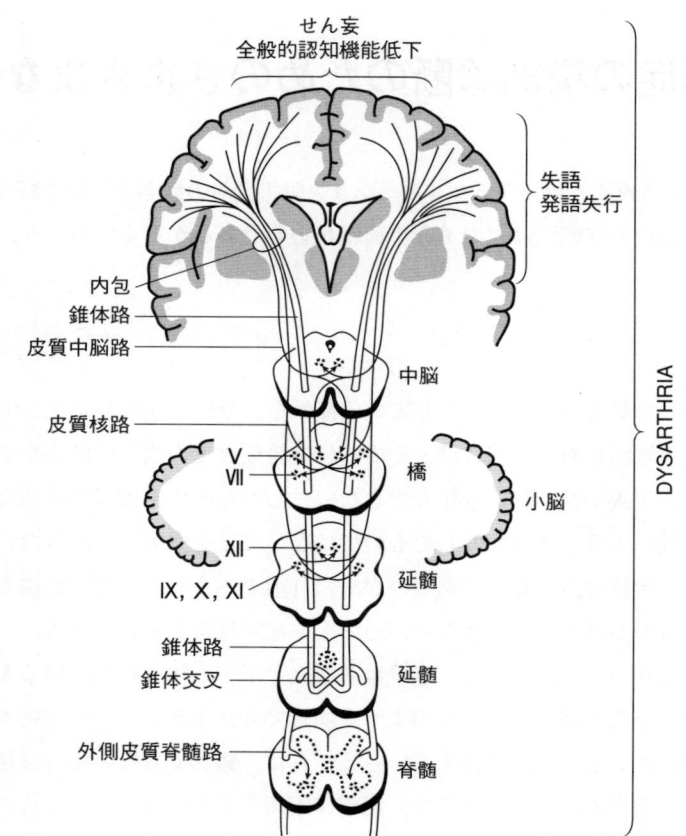

図2 神経病変によるコミュニケーション障害の病変部位（Wertz, 1985）[2]

優位半球の一側性の障害では失語症や発語失行が起こる．dysarthria はこの図のどこに損傷があっても起こりうるが，損傷の部位によって偽性球麻痺（上位運動ニューロン性），下位運動ニューロン性，小脳性，錐体外路性などに分かれる．頭部外傷や腫瘍などの場合は損傷がびまん性となって病変部位を特定することができず，病像が複雑でコミュニケーション障害の分類が困難となる．病変部位から特定の障害が直ちに導かれるとは限らないが，どの部位に病変があるのかを知ることは，鑑別診断の裏づけ指標的な意味合いを持つ．

4.3. 原因疾患

　原因疾患によるコミュニケーション障害の分類も，おおざっぱな目安となる．原因疾患によって障害されやすい部分があるからである．これも病変部位の特定と同様，確信を得るというよりも確かな推測を得るという意味合いを持つ．

　Dworkin ら[6]はコミュニケーション障害をひきおこす原因疾患の種類は，「ビタミン D（VITAMIN-D）」と覚えるとよいという．すなわち，

V	(vascular)	脳血管障害（脳梗塞，脳出血，脳血栓，脳塞栓など）
I	(infectious, ictal)	感染症（髄膜炎，ヘルペス脳炎など）
T	(traumatic, toxic)	外傷，中毒
A	(anoxic)	低酸素，酸欠
M	(metabolic)	代謝異常
I	(idiopathic, iatrogenic)	突発性，医原病
N	(neoplastic)	新生物（腫瘍，ガン）
D	(degenerative, demyelinating, developmental)	進行性，脱ミエリン，発達性

もちろん，これらのすべてが必ずコミュニケーション障害を起こすわけではないし，その症候のあらわれ方は患者さんによって千差万別である．

4.4. 言語のモデル

われわれは，われわれが知覚した発話や文字などにあらわれている症候から，コミュニケーション障害がどのレベルにあるのかを推理する．図3はWertz[2]の言語のモデルであるが，このようなモデルが頭のなかにあると，臨床家として障害を見る枠組みを持つことができる．この枠組みのどの段階に障害があるのかを推理して，障害された部分へ働きかけることが治療の第一歩となる．もちろんその枠組みが何種類かあれば，より多面的に見ることができるであろう．

モデルには古くはウェルニッケ－リヒトハイムの図式，最近ではイギリスの認知神経心理学的モデルなどがある．図4はKayら[7]の認知神経心理学的モデルである．これは「情報の流れ」という観点から作られており，元来は失読を説明する簡単なモデルであった．

このようなフローチャートモデルは，コンピュータ理論の影響を強く受けて発展した．ここで注意すべき点は，情報の流れが一方向で表される（矢印が一方向に向く）ということである．矢印があるために，情報がトップダウンに流れるとか，前の矢印は後の矢印より時間的に先に起こるというようなイメージを持ってしまいやすい．ところが実際には脳の言語処理はこれほど単純ではない．さまざまな情報が束を作って同時並行的に流れ，フィードバックされて戻る情報もある，ということを忘れてはならない．もう一つ注意すべき点は，この箱と矢印のモデルでは，箱で表された部分が，その部分のみで完結する何らかの機能を担っているかのように見えることである．しかし，箱のなかで行われている細かいことはまだ解明されていない．とりわけ中心に便宜的に置かれた意味システムは中央で指令を出しているとされるが，多くの働きをここにまとめただけで，何がどのように働いているのかは未知数の状態である．この箱の働きを脳のある特定の解剖学的部分と結びつけて考える研究も散見されるが，事はそう単純ではない．

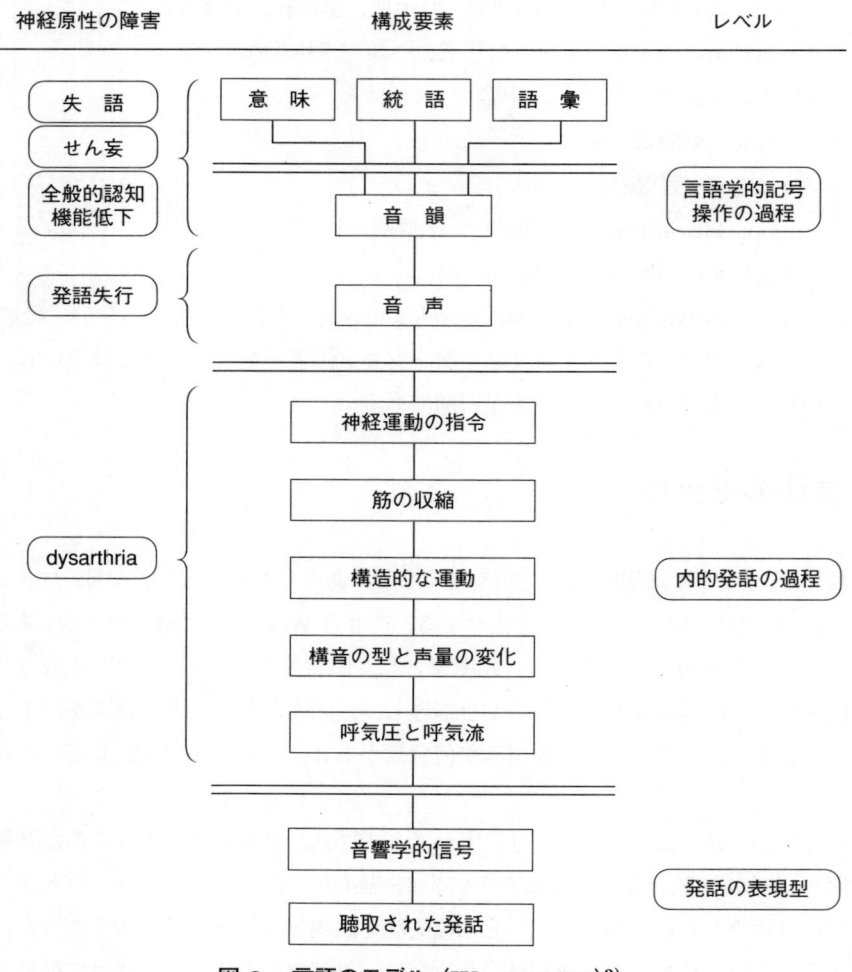

図 3 言語のモデル（Wertz, 1985）[2)]

4.5. さまざまな検査や行動観察

　患者さんが発話（speech）と言語（language）の検査で，どのような成績を示したのかを表す結果（profile）を行動プロフィールと呼ぶ．これは，前述したモデルとは，実際のデータに基づくという点で異なっている．検査には，たとえばコミュニケーション障害の有無に大まかな見当をつけるスクリーニング検査，これと思う障害を明らかにする本検査，本検査の結果まだ検索が足りない部分をさらに詳しく調べる掘り下げ検査（deep test）などがある．本検査には，純粋に言語記号を操作して言語的コミュニケーション能力を見るものと，非言語的コミュニケーション能力（実用コミュニケーション能力など）を見るものとがある．発話に関する口部顔面諸器官の運動機能検査や構音検査も必要である．このような発話状態の観察や机上の言語検査に加えて，言語を支える基盤である認知機能の検査や日常生活動作の

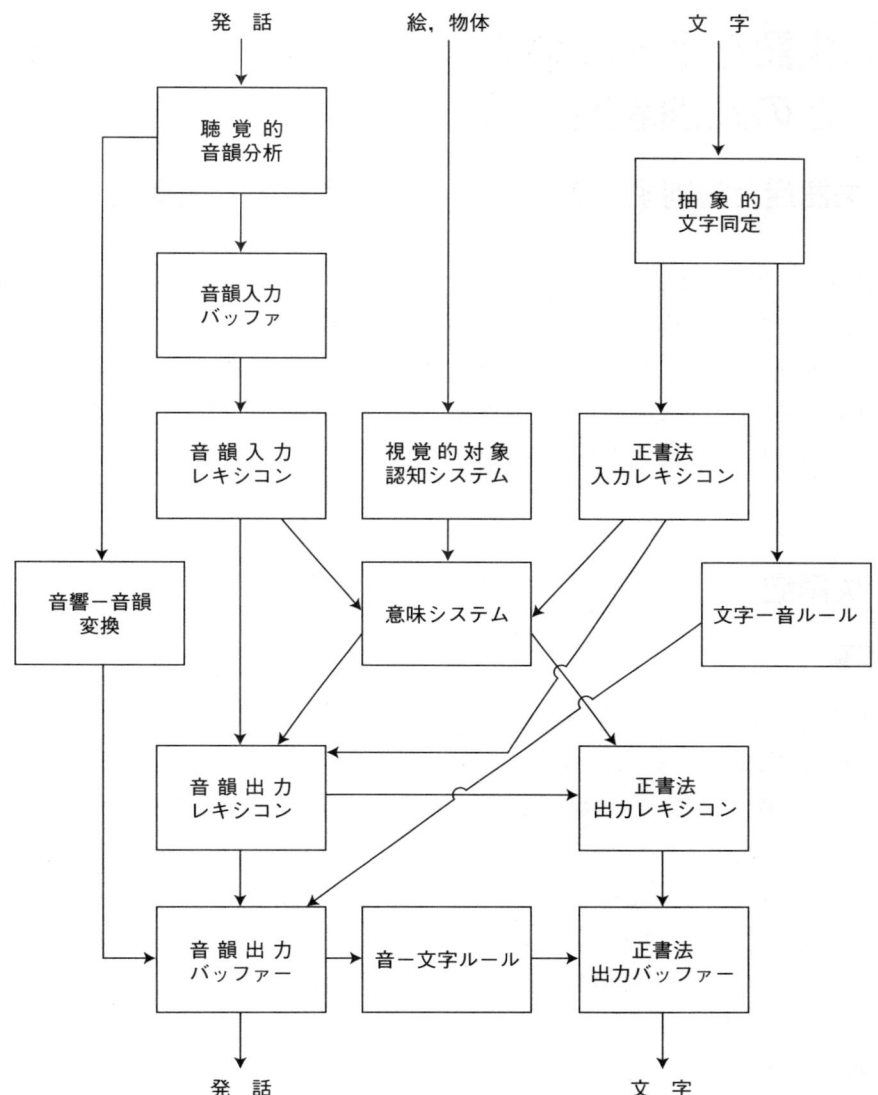

図4　認知神経心理学的モデル（Kay et al., 1996）[7]

観察なども，併せて必ず施行するべきである．

　しかし残念なことに，コミュニケーション障害の評価と鑑別の双方がそれひとつを実施するだけで可能となる，包括的な検査などというものは存在しない．そうかといって一連の決まり切った検査を施行するだけでよいというわけでもない．STは自分の目と耳で患者さんを観察し，その症候に合わせて必要と思われる検査を取捨選択できるようでなければならない．

5. 失語症とその他のコミュニケーション障害との鑑別診断

5.1. 失語症と鑑別すべき主なコミュニケーション障害

　先に述べたように，失語症と鑑別すべき主なコミュニケーション障害は，発語失行，dysarthria，全般的認知機能低下，痴呆，せん妄，前頭葉症候，その他（聴覚障害，視覚障害，右半球コミュニケーション障害，心因性障害，精神科的疾患など）である．どれも見かけ上は言語が低下していて失語症に見えるが，異なる障害である．失語症との相違点が鑑別ポイントとなるので，はっきりつかんでおきたい．はじめに失語症について検討し，以下障害ごとに個別に論じていく．

5.2. 失語症

1) 定義

　失語症と他の障害を鑑別するためには，失語症自体の定義を明確にしておく必要がある．ここで失語症の定義のさまざまをあげる．

- **Darley**　第一の特徴：失語症は発話（speech）の問題ではない（つまり言語（language）の問題である）．第二の特徴：言語のみの問題である（つまり認知機能の問題は含まない）．第三の特徴：モダリティーの制約はない（つまりすべてのモダリティーで生じる）[8]．
- **Goodglass**　大脳の局所性病変にともなう言語の障害[9]．
- **Benson**　大脳損傷によってひきおこされる言語の喪失ないしは障害[10]．
- **山鳥**　大脳の損傷に由来する，一旦獲得された言語記号の操作能力の低下ないし消失[11]．
- **笹沼**　大多数の成人の左半球にある言語領野（または言語中枢）が種々の原因により損傷された結果，それまで正常に働いていた言語記号の操作機能が障害され，言語によるコミュニケーションに種々の破綻が生じた状態をいう[1]．

　このようにみると，失語の定義は，広く緩く定義してあるたった一行の簡単なものから，細部にわたって詳しく決めてある複雑なものまで，かなり幅がある．たとえば，もっとも詳細な例として，次のAlexander and Benson[12]の定義をあげる．

　「失語症の定義は本質的要素一つといくつかの条件的要素からなる．失語症の本質的要素は言語 language の障害である．言語とはシンボルの一まとまり，発話 speech は構音，発声の神経の機械的プロセス，思考 thought は，シンボル，イメージ，記憶，感情の操作である．この，言語，発話，思考の働きが独立して作動していることは，失語症の定義に重要である．条

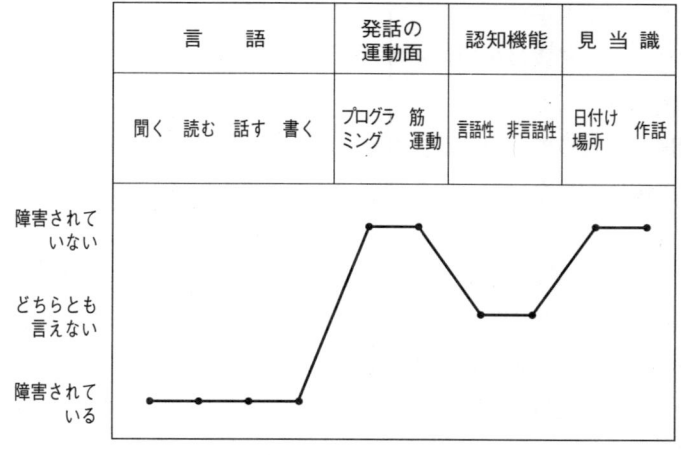

図5　失語症の理論的な症候プロフィール（Wertz, 1985）[2]

件的要素の第一は，失語症は脳損傷の結果の障害であるということである．したがって，言語発達遅滞は失語症とは呼ばないが，（いったん母国語を獲得したと考えられる）小児の失語は存在しうる．条件的要素の第二は，失語症は認知の障害は含まないということである．したがって，注意障害に起因する混乱状態（confusion）の状態の患者さんや痴呆の患者さんは，言語の障害をともなっていてもそれを失語とは呼ばない．条件的要素の第三は，失語症は談話の主題的内容（の障害）は含まない．したがって，急性期の混乱状態の患者さんや，分裂病，右半球コミュニケーション障害などは失語症に含まれない．」
この定義には，鑑別診断にとって有益な情報が包括的にまとめられている．

理論的プロフィール　以上の点をまとめて，着目点を言語，発話の運動面，認知能力，時間や場所の見当識に分けると，失語症のプロフィールは，図5のように言語のみの障害として表される．

失語症と他のコミュニケーション障害を鑑別する場合，操作的定義の問題は常につきまとう．たとえば失語は認知機能の障害はともなわないと定義されてはいても，実際には脳損傷を被った患者さんは，WAIS-Rなどの知能検査の非言語的な課題の成績は低下することが多い．この結果は失語症に認知機能の低下が合併したと考えるべきなのか，あるいは失語症があるためそれが原因となって認知機能が低下したのか，つまり失語症と認知機能は切り離せないのか，従来からさまざまな議論がなされているが結論は出ていない（この議論に関しては竹内[13]，p.13を参照）．また，多発性脳梗塞などで脳全体に小さな損傷が散在していて認知に低下を来たしている場合，言語能力はその影響を受けて同時に低下することが多い．この場合の言語症候は，「失語症は脳損傷の結果生じる」という広義の定義を採用すれば失語症になる．しかし，詳しい定義の方を採用すれば純粋な失語症とはいえなくなってしまう．そのうえ痴呆に関してはさらに問題は複雑である．前述のAlexanderらは，定義のなかでは，痴呆にともなうコミュニケーション障害はその質が失語症と違うのでただ単に失語症と呼ぶわけにはいかない，と述べている．しかし，後述する痴呆の定義では，「失語症があること」が

痴呆という診断をくだす基準のひとつとなっている．この両者を文字どおり受け取ると「痴呆のコミュニケーション障害は失語症とは呼ばない，しかし失語症は痴呆の症候のひとつである」という矛盾に陥ってしまう．

　このように問題点は残ってはいるが，本章では，「失語症は言語の障害であり，思考能力または話しことばの障害ではない」というAlexanderらの定義を採用したい．そして認知機能の低下や別のコミュニケーション障害については，合併する場合があると考える．合併しているとすれば，どこが重複する部分でどこが各障害の特徴が出ている部分なのかを見分ける必要が出てくるが，それも鑑別診断の一部となる．正しく見分けることは訓練計画や予後の推定を左右することにつながる．はじめに鑑別できなくても，時間が経過すればしだいに他の症候が明らかとなり，鑑別が可能となることも多い．

2) 病変部位

　失語症は大脳の言語優位半球の病変で出現する．その言語の優位半球を考えるときには，まず利き手を考慮する．大多数の右利きの成人では，言語の優位半球は左大脳半球だが，右利き者の1%～10%が右半球優位であるといわれている．左利き者の10%～33%は左半球優位であるともいわれている．この割合は，研究によってばらつきがあるが，右利き者のほとんどが言語は左半球優位であることは間違いない[14]．その他にも幼児期に脳損傷を受けたことがあるかどうかの確認も大切である．一説には，10歳以前に左半球に損傷を受けると，代償的に右半球に言語が側性化することが可能という[11]が，学齢期になると教科学習についていけなくなるなど，障害が起きる可能性もある．そして左半球一側性の病変であっても半球内に損傷が点在する場合や，両側性病変による失語的症候にも留意する必要があるであろう．

3) 原因疾患

　4.3（18頁）で述べたように，原因疾患はさまざまである．大脳の言語野に脳損傷を来たす疾患なら，どれもが失語症を起こす可能性があるといえる．同じ脳血管障害でも，血管が詰まる脳梗塞と出血する脳出血では，細かく見ると言語症候の現れ方が異なる場合がある．一日のうちに徐々に進行するコミュニケーション障害が出現すれば脳梗塞が強く疑われるし，突然の発症であれば脳出血が疑わしい．たとえば脳出血の場合は，出血巣が吸収されて周囲を圧迫していた浮腫が引いてくると，症候が著しく改善することがある．血腫除去術やクリッピング術など外科的手段が講じられた場合は，手術による侵襲の影響も考慮しなければならない．頭部外傷では，損傷はびまん性かつ軸索損傷となり，症候は特異的である．あるいは開放性の外傷か閉鎖性の外傷かによっても症候は微妙に異なる．感染症やガンの場合は，損傷はMRIなどの画像で見る範囲より広範に及んでいることも多く，注意が必要である．患者さんが呈する症候の方から大まかに損傷部位を推定する方がよい場合さえある．

4）評価

福迫ら[15]に示された手順は，今日でも変わっていない．患者さんと対面して行う検査は，どのような障害なのか見当をつけるスクリーニング検査，言語能力の各側面の力を明らかにして失語症であることを確認する失語症検査，核となる障害あるいは追求したい障害の性質をより詳しく検査する掘り下げ検査，非言語的コミュニケーション能力を見る実用コミュニケーション検査，などの順で行われる．コミュニケーション能力についての評価と並行して，言語の基盤である各種の認知機能の検査を行う．検査の種類や内容は，綿森[16]，笹沼[1]，竹内[13]などに詳しい．

5）診断

失語症というコミュニケーション障害名を決定するにあたっては，定義のところで述べたことをもう一度思い起こしてみたい．大多数の右利き者では，少なくとも1回は大脳左半球の損傷を被っていることと，聞く，話す，読む，書くのすべてのモダリティーにわたって言語能力の低下が起こっていることが最低包含項目となる．これに対し，時間や場所の見当識が障害されていたり，認知機能が明らかに低下していてむしろその方が中核症候であったり，発話の障害が発声発語器官の運動障害や失行である場合は，失語症からは除外される．

診断に迷うときは，期間をおいてもう一度検査をする必要がある．原因疾患にもよるが，症候が可変性あるいは進行性であるか否かは大切なポイントである．通常，脳血管障害による失語症は自然回復はあり得るが，再発しない限り増悪はない．

5.3. 発語失行

発語失行についての詳しい議論は本書第2章に述べられているので，ここでは概略を述べるにとどめる．

発語失行の存在については現在も議論があり，独立した症候群として存在すると考えているのは主にMayo学派を中心とするアメリカ中西部の言語臨床家である．東海岸のボストンを中心とする研究者たちは，失行という考え方はとらず，軽度の失語と考えている．たとえばBensonら[14]は，「発語失行があるものは，失語症を合併しているか（少なくとも，ある程度の失文法か失名詞が出現），dysarthriaを合併している．純粋発語失行の症例は臨床ではほとんど目にする機会がなく，この概念は言語病理学者のある1グループの間で通用するものである」（p.124）と述べている．この「1グループ」として名前があげられているのは，Martin, Darley, Wertz, LaPointe, Rosenbekらである．イギリスでは事情はまた異なり，発語失行そのものがあまり注目されていないようで，研究も少ない（イギリスはどちらかというと文字言語に対する研究の方が多い）．日本においても「発語失行」という用語は不適切であるという指摘もある[17]．

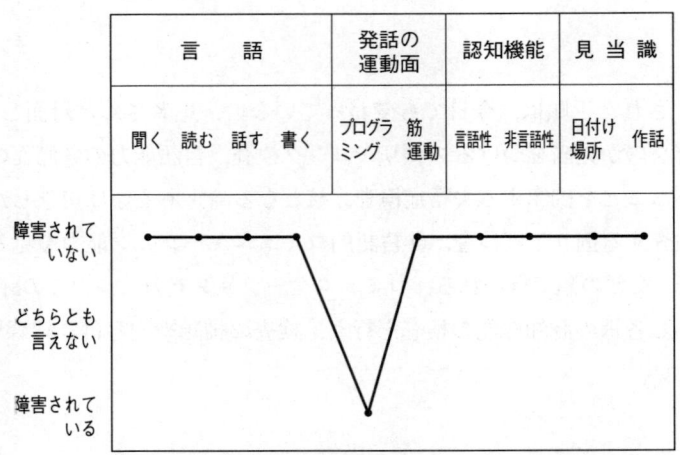

図6　発語失行の理論的な症候プロフィール（Wertz, 1985）[2]

本稿では発語失行は存在するという立場をとる．では，その中核症候は何であろうか．構音面では，発症初期は省略や置換が目立つが，改善するに従って歪みが主体となるといわれている．もうひとつのポイントは行為の障害である「失行」的な面であろう．意識的つまり意図的に言おうとするとできないが，無意識的な自然の場面では同じ構音動作が可能というところが，dysarthria との最大の鑑別ポイントであるといわれる．しかし紺野[18]は失行的な捉え方には疑問があると述べ，運動の歪みの問題としている．日本では症候発現のメカニズムにはまだ議論があるが，発話に限局した症候が発症後10年以上も残存している症例が報告されており[19]，言語臨床的には発語失行と呼べる症候群は存在すると考えてよいと思われる．

1）定義

音素の意図的産生のための発話筋の構えと，語の意図的産生のための筋運動の連鎖をプログラムする能力が脳損傷によって障害されたために起こる構音障害である．第一義的には調音の誤り，第二義的には代償的に起こるプロソディーの変質を示す発話運動のプログラミングの障害である[20]．図6はその理論的な症候プロフィールを示している．

2）病変部位

現在責任病巣として考えられているのは，皮質運動野の下部，Brodmann の6野にあたる．その直下の皮質下部分も含む．

3）原因疾患

基本的に失語症と同じである．

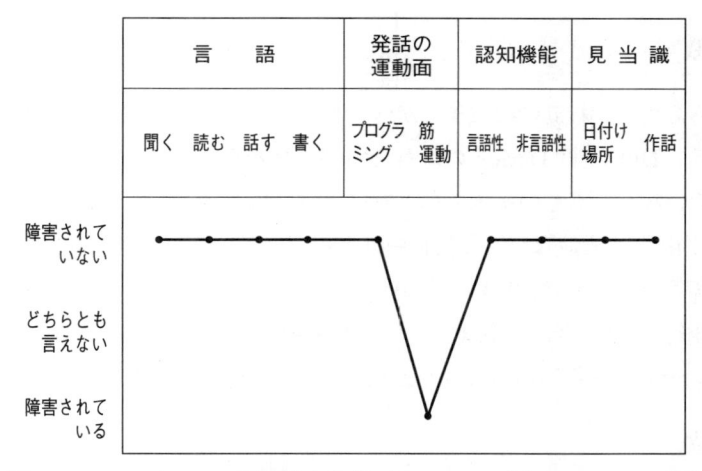

図7　dysarthria の理論的な症候プロフィール (Wertz, 1985)[2]

4) 評価

発語失行症話しことばの評価票[16]で評価する．話しことばのプロフィールとしては，「速さの程度」や「音・音節がバラバラに聞こえる」，「子音の置き換え」のような項目に特徴が強くあらわれる[21]．失語症検査や発声発語器官の運動検査も同時に実施する．

5) 失語症との鑑別

検査において話しことばだけが低下し，その他のモダリティーの障害がない場合は発語失行が疑われる．話しことばではとくに構音とプロソディーに強い障害があるが喚語困難は認められない．純粋な発語失行症例では，書字でコミュニケーションできる[18]．やっかいなことに失語症と合併することがほとんどなので，その場合の鑑別は検査の結果の相対的な解釈による（たとえば，聴覚的理解の程度に比して，発話面が極端に低下している場合などは失語症に発語失行が合併していることが疑われる）．

5.4. dysarthria(s)（運動障害性構音障害）

1) 定義

中枢・末梢神経の損傷に起因する発声発語筋のコントロールの障害による，発語障害のグループ．発語の基本過程（呼吸，発声，共鳴，構音，プロソディー）の障害も含まれる[5,20]．

大脳の損傷がびまん性，散在性，両側性の場合は，実際の臨床では認知機能低下を合併している場合が多い．図7はその理論的な症候プロフィールを示している．

2) 原因疾患

中枢疾患から末梢の神経筋の疾患までが含まれ（図2を参照），失語症よりも広い範囲の疾患で起こりうる．Duffy[5]はDarleyの流れを踏襲しながら，dysarthriaを原因疾患によって7つに分類しているが，実際の臨床では運動麻痺性と協調運動障害性に分けると理解しやすい（細川[22]，平山[23]は運動麻痺性と失制御性とに分けている）．運動麻痺性はさらに上位運動ニューロン障害（痙性麻痺，いわゆる偽性球麻痺）と下位運動ニューロン障害（弛緩性麻痺），協調運動障害性は失調性（小脳性）と錐体外路性（たとえばパーキンソン病のような運動低下性とハンチントン舞踏病のような運動過多性）に下位分類される．

3) 病変部位

中枢から末梢までの運動ニューロンのどこに病変があっても起こりうる．偽性球麻痺は通常両側性の損傷で起こるが，一側性の構音障害も報告されており[5,24]，注意を要する．村西，他[25]では，発語失行ともdysarthriaとも分類しがたい第三の構音障害が報告されている．

4) 評価

発声発語器官の運動機能の視覚的評価や声，共鳴，構音，プロソディーなどの状態について聴覚印象に基づく評価を行う[26]．

5) 失語症との鑑別

福迫[15]によれば，dysarthriaでは①障害は話しことばに限局される（書字で意思が伝達できる），②声，構音，プロソディーに障害がある，③発声発語器官に運動障害がある（したがって食餌摂取動作 chewing, sucking, swallowing の問題をともなうことが多い），の3点が鑑別のポイントである．もちろん失語症と合併する率も高いので，その場合はとくに声の問題や③の発声発語器官の運動障害や嚥下障害がポイントとなる．また，口部顔面失行と発声発語器官の運動障害を取り違えないように注意する．

5.5. 全般的認知機能低下

1) 定義

把持，注意深さ，抽象化や一般化が必要な，より複雑な言語課題で低下が認められる．この低下はすべてのモダリティーにわたる（Wertz[2]．ただしDarleyの引用による原文では「全般的知的機能低下（generalized intellectual impairment）」という用語が使用されている）．図8はその理論的な症候プロフィールを示している．

これは言語の基盤となる非言語的な認知機能の低下や，注意，記憶などの高次機能の低下，視覚的受容の低下などの影響を受けて，コミュニケーションに障害が生じた状態である．し

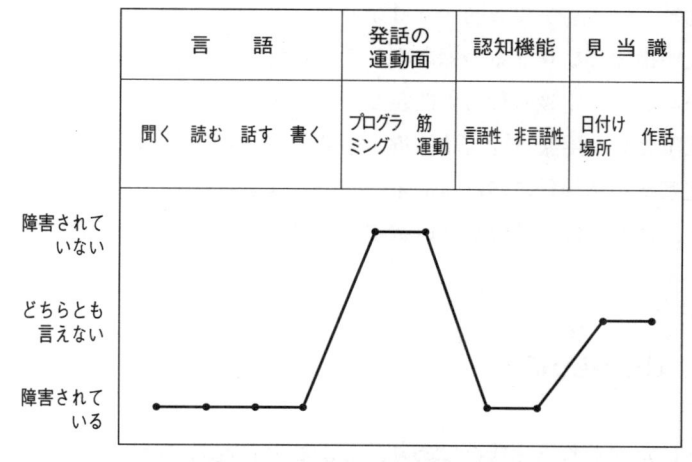

図8　全般的認知機能低下の理論的な症候プロフィール（Wertz, 1985）[2]

たがって認知機能の評価を行うことが不可欠である．ところで本章で使用する「全般的認知機能低下」は，「全般的精神活動低下」，「全般的知的低下」という用語と若干ニュアンスが異なる．前者の「全般的精神活動低下にともなうコミュニケーション障害」とは，次のように定義される状態である．「ここでいう全般的精神活動低下にともなうコミュニケーション障害とは，以下のような症候を指す．すなわち，①STの働きかけに対して注意を向けることが難しい，②あるいは何度も刺激を与えられたり促されたりすると反応することができるが，反応の量は少なく，かつ弱い，などの理由によりコミュニケーション活動が低下している③日時，場所，人に関する誤り，記憶に関連した誤り，論理性の欠如，首尾一貫性のなさなどにより伝達内容の信頼性が低下している，などいわゆる狭義のコミュニケーション障害のみでは説明がつかないが，コミュニケーションに重大な支障を及ぼす行動特徴の総称である．これらは，高次脳機能，すなわち記憶，知的機能，注意・集中力などの障害や意欲の低下，抑鬱状態，さらには全身的な体力の減退，易疲労性などによって生じたものと考えられる．なお，全般的精神活動低下にともなうコミュニケーション障害のみの症例が言語治療部門に紹介されてくることは少なく，他の狭義の言語障害に合併した形の症例が大部分である」[27]．この定義は，日常臨床場面で出会うコミュニケーション障害を持つ高齢者の状態を表したものである．いわば失語症でも痴呆でもないがさまざまな点で低下を来たしていて，コミュニケーションに影響が出ている状態といえる．この定義をふまえた上で，本稿で「認知機能」という用語を使用するのは，「精神活動」というあまりに広いものを指す用語を避ける一方で，従来の「知的機能」に注意，記憶，判断，言語などを加えてより進んだ概念を表すことができると考えるからである．「認知機能」ということばも，近年の「認知科学」の発展につれて一般的になりつつあるのではないだろうか．

　全般的認知機能低下によるコミュニケーション障害は多様であり，それが他の症候と組み合わさり，全体としてある程度の重症度に達したときに痴呆を形成する．つまり，全般的認

知機能低下と痴呆とはあくまでも同一ではないが，コミュニケーション障害の重症度は，痴呆の重症度の良い指標となりうるのである．このふたつがどう関連するのかの検討は今後の課題とされているが[27]，定義の仕方の問題といえるかもしれない．たとえば綿森ら[28]は，全般的精神活動低下という用語は「言語治療の領域で用いられる用語で，内容的には痴呆と一致するが，判定基準が精神科における痴呆と同一ではない」と述べている．全般的認知機能低下の原因疾患，病変部位，評価などは次項の痴呆と共通する部分が多いので，次にまとめて述べる．

5.6. 痴呆　dementia

痴呆は操作的に定義される症候群であり，しかもその定義は今後も改訂が加えられる可能性があるという，現代のトピックス的な存在である．診断基準としては，ヨーロッパを中心としたWHOの診断基準ICD-10[29]と，アメリカ精神医学会の診断基準であるDSM-IV[30]とがある．DSM-IVは，ICD-10の記述を受けてDSM-III-Rを大幅に改定したものである．痴呆は単一の症候群ではなく，アルツハイマー型痴呆のような変性疾患と脳血管障害性の痴呆に大別される．そして日本では，これらの診断基準をもとに精神科で診断名がつけられる症候群である．

1) 定義

ICD-10では痴呆の全般的記述は次のように述べられている．「痴呆は，脳疾患による症候群であり，通常は慢性あるいは進行性で，記憶，思考，見当識，理解，計算，学習能力，言語，判断を含む多数の高次皮質機能障害を示す．意識の混濁はない．認知障害は，通常，情動の統制，社会行動あるいは動機づけの低下をともなうが，場合によってはそれらが先行することもある．(中略) 痴呆では知的機能の明らかな低下がみられるが，通常，たとえば洗浄，着衣，摂食，個人衛生，排泄，トイレット使用といった日常生活の個人的活動に何らかの問題が起こる．(中略) 確実な臨床診断をするためには，上記の症候と障害が明白に，少なくとも6ヵ月間は認められなくてはならない」．要素としてあげられているのは，意識清明，高次機能障害，日常生活動作（ADL）障害，非可逆的，などの点である．図9はその理論的症候プロフィールを示している．

前項でも述べたように，コミュニケーション障害の分野では，医学的に「痴呆」という診断名がつけられた患者さんに対しては，「痴呆」という用語を使用して障害名を付す．すなわち失語があっても単に「失語症」とは呼ばず，「痴呆にともなう言語障害」あるいは「痴呆にともなうコミュニケーション障害」と呼ぶのがふさわしい．

2) 原因疾患

脳血管障害，変性疾患，中毒など．

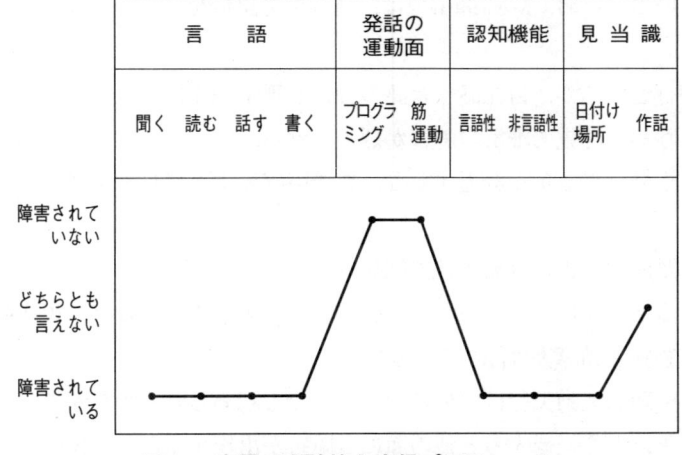

図9 痴呆の理論的な症候プロフィール

3) 病変部位

脳全体にわたる病変，あるいは大脳皮質の大きな病変．

4) 分類

痴呆の分類は，なにを基準にとるかによってさまざまである．脳血管障害性と変性疾患性のように原因疾患による分類のほかに，損傷部位と症候を結びつけた神経心理学的分類もある（たとえば皮質性痴呆の側頭葉性痴呆はピック病側頭葉型など[31])．

5) 評価

既往歴，医学的データに加え，いつ頃から症候があらわれたかという生活歴の聞き取りが不可欠である．前痴呆状態ともいえる初期の症候を捉えるには浜松方式高次脳機能スケール[32]がある．その他，言語性・非言語性課題で評価してIQを出すWAIS-R成人知能検査や，視覚認知と単純な推論の評価であるレーヴン色彩マトリックス検査[33]などを施行する．このような非言語性の知能検査を施行する場合は，構成失行や半側空間無視の有無に注意を払う必要がある．場合によっては記憶の検査（WMS-Rなど）も施行する．変性疾患による痴呆の場合，疾患によって好発部位があり，大脳のその部位の機能から低下があらわれる場合が多い．たとえば機能不全が左側頭葉にあれば記憶と言語，右半球側頭後頭葉にあれば視知覚の問題や着衣障害などが初発症候となるが，これらの症候の早期発見が，痴呆の診断に寄与することも少なくない．また一般に，アルツハイマー型の痴呆では礼容が保たれていて自分ができないことが増えてきていることを自覚している場合が多いが，ピック病などでは性格変化が初期から顕在化することも知られている．失語症だけで発症して言語症候が徐々に進行する「緩徐進行性失語」も一時話題になったが，これは現在では失語症が単独で進行するのではなく，長い経過を経ていずれは痴呆に至る疾患の，ひとつの初期型であることが一致

た見解となっている．なお，Mesulam[34]は，進行性失語症を以下のように定義している（第2章48頁参照）．

1. 発症は潜行性であり，自発話や言語の神経心理学的な検査において，徐々に進行する語想起，呼称，聴覚的理解の障害が認められる．
2. 少なくとも発症後2年を経過すると，言語障害によって日常生活のあらゆる面が障害される．
3. 病前の言語能力は正常（発達性失読症は除外）．
4. 中心となる2年間には，アパシー，脱抑制，出来事の記憶障害，視空間障害，視覚認知障害，感覚運動障害は認められない．
5. 計算障害や観念運動失行は，最初の2年間でも認められる場合がある．
6. 発症後2年以上を経過すると他の面にも障害が出現するが，言語障害がもっとも重篤で進行が早い．
7. 脳卒中や腫瘍などのように画像で確認できる「特定の」原因がない．

痴呆は日常生活動作（ADL）の異常が必発なので，机上の検査だけの評価では不充分である．病棟での日常生活の観察や，他部門での評価も参考にする．一度きりの検査で評価するのではなく，一定の期間をおいての再検査で症候が進行しているかどうかを見きわめることも大切である．その他の症候の特徴などについては，武石[35]が詳しい．

6） 失語症との鑑別

前述したように，時間的な経過で症候が進行するか否かや，日常生活上のADL障害の有無を見れば，比較的容易に，ほぼ確実に判断可能である．とくに言語面での絵の呼称に関しては，痴呆では絵の認知の誤りに起因する言い誤りが出現するのに対して，失語症の錯語は意味や音韻の誤りに起因する．あるいは痴呆では絵の呼称が良好でも，語想起がそれに比較して重度に障害される．さらに細かいポイントについては，綿森[28]，福迫[36]を参照されたい．

5.7. せん妄　delirium

せん妄は，以前は「錯乱状態」「混乱状態」「急性期錯乱状態（acute confusional state）」と呼ばれて，意識障害と考えられていた病態に当たる．近年ICD-10，DSM-IVではせん妄（delirium）という用語が統一的に使用され，その中核症候は注意障害であると規定された．

1） 定義

意識，注意，知覚，思考，記憶，精神運動活動，感情そして睡眠－覚醒周期の障害が同時に起きることによって特徴づけられる，病因論的に非特異的な症候群である．せん妄状態は一過性で，変動性であり，多くの症例では4週間あるいはそれ以内に回復する[29]．図10はその理論的症候プロフィールを示している．

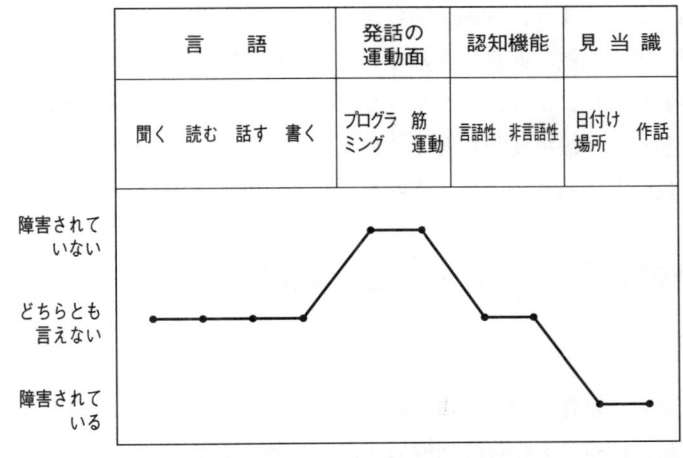

図10　せん妄の理論的な症候プロフィール（Wertz, 1985）[2]

2）原因疾患と病変部位

失語症をひきおこすものと同様だが，それに加え，アルコール性の急性錯乱状態，精神作用性薬物の使用で生じるものなどがある．

3）評価

生活歴や医学的データ（とくに脳波において背景活動の徐波化を示す異常脳波）の他に，時間と場所の見当識の混乱に比較して一般的知識が保たれていることなどの評価が有効である．注意障害のため，記憶の混乱や作話がみられることもあるが，日常生活動作の障害は通常は認められない．

4）失語症との鑑別

せん妄の患者さんの発話が，話題が次々に飛躍して錯話のように聞こえることについては，「内容の甚だしい不適切さに反して，構文や語の選択が適切で，発話が流暢であるという言語パタンの特徴がある」[8]とされる．また，Seltzer and Mesulam[37]は，ウェルニッケ失語と鑑別する場合，両者の共通点は「明識性（vigilance）が不明で思考が支離滅裂な印象を受ける」という点，相違点は「ウェルニッケ失語では自発話に明らかな錯語が入るが，体幹性の命令に従うことができる」点であると述べている．せん妄の患者さんは，発話は錯話のように支離滅裂であっても，失語症検査の聴覚的理解や呼称の項目，トークンテストの成績は良好なことが多い．これは，せん妄が言語障害ではなく注意障害であることを示しており，言語の検査では課題に注意が集中できさえすれば高い得点が可能なのである．その他，行動観察において夜間せん妄や一日のうちの意識の動揺などがあれば，鑑別の有力な情報となる．

なお，とくに高齢者については，原田[38]が述べているようなICD-10などの枠に収まりきれないせん妄がある．これは意識清明でありながら注意障害を示すのではなく，意識が少し

曇った状態で起こる．つまり，加齢や脳の疾患により脆弱化している脳機能が，わずかな身体的誘因（循環障害や発熱，薬物，脱水など）や心理・環境的誘因（急激な環境の変化や家族との離別，不安など）により急性不全状態に陥るのである．症候は錯覚，幻覚，興奮，落ちつきのなさ，独り言，被害妄想などで，夜間に多い．このようなせん妄状態はゆっくりと起こり，持続も長いといわれるので，症候を注意深く観察することが必要である．

5.8. その他のコミュニケーション障害

1） 聴覚障害

聴覚障害は一次的な感覚要素の問題である．難聴があれば，失語症検査では当然聴覚的理解の項目が低下し，見かけ上聴覚的理解力が低下しているように見える．もし難聴に加えて全般的認知機能低下がある場合は，失語症検査ですべてのモダリティーに低下が認められ，見かけ上失語症に見えてしまうことにもなる．失語症との鑑別に大切なポイントは，検査場面で聴覚的理解のみに障害が現れる，検査者の声の大きさによって反応が異なる[39]，聞き返しがある，などの点である．家族から病前も耳が遠かったか否かの情報を収集することや医学的情報として脳の画像診断を行うことも必要であるが，聴力検査を施行すればさらに確実である．実際の臨床では，老人性難聴と全般的認知機能低下を合併した症例は，失語症を疑われることが意外に多い．

2） 視覚障害

聴覚障害と同様，一次的な感覚入力の問題である．つまり，入力さえされれば，その先の言語処理過程は問題ない．高齢になるにつれ白内障などの眼科的疾患により絵や文字が見えず，そのために誤った反応をすることがある．細かい絵や文字になると誤りが増えるようなら，要注意である．日常の臨床の印象では，老人性難聴の患者さんは「聞こえない」と訴えることは少ないが，白内障の患者さんは「見えない」と訴えることが多いと感じる．その他，視覚障害ではないが，今日においても，読み書きを学んで使う機会がなかったために文字言語を使用しない高齢の患者さんに，いまだに出会うことがある．疑わしい場合は学歴を確認したり，病前の文字言語生活について情報収集することが必要である．

3） 前頭葉症候群

前頭葉が持っている機能が，言語に影響を及ぼした場合に出現する症候群の総称で，明確な定義はない．前頭葉が持つ機能は以下の通りである（表1）[40]．

一番の問題は発動性の減退で，何かを「し始める」ことが困難となる．その上，思考や運動の「切り換え」が困難な結果，保続が頻発する．これが言語の発話面では「なかなか話さない」「同じことを何回も言う」症候となったり，失語症検査の場面では「なかなか反応しない」「同じ場所ばかり指差す」などという結果となってあらわれる．前頭葉症候群の極端な形は無言

表1 前頭葉の機能（榎戸，1993）[40]

1. 発動性減退 lack of initiation
2. 抑制障害 disinhibition
    a. 過剰反応性 hyperreactivity，運動過多 hyperkinesia
    b. 不適切な連想 irrelevant association
    c. distractibility
    d. 妨害制御の障害 defective control of interference
    e. 保続 perseveration
3. 柔軟性 flexibility の障害（転換障害）
4. 流暢性 fluency の障害
5. 行為の言語性制御 verbal regulation of behaviour の障害
6. 計画の障害 defective planning

これらの前頭葉性機能障害は，注意，運動，言語，記憶，思考，情動などの各領域で共通してみられることが多い．

無動症（Akinetic mutism）といわれる，補足運動野あるいは帯状回の損傷で起こる「まったく話さない」症候群である．無言無動症の言語症候と随伴症候は，Benson and Geschwind[41]によれば，①コミュニケーションしようとする努力がない，②ほとんどの場合静かで，動きはないに等しい，③追視やまばたきは保たれている，④更衣や食事などの合目的的動作は可能，⑤まれにぽつりと発話することがある，⑥うまく導入すれば単語や短文の復唱ができることもある，⑦発話に錯語はなく，無力声ではあっても構音は正常，である．この症候を見ると，前頭葉の持つ機能が障害された結果，二次的にコミュニケーションに障害があらわれていると考えることができる．無言無動症と失語症の鑑別は，先のBensonらは「言語機能の評価に十分な音声的反応が得られるまで，失語症か，失語症プラスAkinetic mutismか，Akinetic mutismのみか，決定できない．書字である程度判定できる」と述べ，Damasio and Anderson[42]は「発語失行ならコミュニケーションしようとする努力が見える．あるいは表情やジェスチャーでコミュニケーションしようとする．超皮質性運動失語では，単語や文の復唱は保たれている」と述べている．なによりも，近年の画像診断の発達はめざましいので，MRIや脳血流量の測定などで前頭葉に何らかの異常が認められれば決め手となるであろう．

まったく話せないという病態は「閉じこめ症候群」でも生じるが，この場合は脳幹部の損傷のために運動筋が完全に麻痺して話せなくなるのである．全身の運動が不可能で，もちろん指差しもできないが，まばたきなどは残される．したがって理解力は病前と同じなので代替手段を講じればコミュニケーションが可能となる．この場合は損傷部位を画像的に確認することが先決である．

前頭葉の機能障害として，主として発話開始困難という点から捉えてみると，次の症候群は大きなひとつの枠でくくれることがわかる．まず発話開始困難が最も重篤な場合が無言無動症，次は刺激がある場合には発話（復唱）が可能な超皮質性運動失語，そして自分から話し始めることが困難なブロカ失語である．ブロカ失語の中核症候は発話開始困難と統語障害といわれており[43]，発話開始困難は程度の差こそあれ前頭葉損傷で起こるコミュニケーショ

ン障害に共通の症候といえる．

4) 右半球コミュニケーション障害

「複雑な，文脈に基づいたコミュニケーション事象の表出と受容における後天的な障害であり，非表象的経験的処理の基礎をなす注意と認知の機構の障害に由来する」[44]と定義されるこの症候群が，独立したものとして認められ始めたのはごく最近である．右半球に損傷を被っていて失語症は認められないが，どうも話の筋がかみ合わなかったりずれたりして，まとはずれな答が返ってくる，という臨床像が描ける．このような症候は，右半球の持つ注意機能や音楽的な機能の障害が言語に二次的に影響を与えた結果出現すると考えられる．

まず，注意の障害があると，話題が何なのかを正確につかむことができなくなり，文脈理解の障害があらわれる．「話がずれる」「話し手の意図が正確に相手（患者さん）に伝わらない」「的外れの答が返ってくる」「比喩に込められたことばの裏の意味が理解されない」などの症候は，言語学的には語用論的障害と呼ばれる．音楽的要素の障害は，話しことばのリズムとメロディーに影響し，話し方がモノトーンになったり，相手のプロソディーに込められた怒りが理解できないということが起こる．さらに，右半球が優位の空間的注意機能の障害が半側空間無視としてあらわれると，絵カードの認知の誤り，外界の認知の誤りが生じて錯語，見落としなどが出てくる．失語症との鑑別には，大脳の損傷部位の確認と，視空間認知機能の検査（高次視知覚検査など）が必要である．絵が正しく認知できれば呼称障害はない．

5) 心因性の発話障害

世によくいわれる「失語症」は，実はこの「心因性の発話障害」である場合がしばしばみられる．失語症との鑑別には，大脳の損傷の有無の確認，日常生活の観察（ささやき声なら話せる，誰もいないところでなら話せる），書字でのコミュニケーションは可能，などの点がポイントとなる．

6) 精神科的疾患（分裂病など）

分裂病の言語と失語症（流暢タイプ）とを比較した研究もある[45]．流暢タイプの失語症の錯語が多く入った発話は，確かに一見分裂病の言語と間違われやすい．この場合，第一に必要なのは脳の画像診断で，大脳の損傷の有無を確認することが大切である．そのほか，発症の仕方という観点では，精神科的疾患では症候が徐々に進行するのに対し，失語症は突然の急激な発症であることが多く，脳梗塞が原因の場合でも数日で症候が完成する．その他，精神科的疾患では幻聴（時に幻視も）があらわれることも重要なポイントとなる．

7) 詐病　malingering

日本ではまだあまり多くはないが，アメリカでは教科書に取り上げられている[46]．要するに「仮病」「偽装」であり，保険金がおりるかおりないかの判定がかかっている場合などに，

保険金目当てに失語症を装う．失語症と鑑別するには，発話面だけが低下している（一般には，失語症とは「話せない」ことであると思われがちである），同一の検査を日をおいて施行すると成績が大きく変動する，などがポイントとなる．もちろんいうまでもなく，情報収集として家族や親しい人に病前の状態や環境を聞くことも必要である．

5.9. 診断を妨げる要因

前項までに失語症との鑑別が必要な障害をあげたが，実際の鑑別はそう単純には成功しない．その理由は以下の3点である．

1) 障害の合併

障害のなかには，合併して起こる確率の高いものがある．鑑別のためには，症候のどの部分が重複しており，どの部分が独立してあらわれているかを見分けて各障害を同定し，そのうえで症候の重症度や，コミュニケーション障害に及ぼしている影響を明らかにする必要がある．例としては，失語症と発語失行，失語症と構音障害などである．合併症に対する実証的データとしては，Wertz[2]，物井[27]がある．

2) 類似した症候

異なる障害が，類似した症候を呈することがある．たとえば発語失行による構音の誤りと失語症の音素性錯語，全般的認知機能低下と失語症における読み書き障害，全般的認知機能低下やせん妄の失見当識と失語症の語性錯語，難聴における聞き誤りや復唱障害と失語症の聴覚的理解および復唱障害などである．どれもその症候だけ見れば似ているので，全体的に判断して失語症の症候か否かを判断する．

3) 症候の複雑化

本書のプロローグで述べられているように，近年は高齢化や障害の重度化によって，臨床症候は複雑さの度合いを深めている．教科書的な記述の応用では判断がつかないこともあるので，時間をかけた慎重な鑑別診断が望まれる．

6. タイプ分類

6.1. タイプ分類とボストン学派

あるコミュニケーション障害が失語症と鑑別されたら，次にそのタイプを分類する．失語症は定義の項で述べたとおり症候群であり，さまざまな症候の組み合わせが出現する．そし

表 2 失語症のタイプ分類（Benson and Ardila, 1996）[14]

ロランド溝より前の言語領域	ロランド溝より後の言語領域
シルビウス溝周縁（perisylvian）	
ブロカ失語　タイプⅠ	伝導失語
（三角部症候群）	（頭頂―島症候群）
ブロカ失語　タイプⅡ	ウェルニッケ失語　タイプⅠ
（三角部―弁蓋部―島症候群）	（島後部―側頭峡症候群）
	ウェルニッケ失語　タイプⅡ
	（上・中側頭回症候群）
シルビウス溝周縁の外周（extrasylvian）	
extrasylvian 運動失語　タイプⅠ	extrasylvian 感覚失語　タイプⅠ
（左前運動野背側部症候群）	（側頭―後頭症候群）
extrasylvian 運動失語　タイプⅡ	extrasylvian 感覚失語　タイプⅡ
（補足運動野症候群）	（頭頂―後頭および角回症候群）

てその組み合わせの特徴がとくにまとまりを作るものを「タイプ」と呼ぶ．Broca, Wernicke に始まる失語症の分類は，Geschwind, Benson, Alexander, Ardila, Helm-Estabrooks らのアメリカのボストン学派の研究者たちによって復活刷新された．このボストン学派の分類の歴史的な流れについては山鳥[47]が詳しい．その他にも，Luria や Schuell らの分類があるが，本稿では現在の日本の臨床の現状に鑑み，Benson と Helm-Estabrooks の分類を取り上げる．Benson ら[14]の分類は，解剖学的な損傷部位を主軸とする．これに対して Helm-Estabrooks[48] の分類は，臨床で観察される失語症の症候からタイプを導くが，この二人の分類は結果的によく一致する．そして現在は，大脳の病変部位が皮質主体か皮質下主体かで，分けて考える方法がとられている．

6.2. 皮質損傷の失語症のタイプ分類

1) Benson の分類

　Benson ら[14]によれば，失語症のタイプは大脳皮質の損傷部位と関連が強い．おおまかにはロランド溝（中心溝）の前後，シルビウス溝の周縁とその外周，という2本の軸によって分けられる（表2）．

　ブロカタイプは，Ⅰが構音と喚語困難がメインで急速に改善するタイプ（little Broca）で，脳損傷が三角部の皮質，皮質下に限定されている．改善は速いが，発話のぎこちなさが残存する場合がある．Ⅱは損傷が弁蓋部，中心前回，島前部とこれらの深部白質，脳室周辺の白質などに広範に広がっており，理解をはじめすべてのモダリティーで低下が起こるタイプである（big Broca）．伝導タイプは3つの基本特徴を持つ．それは，①流暢で音素性錯語の入った会話，②ほぼ正常に近い聴覚的理解，③復唱の著明な障害である．伝導失語は，縁上回直下深部の弓状束の損傷による聴覚領域と発話運動領域の離断であるという説，縁上回の損傷そのものが起因となるという説とがある．ウェルニッケタイプは幅が広い．Ⅰは島後部から側

頭峡にかけての損傷で起こり，読解に比べて聴覚的理解が困難で，重度の場合は語聾や聴覚失認に限りなく近づいていくタイプである．これに対してIIは損傷がより後方で角回や側頭葉後方領域（ウェルニッケ領），場合によっては後頭－側頭の皮質連絡路が損傷されており，失読に近いタイプとなる．以上の3タイプはいずれもシルビウス溝周縁（perisylvian）の言語領域に損傷を持ち，音韻の操作に障害があり，復唱が障害される．

復唱が良好で意味障害が強いのは，超皮質性タイプと失名辞タイプである（「超皮質性」はextrasylvianつまり「シルビウス溝周縁の外周」という名前を与えられている）．超皮質性運動失語のIは左前運動野背側部損傷，IIが補足運動野損傷となる．このふたつのタイプは言語症候はほとんど同じだが随伴する神経症候が異なっており，Iには神経学的症候はほとんど出現せず，IIでは下肢の麻痺感覚障害，反射の異常，軽度のdysarthriaが出現するとされる．超皮質性感覚失語はIは側頭・頭頂・後頭葉接合部つまり角回下部とブロードマンの37野，IIは頭頂・後頭葉接合部と角回を含む．超皮質性混合タイプは主要な血管支配の境界領域である分水界領域の損傷で生じ，あらゆる言語能力のなかで復唱のみが保存される．失名辞タイプは復唱が良好なのでシルビウス溝周縁外周群に入れられているが，損傷部位は特定されていない．

2） Helm-Estabrooks の分類

Helm-Estabrooks[48]は，脳血管障害に起因する失語の症候をチャートにまとめて分類する（図11）．まず呼称課題で喚語（語想起を含む）や意味的カテゴリーを評価し，課題の性質なども考慮に入れて総合的判断を行った結果，喚語困難があれば失語症のラベルが貼られる．次の流暢性の評価でポイントとなるのは発話における句の長さ，実質語と機能語のバランス，統語構造の状態，錯語，プロソディー，構音の能力の6つである．この6つの要素はボストン失語症診断検査[49]の話しことばの評定尺度プロフィールとほぼ変わっていない．「流暢」ということばは，「発話や構音がなめらかなこと」とよく誤解されるが，一区切りの発話における句の長さのことである．なお，竹内[13]の分類はこのボストン学派の流れに沿ってはいるが，方法は日本の臨床に即したものになっている．

Helm-Estabrooks は脳血管障害の失語症の80%はこのチャートで分類できると述べているが，この図に当てはまらない場合はもちろん無理に分類せずに，「混合タイプ」とするのが妥当であろう．

6.3. 皮質下の損傷

近年，皮質下の損傷で失語症が起こるとされ，古典的なタイプ分類に加えて皮質下性失語という用語が使われ始めた．ただし，失語症を起こすメカニズムについては現在も意見の一致を見ていない[50]．Brain & Language 誌でも1997年に皮質下性失語の特集が組まれ，Nadeau and Crosson[51]は基底核（ここでは striatocapsular とされている．線条体と内包，つまり被

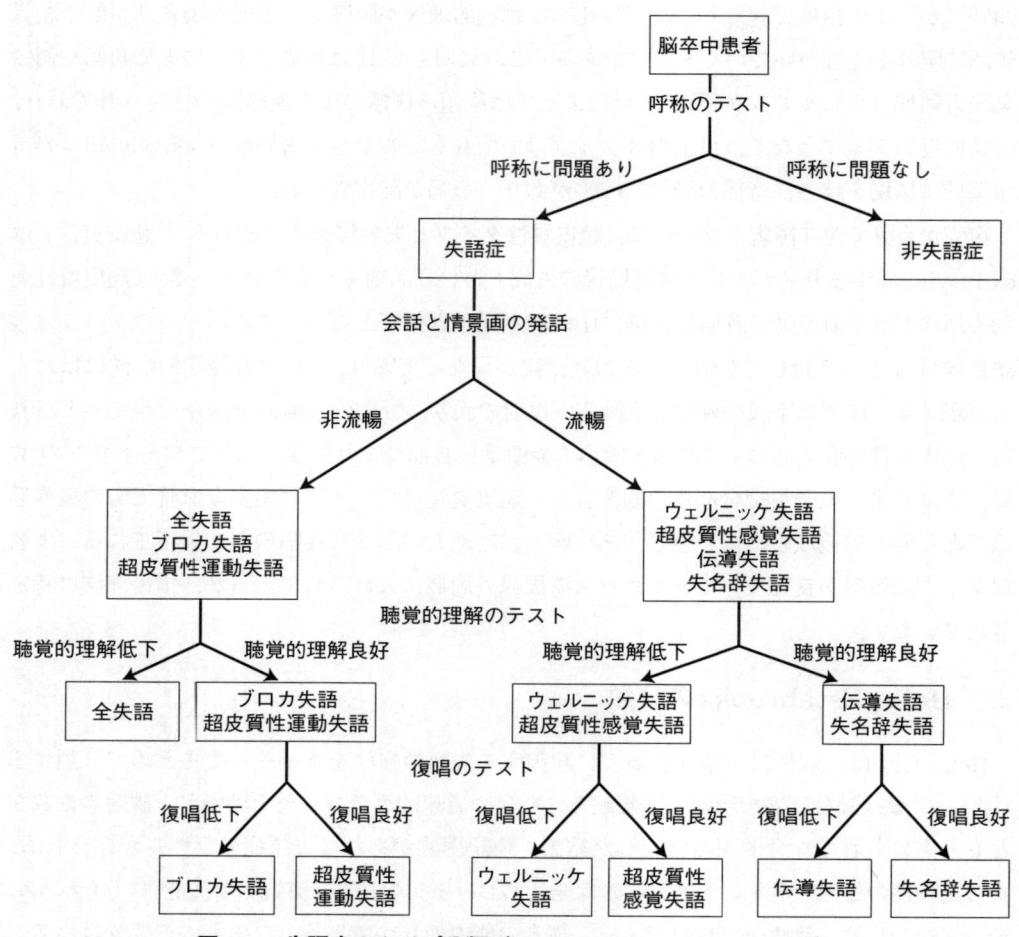

```
                    脳卒中患者
                        │
                    呼称のテスト
              呼称に問題あり │ 呼称に問題なし
                ┌───────┴───────┐
              失語症              非失語症
                │
            会話と情景画の発話
         非流暢 │ 流暢
        ┌──────┴──────┐
    全失語              ウェルニッケ失語
    ブロカ失語          超皮質性感覚失語
    超皮質性運動失語    伝導失語
                        失名辞失語
```

図 11　失語症のタイプ分類（Helm-Estabrooks, 1991）[48]

(非流暢側) 聴覚的理解のテスト — 聴覚的理解低下 → 全失語／聴覚的理解良好 → ブロカ失語・超皮質性運動失語 → 復唱のテスト（復唱低下 → ブロカ失語／復唱良好 → 超皮質性運動失語）

(流暢側) 聴覚的理解低下 → ウェルニッケ失語・超皮質性感覚失語 → 復唱のテスト（復唱低下 → ウェルニッケ失語／復唱良好 → 超皮質性感覚失語）／聴覚的理解良好 → 伝導失語・失名辞失語 → 復唱のテスト（復唱低下 → 伝導失語／復唱良好 → 失名辞失語）

殻と尾状核と内包）は言語に関与していないという立場をとっている．脳血管障害で画像上皮質下に損傷があって失語症を来たしている症例は，臨床では確かに多い．けれどもそれは，基底核そのものが言語に関与していると考えるより，近傍の白質損傷による言語関連線維の半球内離断，あるいは機能的皮質障害と考える方が妥当であろう[52]．Helm-Estabrooks[48]は「皮質下性失語」という名称を，画像上皮質下のみに限局した損傷を持つどの失語にも使用し，損傷の部位により以下の2タイプに大別している．両タイプに特徴的な症候は声量の低下と症候の個人差であるとされる．

1） 被殻／内包損傷

前方型　　　ブロカタイプと超皮質性運動失語の両方の特徴を持った失語症．構音はブロカタイプに似る．

後方型　　　ウェルニッケ失語とブロカ失語の両方の特徴を持った失語症．錯語の多い流暢な発話という点でウェルニッケ失語，右片麻痺があり聴覚的理解

は良好という点はブロカ失語に似る．

全内包・被殻型 全失語様だが，理解は潜在的に良好．

2）視床損傷

視床は，言語野や運動野とつながる投射線維の集まる部分で，さまざまな機能を監視したりコントロールしたりする汎性注意を司るといわれている．視床のみの損傷で失語症が起こるか否かには，基底核と同様に議論がある[53]が，視床の持つ注意を中心とする脳機能の全般的低下が失語様症状をもたらすと考える研究者が多い．Benson[14]は視床失語を3つのタイプに分けているが，その特徴は不注意による誤り，オウム返しになりがちな返答などであるとしている．

タイプ分類をするにあたっては，すべての失語症がきれいに分類できるものではない，ということを頭に置くべきである．また，必ずしもあるタイプに分類するべきものでもない．典型的なタイプを頭のなかに規準として持つことで，症候を見る目がより鋭くなるであろうし，訓練への指針も得られるであろう．大切なことは，分類できるか否かにとらわれるのではなく，患者さんの一つひとつの症候を見る目を持つことである．

7. まとめ

本章では，失語症の評価と鑑別診断，タイプ分類について述べた．そして最後に，もう一段視線を上げて脳の機能全体から失語症を見る目を持つことの大切さに言及したい．音韻生成領域にはブロカ，ウェルニッケ，縁上回と中心前回，中心後回が含まれており（「環シルビウス溝言語領域」)[54]，ブロカタイプにしてもウェルニッケタイプにしても共通の障害は音韻の生成である．その外側の「環・環シルビウス溝言語領域」は，意味の生成にかかわっている．これに右半球が言語周辺情報を統合する役割を担い，左半球補足運動野と左視床が言語プロパーな機能を駆動しながら監視するという，言語に関する全体構造が俯瞰される[55]．このように，言語の機能を生物学的・解剖学的な基盤から見ることを常に意識しながら，失語症やその他のコミュニケーション障害の治療にかかわっていきたいものである．

引用文献

[1] 笹沼澄子: 失語症. 鳥居方策編: 精神科 Mook No.29 神経心理学, pp.59–81, 金原出版, 1993.
[2] Wertz R: Neuropathologies of speech and language: An introduction to patient management. Johns F ed.: *Clinical management of neurogenic communicative disorders*, pp.1–96, Little, Brown and Company, 1985.
[3] 吉野眞理子: 鑑別診断. 日本聴能言語士協会第6回失語症講習会資料 3.3, 1990.
[4] 日本聴能言語士協会会報 vol.22（4）: p.2, 1998.

[5] Duffy J: Motor speech disorders. Mosby Year Book, 1995.
[6] Dworkin J and Hartman D: Cases in neurogenic communicative disorders. 2nd ed. Singular Publishing Group, Inc., 1994.
[7] Kay J, Lesser R, and Coltheart M: Psycholinguistic assessments of language processing in aphasia (PALPA): An introduction. *Aphasiology* 10: 159–179, 1996.
[8] Darley F and Spriestersbach C: Diagnostic methods in speech pathology 2nd ed., Harper & Row, Publishers, 1978. (笹沼澄子, 船山美奈子監訳: 言語病理学診断法. 協同医書出版社, 1982.)
[9] Goodglass H: Historical perspective on concepts of aphasia. Boller F et al. eds.: *Handbook of neurospychology* vol.1, pp.249–265, Elsevier, 1988.
[10] Benson F: Aphasia. K Heilman and E Valenstein eds.: *Clinical Neuropsychology*, 3rd ed. pp.18–36, Oxford University Press, 1993.
[11] 山鳥　重: 神経心理学入門. 医学書院, 1985.
[12] Alexander M, and Benson F: The aphasias and related disturbances. Joynt J ed.: *Clinical neurology* Volume 1, pp.1–58, Lippincott, 1991.
[13] 竹内愛子, 河内十郎編著: 脳卒中後のコミュニケーション障害. 協同医書出版社, 1995.
[14] Benson F and Ardila A: Aphasia. Oxford University Press, 1996.
[15] 福迫陽子: 麻痺性構音障害の鑑別診断. 広瀬　肇編: 耳鼻咽喉科・頭頚部外科 Mook No.4. コミュニケーション障害, pp.96–108, 金原出版, 1987.
[16] 綿森淑子: 失語症. 福迫陽子・他: 言語治療マニュアル, pp.49–79, 医歯薬出版, 1984.
[17] 大東祥孝: 純粋語唖. 平山惠造, 田川皓一編: 脳卒中と神経心理学, pp.179–188, 医学書院, 1995.
[18] 紺野加奈江: 運動性発話障害. 笹沼澄子監修: 成人のコミュニケーション障害, pp.33–63, 大修館書店, 1998.
[19] 吉野眞理子, 河村　満: 純粋発語失行症例における発話の経時的検討. 聴能言語学研究 10: 110–119, 1993.
[20] Darley F, Aronson A, and Brown J: Motor speech disorders. Saunders Company, 1975. (柴田貞雄訳: 運動性構音障害. 医歯薬出版, 1980.)
[21] 綿森淑子: 発語失行. *JOHNS* 3: 1135–1142, 1987.
[22] 細川惠子: 5 (7) 言語機能の評価. 中村隆一編: 脳卒中のリハビリテーション 新訂第2版, 第3章 リハビリテーションの進め方, 永井書店, 2000.
[23] 平山惠造: 構音障害と失構音. *Brain and Nerve* 46: 611–620, 1994.
[24] 遠藤教子, 福迫陽子, 物井寿子, 辰巳　格, 熊井和子, 河村　満, 廣瀬　肇: 一側性大脳半球病変による麻痺性（運動障害性）構音障害の話しことばの特徴. 音声言語医学 27: 129–136, 1986.
[25] 村西幸代, 河村　満: 左被殻病変における構音の障害: 3症例での検討. 失語症研究 18: 167–177, 1998.
[26] 藤林真理子: 麻痺性構音障害　評価. 福迫陽子・他: 言語治療マニュアル, pp. 101–117, 医歯薬出版, 1984.
[27] 物井寿子: 老人のコミュニケーション障害 —— 臨床現場から. 音声言語医学 32: 227–234, 1991.
[28] 綿森淑子, 福迫陽子, 物井寿子, 笹沼澄子: "痴呆"をともなう失語症患者における高次脳機能検査（老研版）の成績　失語症群および痴呆群との比較による検討. 精神医学 35: 481–488, 1993.
[29] ICD-10 (The ICD-10 classification of mental and behavioral disorders). World Health Organization, 1992. (融道男他監訳: ICD-10　精神および行動の障害: 臨床記述と診断ガイドライン. 医学書院, 1994.)
[30] DSM-IV (Diagnostic and statistical manual of mental disorders 4th ed.). American psychiatric association, 1994.
[31] 濱中淑彦: 痴呆. 鳥居方策編: 精神科 Mook No.29 神経心理学, pp.299–310, 金原出版, 1993.

[32] 今村陽子: 臨床高次機能マニュアル. 新興医学出版社, 1998.
[33] Raven J et al.: Raven's coloured progressive matrices. H.K. Lewis & Co. Ltd., 1976.（杉下守弘, 山崎久美子著: 日本版レーヴン色彩マトリックス検査手引き. 日本文化科学社, 1993.）
[34] Mesulam M: Primary progressive aphasia. *Annals of Neurology*, 49: 425–432, 2001.
[35] 武石 源: 痴呆とコミュニケーション障害. 竹内愛子, 河内十郎編著: 脳卒中後のコミュニケーション障害, pp.109–124, 協同医書出版社, 1995.
[36] 福迫陽子, 綿森淑子, 物井寿子, 笹沼澄子: 高次脳機能検査（老研版）による失語症患者と痴呆患者の比較 ── 痴呆の原因疾患との関係. 音声言語医学 35: 8–18, 1994.
[37] Seltzer B and Mesulam J: Confusional states and delirium as disorders of attention. Boller F et al. eds.: *Handbook of neuropsychology*, Vol 1, pp.165–174, Elsevier, 1988.
[38] 原田憲一: 老年期痴呆の症候学. 精神科 Mook No.8 老年期痴呆, pp.90–100, 金原出版, 1984.
[39] 相田紀子, 鳥居方策: 成人失語症の診断とリハビリテーション. 広瀬 肇編: 耳鼻咽喉科・頭頸部外科 Mook No.4. コミュニケーション障害, pp.122–132, 金原出版, 1987.
[40] 榎戸秀昭: 前頭葉症候群. 鳥居方策編: 精神科 Mook No.29 神経心理学, pp.262–272, 金原出版, 1993.
[41] Benson F and Geschwind N: Aphasia and related disorders: A clinical approach. Mesulam M ed.: *Principles of behavioral neurology*, pp.193–238, F.A. Davis Company, 1985.
[42] Damasio A and Anderson W: The frontal lobes. Heilman K and Valenstein E eds.: *Clinical Neuropsychology* 3rd ed., pp.409–460, Oxford University Press, 1993.
[43] 吉野眞理子: 発語失行をともなわない"Broca 失語"症例. 失語症研究 15: 291–298, 1995.
[44] Myers S: Right hemisphere communication impairment. Chapey R ed.: *Language intervention strategies in adult aphasia*, 2nd ed., pp.444–461, Williams & Wilkins, 1986.
[45] Chaika E: Understanding psychotic speech: beyond Freud and Chomsky. Charles C. Thomas Publishers, 1990.
[46] Brookshire R: An introduction to neurogenic communication disorders. 4th ed. Mosby Year Book, 1992.
[47] 山鳥 重: 失語の分類とその実際 ── 古典的分類と Geschwind 派の分類. 神経進歩 21: 869–877, 1977.
[48] Helm-Estabrooks N and Albert M: Manual of aphasia therapy. Pro-ed., 1991.
[49] Goodglass H and Kaplan E: The assessment of aphasia and related disorders. Lea & Fabiger, 1982.（笹沼澄子, 物井寿子訳: 失語症の評価. 医学書院, 1975）
[50] 佐野洋子, 加藤正弘, 宇野 彰, 小嶋知幸: レンズ核および視床損傷例への失語症状の経過. 失語症研究 13: 269–305, 1993.
[51] Nadeau S and Crosson B: Subcortical aphasia. *Brain and Language*, 58: 355–402.
[52] 佐山一郎: 大脳基底核. 平山惠造, 田川皓一編: 脳卒中と神経心理学, pp.53–56, 医学書院, 1995.
[53] 橋本洋一郎: 視床. 平山惠造, 田川皓一編: 脳卒中と神経心理学, pp.57–62, 医学書院, 1995.
[54] 山鳥 重: 失語からみたことばの脳内機構. 高倉公朋, 宮本忠雄監修: 失語症からみたことばの神経科学, pp.26–36, メジカルビュー社, 1997.
[55] 山鳥 重: ヒトはなぜことばを使えるか. 講談社, 1998.

第2章

失語類縁の発話障害とその対応

―― 純粋語唖，発語失行と称される障害の臨床特徴を中心に ――

● 高橋　正

1．はじめに

　Aさんとの出会いは筆者の言語訓練室であった．少し落ち着かない様子であったが，立派な顎ひげを蓄え，背筋をピンと伸ばした姿勢が印象的であった．1，2歩遅れて彼の奥さんが付き添って入室してきた．「よろしくお願いします．主人は字も書けるし，私の話すことは何でも理解できます．自信のないような態度をみせますが，これで病前とまったく同じで，家では絵に描いたような亭主関白ぶりです．しかし，なんですか，ある日を境にまったく口がきけなくなってしまいました．でも，手足に麻痺はありませんし，右手で自由に書くことができます．自分のことは一人でなんでもしますので，私は少しも困りません．どうかよろしくお願いします」と如才なく挨拶をした．Aさんは終始無言であったが，温和な表情を浮かべて妻の方に視線を送っていた．顔の表情，視線の確かさから判断して，感情面，心理面が安定していることが伺われ，外見だけではAさんの置かれている危機的状況を捉えることは困難であった．うつむき加減に机に向かう姿はやや悲しげであったが，厳しい現状を受け入れている静かな意志が感じられた．

　「こんにちは，Aさんですね」という筆者の問いかけもそこそこに，「え～，え～　」と発音しながら持参のノートを広げて，自分の氏名，住所を書きはじめた．鉛筆を持つ右手の動作がやや稚拙に見えたが，筆圧も十分でなかなか達筆であった．家族構成，家族の氏名，経歴（仕事関係），発病からの経過，現在の心境など，筆者の質問に対して筆談で素早く応答し，一瞬ではあったが，これだけ円滑に筆談ができるならこれ以上の言語訓練は必要ないのではないかと，筆者は感じてしまったほどであった．しかし，Aさんの妻の言葉を聞いて，それを深く反省しなければならなかった．「主人はどうしても孫と話をしたいと言うんです．孫はまだ字が読めませんし，孫が命のような人ですから」．Aさんにとっては当然の欲求なのであろうが，はたしてどんな援助が可能であろうか．所定のインタビューを終えて，試みに標準失語症検査を実施してみた．『聴く，読む，書く』などの課題は短時間で終了した．発話課題

（20 語の呼称，動作説明，マンガの説明）については書字で応答してもらったが，拗音の誤表記と濁点の脱落が数ヵ所みられただけでほぼ正答できた．「ご苦労様でした」という筆者の声かけに，「え～, え～ 」と呼応し，入室した時と同様，軽く会釈をしてから，かたわらの妻の方に"終ったから帰るよ"というゼスチャーを送り，静かに退室していった．70 歳には見えない軽やかな足取りであった．

　主治医からの言語評価依頼箋には，「MRI では，左前頭葉，中・下前頭回にクサビ状の梗塞巣が認められる．ACA／MCA 境界領域の梗塞と考える」と記されていた．さらに，今回の入院で判明したことだが，右半球の側頭葉から頭頂葉にかけて広範な陳旧性梗塞巣（MCA 領域）が認められた．入院時に主治医からこの点について指摘され，以前の状態を質問された妻によれば，これまで（今回の発症まで）日常生活面では特に異常はなく，定年後は悠々自適の生活を過ごしてきたとのことであった．また，10 年以上前から泌尿器系の疾患があり，治療のために入院，その後も経過観察のために長い間通院しているが，その間，そちらの主治医からは特に何も指摘されなかったという．当院での評価では，重度の発話障害の他には構成失行（コース立方体テストが困難）が認められたが，病棟生活上，特に行為面では支障はなく，ADL は完全に独立していた．後日，妻との面談の中で，「あらためて思い返してみると，何年前かは正確には覚えていないが，ある時期，主人の左の肩が妙に下がって見えた時期があったような気がします．でも，主人が異常を訴えたことは記憶にありません」というエピソードを話してくれた．発話障害は重篤であるが，口頭指示，模倣いずれの状況下においても口唇・舌・顔面の意図的運動は可能であり，右顔面の麻痺も認められなかった．

　失語症のリハビリテーションの領域では純粋語唖，純粋発語失行という用語自体は広く知られているが，一方で，そうした病態を明確に呈している患者さんに接することは稀であり，それらの用語が該当するような症例を評価する機会は少ない．筆者自身，純粋失読，純粋失書，純粋語聾などの"純粋"例を何度か経験したことはあるが，最近，発話面のみの純粋型にはまったく接しておらず，前述の A さんに関してはある種の当惑を感じながらの評価となった．発話障害は顕著であるが他の言語側面は保たれており，また，ごく軽度の仮名錯書が認められるが筆談が可能であり，失語症は認め難い状態である．"純粋発語失行"を用いるのも一案であるが，発語失行の一般的特徴とされる「一貫性の乏しい構音の誤り，自己修正，自動的発話と意図的発話との乖離，顕著なプロソディー障害」などはみられない．構音の誤りどころか意図的には「ア～」と発音することが不可能である．純粋発語失行にも当然軽重のレベルがあるだろうから，"重度純粋発語失行"といえばよいのだろうか．しかし，純粋発語失行というのは，上記のような発語失行の諸特徴が失語と共存しない形で出現している状態であり，むしろ，多彩な構音の誤りがみられるはずである（Darley 自身は，重度の発語失行はほとんど発話不能であると述べている[1]）．筆者は，A さんの発話障害に対して，あえて『純粋語唖』という用語を用いて主治医に報告した．

　口頭言語の表現のみ顕著に障害され，理解面，書字能力などが保たれている病態に対して，純粋語唖，純粋発語失行，純粋運動失語などさまざまな名称が用いられる（表 1）が，このよ

表1 "発話に限定された障害"に関する記述とその用語群

杉下ら[2]	一側大脳半球損傷によって,話し言葉の障害だけが生じ,話し言葉の理解,読解,書字などは保たれていることがあることは旧くから知られている.この症状はアフェミー(Broca),anarthrie(Marie),純粋語唖(Wernicke),純粋運動失語(Dejerine),発話失行(Darley)などと呼ばれてきた.
河内[3]	発語失行は,脳,特に大脳半球の損傷によって,言葉をその音韻どおりに正しく発音することが困難となった状態にあたる.(中略),運動失語の発見例として有名なBrocaの症例Leborgneも,その臨床像は発語失行の可能性が強いとみられているが,臨床像を表す名称に関しては,純粋言唖 pure word dumbness,純粋運動失語 pure motor aphasis,皮質下性運動失語,構音失行 verbal apraxia,構音不能症 anarthria,音声学的解体 phonemic disintegration などとさまざまなものがあり,(以下,略)
岸本ら[4]	中心前回下部を中心とした病変により,発話に限定した障害が知られている.この病態は発話,復唱,音読に異常があり,書字,聴覚的理解,読解は保たれており,純粋語唖と呼ばれる.(中略),概念や発現のメカニズムについては異論があるが,いずれもその純粋型では発語のみが障害され,書字,文字言語理解は正常である点で共通している.本邦では純粋語唖,失構音,発話失行,発語失行などの名称が用いられるが,(以下,略)
大東[5]	「純粋語唖」を完全に「失行性」とみなしうるかどうかという重大な問題を含め,この"apraxia of speech"という術語の不適切性については繰り返し指摘されてきたけれども,(中略),しかし歴史的な経緯を尊重して,"anarthria"あるいは"aphemia"(後述)といった術語(本邦では「純粋語唖」,「純粋失構音」)を採用する研究者の増加しつつあることも確かなことのように思われる.
綿森[6]	発語失行とは,発声・発語に関与する諸筋に麻痺・筋力低下,失調,不随意運動が認められないにもかかわらず,随意的・目的的な発話に際して現われる特殊な構音およびプロソディーの障害に対する総称である.

うな稀な障害に関していまだ統一的な見解が得られておらず,用語法上の論争,あるいは当該障害の発現機序など未解決な問題が依然として存在している.大脳半球の限局性病変に起因する"発話に限定された特殊な障害"が独立して存在することは広く認められていることであり,それらに関する報告や解説を読めば知識としては容易に知ることができるが,実際に症例を経験しないと実感できないことがある.たとえば,発語失行とブローカ失語との関係で,「発語失行はブローカ失語の中核症状であり,非流暢さをもたらす要因でもある」(伊藤[7])が,一方では独立した症候であるとされているから理論的には発語失行を伴わない失語が存在するはずである.しかし,そうした症例の具体的な臨床像がなかなかイメージできない.一例の報告がある[8]が,さらに広く認知されるためには注意深い観察による症例の蓄積が不可欠である.

米国の言語臨床界における発語失行の動向はどうであろうか.限られた範囲ではあるが,一例として第一線で活躍する臨床家,研究者の共同執筆による*"Language Intervention Strategies in Adult Aphasia"*(R. Chapey 編著[9])に注目してみる.この本は,コミュニケーション障害とその治療学を学ぶ学生,大学院生のテキストとして,あるいは臨床家の手引書として一定の評価を得ているものであるが,発語失行(apraxia of speech)は,初版(1981),2版(1986)では失語症関連障害として,失認,dysarthriaと並列して記述されていた.1994年に発行さ

れた3版は，その間の臨床・研究の進展，拡充を反映するかのようにページ数は大幅に増加しており，apraxia of speech に関しては neuromotor speech disorder in aphasia という表現に変わり，しかも独立した章として扱われている．内容的にも大きな変化があり，当該症候の歴史的考察や神経生理学的基盤の解説，さらに詳細な治療指針と具体的な治療法まで詳述されている．また，初版，2版ではみられなかった傾向ではあるが，neuromotor speech disorder in aphasia の発現機序と，ある種の運動障害性構音障害（痙性構音障害 spastic dysarthria，一側性上位運動ニューロン障害性構音障害 a unilateral upper motor neuron dysarthria）のそれとの質的類似を示唆し，治療法に関しても，従来のような発語失行か構音障害かといった疾患名の違いにより，あるいは重度，中度，軽度といった重症度に依拠した観点から訓練内容，方法を規定するのではなく，あくまで症候学的，病理生理学的見地からより適切なアプローチをすべきであるという指摘がなされており，理論面だけでなく実践面においても両者の共通性，類似性を容認する論旨が展開されている．こうした傾向は従来の発語失行の定義にある「運動性構音障害とは区別される」に抵触することになるが，これは発展的見解と見るべきなのであろう．

　最近，ある種の進行性神経疾患の唯一の初発徴候が「発語失行」であることから，この特徴的な発話症状の正確な把握が神経疾患の早期発見と的確な診断，あるいは病変部位の推定に重要な役割を果たす[10]という提言がなされており，国内においても左前頭葉の萎縮により aphemia を呈した緩徐進行性失語の1例[11]，言語理解，知能は良好だが高度の口部顔面失行と発語困難が長期にわたって進行した Slowly progressive aphemia の1例[12]，apraxia of speech を初発症状として長期にわたり発話の障害が進行していく primary progressive apraxia of speech の症例[13]，primary progressive aphasia[14]などが報告されており，Mesulam[15]以来の slowly progressive aphasia without generated dementia（SPA，後に，primary progressive aphasia, PPA と Mesulam 自身によって変更された）の中の「発語失行を初発症状とする」タイプに注目が集まっている．河村[16]によれば，1990年代初頭から1999年までに内外ですでに35例の報告があり，失語を伴わない"純粋な"発語失行の病態を観察できる貴重な事例といえる．脳血管障害に起因する成人失語症者の言語リハビリテーションを主要な業務とするような医療機関等においてはそう多いことではないが，そうした進行性神経疾患に関する感度を高めておく必要がある．1990年代以降，そうした症例が次第に注目されはじめたということは，それが高齢社会におけるコミュニケーション障害の新しい領域になりうることの予兆かもしれないからである．

　本章では，19世紀からその存在が知られている，口頭言語表現の障害が特に顕著な"純粋語唖"，あるいはそれと相同する臨床症状を呈する症候ではあるが，Darley[17]によって新たに言語臨床界に導入された発語失行（構音失行）について概説し，大脳半球損傷に由来する失語類縁の発話障害についての洞察と理解を深め，それらの知見を臨床の場で活用することを目的とする．

2. 純粋語唖（anarthrie pure, pure word dumbness）

　純粋語唖の定義には諸説があり，古くから論議の対象となっている病態であるが，今日的には，「大脳の限局性の皮質・皮質下の病変によって生じる言語障害のうち，口頭言語の了解障害，書字言語障害（読解障害，失書）などの内言語障害を伴わず，発話の際の構音のみが障害される結果，自発話，復唱，音読に困難をきたす病型を示しており，Dysarthria とは区別される」（大東[18]）があげられる．このタイプの出現頻度は非常に低く，理解面，書字能力ともに完全に保たれている，文字通りの"純粋型"はさらに少なく，Alajouanine らの文献考察を概説している大東[18]の記述によれば，当時，純粋語唖とされた 47 症例のうちで，発病当初から明らかに"純粋"であったのは 8 例にすぎなかったとされる．国内では，発病初期に軽微な仮名錯書を示す例が多く，その点で"純粋性"が問われることになるが，初期の軽微な錯書は許容範囲とする考えがある[19]．純粋語唖の病像は以下に示すように決して均質なものではなく，諸家によりさまざまな見解が提唱されている．

1. 必ずしも完全な語唖である必要はなく，発話が可能であってもそれが音声学的解体のみを呈している場合はアナルトリー，あるいは純粋語唖と称される（大東[18]）．
2. 発話障害が特に顕著であり，プロソディー障害がみられ，停滞しつつゆっくり話す．第 1 音の産生が特に困難で，音節に歪みがあるが，その歪み方には一定の傾向がない．時に文レベルの実現能力があり，円滑とはいえないが意思疎通可能（山鳥[20]）．

　一方，純粋語唖の発話症状の経過からみた区分が提唱されている[18]．臨床家にとって，対象者がどの時期にあるのかを念頭に置いて評価・訓練にあたることが肝要であるが，初期の観察記録が何にも増して重要であることはいうまでもない．丁寧な情報収集がなにより求められよう．区分は以下の 4 つに集約される．

1. 純粋な完全語唖で推移し，その後も目立った改善が認められないタイプ
2. 完全語唖で発症し，その後発話は可能となるが音声学的解体のみ持続するタイプ
3. 一過性の語唖を呈するが，その後急速に回復するタイプ（代償機能による回復説）
4. ブローカ失語の回復過程で純粋型の音声学的解体症候群として捉えられるタイプ

　一般には，1 と 2 のタイプが典型的な純粋語唖と考えられるが，立場によっては 1〜4 すべてが等しく"純粋語唖"として論議の対象となりうることがあるので注意を要する．3 の場合は，純粋語唖の責任病巣論議とも関連するが，こうした語唖例の多くが左中心前回下部に限局病巣をもつ[21-23]が，なぜ一過性なのかということが論点となっている．上記のような言語症状を呈する言語障害者に直接関与する臨床家はどのように考えているのであろうか．表 1 に示したようにさまざまな類縁用語があるが，学会発表や論文で用いられるのは純粋語唖と（純粋）発語失行の 2 つが多く，時に，aphemia や失構音が用いられる場合がある．純粋語唖と純粋発語失行はほぼ同義的に用いられるが，純粋語唖と発語失行の関係については事

表 2　純粋語唖と発語失行の関係性

1. ……この症状はアフェミー，純粋語唖，発話失行などと呼ばれてきた．ここでは，便宜上，純粋語唖という名称を採用する……[2]
2. Broca 失語から純粋語唖に移行した 2 例について[24]
3. 本症例の症状は，……（中略）限られた種類の語音の産生しかできないので，語音そのものの産生の障害である「純粋語唖」といった方が適切と考える[25]
4. 発語失行を認める純粋語唖の 1 例[26]
5. 純粋語唖における構音失行の長期経過[27]

情が異なり，発語失行を純粋語唖の一症状と捉える立場や，両者を便宜的に使い分ける，あるいは明快に両者を区別する立場などさまざまであり，それぞれに微妙な違いがみられている．筆者は，本章の冒頭で紹介した A さんの発話障害を「語音そのものの産生の障害」と解釈し，「純粋語唖」と評価したが，具体的な使用例を示すので一考されたい（表 2）．

以下の項において，純粋語唖の責任病巣，臨床特徴，随伴症状（口部顔面失行他），経過などを検討するが，より多くの症例を対象としてそれらを抽出するために成人のコミュニケーション障害が多く発表される学会の抄録を第一の資料として，さらに必要に応じて文献資料を加味して考察の題材とした．日々の臨床の場で出会った人々に対する演者らの真摯な取り組みを感受し，それらを概括できれば相応の意義はあるはずである．

2.1. 純粋語唖の責任病巣

純粋語唖の責任病巣に関する検討は，同時にさまざまな課題への言及となる．大東によれば[5,28]，文献上，純粋語唖の責任病巣として提唱されている部位はさまざまな領域に及んでおり，信頼できる剖検所見を参考に強いて共通項を求めれば，左半球第 3 前頭回脚部（いわゆるブローカ野），中心前回下部，レンズ核領域の 3 つの領域ということになるが，報告例の中には臨床症状の記載が不備であったり，言語症状という観点から"純粋性"が疑問視される例（書字障害の有無が不明，失書が認められる例など）などが混在しており，決して問題がないわけではない．文献上，もっとも価値が高いのは Lecours and Lhermitte[29]の症例といわれているが，病巣は左半球中心前回下部の皮質・皮質下（病変は第 2 前頭回脚部にまで進展していたが，第 3 前頭回には達していない）の限局性の梗塞巣であった．

今日，純粋語唖の責任病巣として優位半球中心前回下部を重視する意見が優勢であるが，障害機序仮説として「構音の中枢」を左中心前回に想定し，その領域が損傷されることにより純粋語唖あるいは純粋失構音と称される発話障害が生じると考える説[30]がある．一方，Lecoures and Lhermitte の説では，中心前回皮質下病変が重視されており，この領域の損傷により，中心前回とその前方に位置するブローカ領野との神経連絡（U 線維）が遮断される結果，両領域の機能的離断が生じ，さらに，喉頭や口部の支配領域である中心前回の損傷に起因する運動面の障害が加わり，発話に重篤な障害が出現すると考えられている．前者はいわば純粋語

唖（純粋失構音）の『中枢障害説』であり，後者は『半球内離断説』といえる[31]が，『中枢障害説』の場合，たとえば中心前回下部を含む前頭葉後下部病変では非流暢な構音の障害は必発ではなく，復唱，音読が保たれ，構音の能力が保たれる超皮質性運動失語[32]，近年ではブローカ領野中心の病変による「流暢性失語」（超皮質性感覚失語）の存在[33-35]についてはどのように説明するのであろうか．これらは，前頭葉下部病変による発話障害の多様性についての論考が欠かせないことを示唆するものである．

Denny-Brown[36]は，anarthriaを深部白質（皮質下）病変による構音障害に近似するタイプと，中心前回皮質周辺病変による失行的な「構音の障害」とに二分した．最近，国内においても，被殻や放線冠などの皮質下限局病変による純粋語唖近縁の発話障害[37,38]，発話の非流暢性と中心前回皮質下病変との関係[39]などの報告が続いている．純粋語唖あるいは発語失行の責任病巣特定とその障害機序をめぐる論議は続くのであろうが，失語との関連性も含めてさらなる進展が望まれる．

2.2. 画像診断による純粋語唖の病巣分布

純粋語唖の責任病巣を検索するための資料として，国内の学会で題名に『純粋語唖』と称されていた演題を過去10数年（1984〜1999年）に限って検索してみた．CT，MRIなどの所見があり，発話の様相や経過，随伴症状（口部顔面失行，中枢性顔面麻痺など）などの記載があったのは24題（交叉性3題）であった．ちなみに，「（純粋）発語失行，発語失行（構音）」が題名に含まれていたのも24題，「anarthria」が3題，「失構音」が2題，「aphemia」が1題であった．損傷部位から純粋語唖あるいは純粋発語失行について論じている演題が11題あるが，これらは資料には含めず考察の参考資料とした．病変部位が推定されている23例（4例は交叉性とみられる）について，左右半球別に損傷部位と随伴症状，言語症状を概括（表3）し，解剖学的な位置関係の理解のための図を示した（図1a, b）．

- ●左半球損傷群 —— 19例
  1. 左中心前回下部を含むのは12例で以下のように細分してみる．
     a) 中心前回限局病変 —— 下部限局4例（下部1/2, 1/3各1例，他2例），ブロードマン4野限局1例．
     b) 中心前回下部皮質・皮質下病変 —— 2例（うち1例は皮質下のみ）
     c) 中心前回＋前頭回（周辺）病変 —— 5例
  2. 前頭回のみの病変 —— 3例（2例は脳内出血例）
  3. 皮質下病変中心 —— 3例（放線冠限局病変2例，被殻〜放線冠に及ぶ病変1例）
  4. 中心後回限局病変 —— 1例
- ●右半球損傷群 —— 4例
  1. 右中心前回下部中心 —— 2例（中心前回皮質・皮質下＋前頭回の一部損傷）
  2. 右前頭葉広範 —— 2例（前頭葉中心1例，前頭葉〜上側頭葉＋基底核の一部1例）

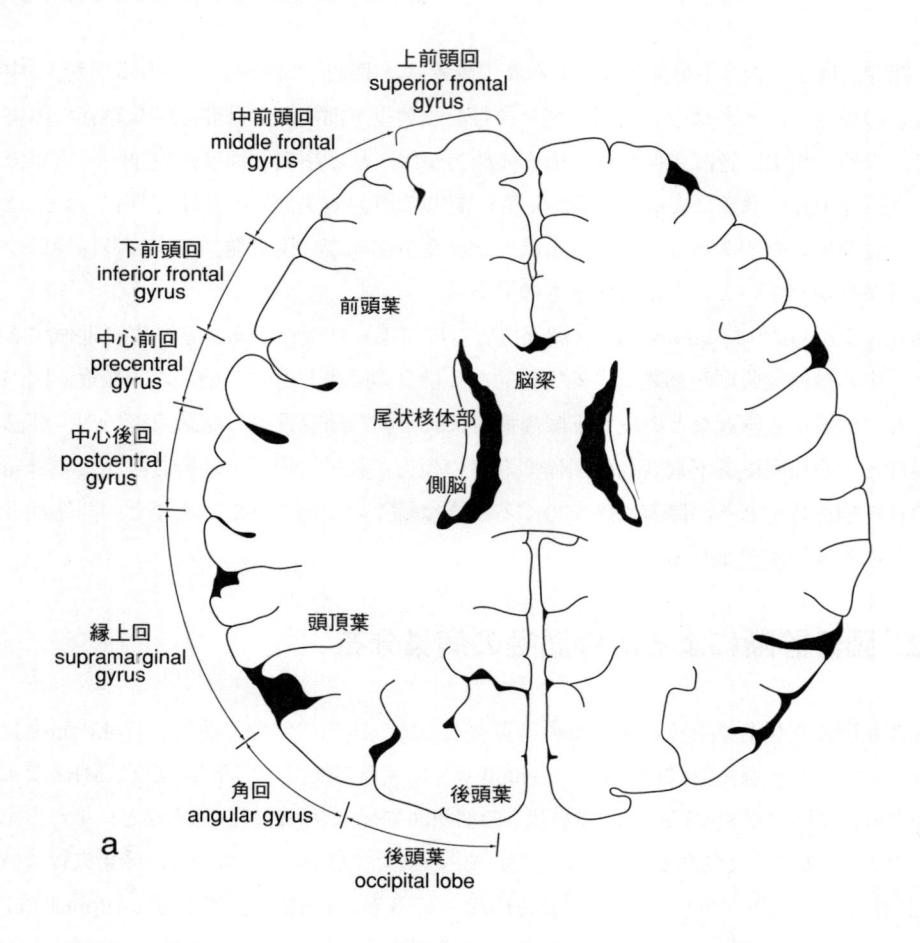

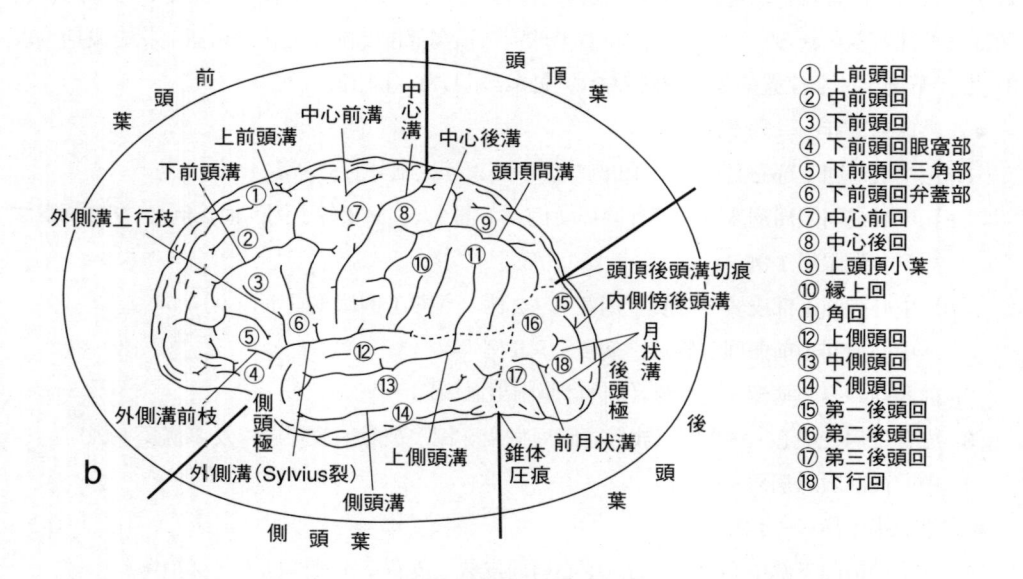

図 1　構音の障害と関連する領域
a. 脳梁体部レベルの図，b. 左半球の外側面

表 3 純粋語唖の概要

症例（発表年）	損傷部位				随伴症状		言語症状	
	中心前回	同皮質下	前頭回	その他	FP	BFA	発話	書字
會澤 (1986)			F2	F2 皮質下	○	—	初期不能〜FAS	仮名錯書〜持続
佐藤 (1986)	○			島, 内包	○	○	初期不能〜非流暢	仮名錯書〜消失
石井 (1987)	○		F2		○	○	非流暢〜長期持続	正常
内山 (1987)	○				○	—	初期不能〜非流暢	仮名錯書〜消失
佐藤 (1987)	○		F3		○	○	初期不能〜不能持続	ほぼ正常
三浦 (1989)	下部 1/2				—	—	初期不能〜非流暢 DP	正常
北村 (1989)	○		下脚部	右側頭葉	—	—	初期不能〜非流暢 DP	正常
荒木 (1990)	○	○	下弁蓋	右同部位	—	—	初期不能〜非流暢 DP	仮名錯書〜消失
樋口 (1990)			○		○	—	非流暢〜非流暢 DP	軽度錯書〜正常
溝淵 (1990)	下部 1/3				○	—	非流暢〜非流暢 DP	軽度錯書〜正常
會澤 (1993)	○	○			—	—	非流暢〜非流暢 DP	ほぼ正常
飯塚 (1997)	Br. 4 野				—	○	初期不能〜非流暢 DP	ほぼ正常
進藤 (1991)		○			—	—	初期不能〜不能持続	正常
中村 (1994)				中心後回	—	○	非流暢〜非流暢 DP	軽度錯書〜正常
金子 (1989)				左放線冠	○	—	非流暢〜非流暢	正常
村上 (1992)	○				—	—	初期不能〜非流暢	軽度仮名錯書
松田 (1987)				左放線冠	—	○	初期不能〜不能	軽度錯書〜正常
松田 (1987)		○		皮質下	—	○	初期不能〜持続	軽度錯書
横山 (1994)				被殻, 中心後回, 放線冠	○	—	非流暢〜非流暢 DP	正常
林 (1989)			(○)	前頭葉 (右)	—	—	初期不能〜不能	初期軽度
小池 (1993)			弁蓋部	上側頭回下部, ヒカク	—	—	初期不能〜非流暢 DP	仮名錯書, 漢字誤字 (仮名のジャーゴン失書)
山崎 (1986)	(○)		F2		—	—	初期不能〜非流暢	ほぼ正常
山崎 (1986)	(○)		F3		—	—	初期不能〜非流暢	ほぼ正常

注：○印：該当, 一印：該当せず（無し）
（ ）印は右半球損傷, FP：顔面麻痺, BFA：口部顔面失行, 非流暢 DP：プロソディー障害顕著
F2：第 2 前頭回, F3：第 3 前頭回, FAS：Foreign Accent Syndrome（外国人様アクセント発話）
Br. 4 野：ブロードマン 4 野
資料：日本失語症学会演題（1984〜1999），日本神経心理学会演題（1986〜1999）
　　　日本音声言語医学会演題（1986〜1999）

　病因としては脳梗塞が大半（19 例，82.6％）であり，脳出血の場合は前頭葉皮質下の小出血であった．損傷部位は，特に左半球損傷の場合は中心前回を含む前頭葉後下部領域が大半であり，さらに中心前回下部の 1/3，1/2 の領域といった，より限定された病変をもつ症例が数例存在するが，発話症状，書字障害の様相，経過，随伴症状などは他の広範病巣例と大差なく，病巣の大小による差異はそれほど大きくないようである．また，少数ではあるが放線冠や被殻などの皮質下の損傷例，特に放線冠限局病変が 2 例存在しているが，この領域は中心前回の下方に横たわっており，純粋語唖の発現に関与する可能性がある[2]．中心前回限局病変と，その周辺をも含むやや広範な病変，あるいは他の領域の病変による純粋語唖例の臨

床症状の比較，あるいは交叉性純粋語唖との対比などは次項で検討する．

　まとめとして，純粋語唖は，①多くは中心前回を中心とする比較的限局された梗塞性病変により生じる，②前頭回のみ，放線冠，被殻などの病変も存在する，③交叉性純粋語唖は少数であるが，それらの病巣は左半球損傷例よりも広範であることが多い，の3点があげられる．なお，資料中のCT, MRI所見では中心前回下部病変とだけ記載されており，その皮質下にも及んでいるかどうかが不明な例がある．脳血栓の場合は皮質のみならず皮質下にも病変が広がりやすい[40]とされており，症例の大半が梗塞例であることからすれば，皮質下病変も考慮に入れておくべきであろう．本項の目的は，できる限り多数の純粋語唖例から臨床特徴の概要を把握することであり，一例を対象として，近接する領域からある部位を限定し，そこを特定の言語機能の支配領域として想定するということを目指してはいない．

2.3. 病変部位の相違と臨床症状（発話と書字の様相）

　前項で示したように，中心前回領域の中でもさらに限定された領域（下部1/3，あるいはブロードマンの4野など）により純粋語唖が生じるが，一方で，出血例では被殻，放線冠，中心後回などの広範病変の例も含まれており，決して均一とはいえない．本項では，純粋語唖全例の概要と，便宜的ではあるが中心前回を中心とする群とその他の群に分けて，発話の状態と経過，書字の様相を概括する．

1）純粋語唖の全体像

　発症当初は発声，発語ともに不能に近い状態であった症例が大半（16/23例，69.9%）であるが，その後，経過日数，月数は不定であるが発話が可能になる例が多い．しかし，ほとんどの例が非流暢な発話であり，文レベルの発話が可能になっても"たどたどしい，1音1音不自然に区切ったり，引き伸ばしたりする，ゆっくりし過ぎて聞きにくい"などと具体的に表現されるプロソディー障害が残存することが多く，純粋語唖は最終的にはプロソディー障害に収束する，あるいはさらに直接的に純粋語唖の中核症状はプロソディー障害であるとする指摘もみられた．また，いわゆる「外国人様アクセント発話」（Foreign Accent Syndrome, FAS）を呈した症例が1例報告されており，初期の発話不能の状態からの連続体として，プロソディー障害が前景に出てくる"軽度純粋語唖"へと推移する例が大半である．しかし，残りの約20%の患者は長期にわたって発話困難な状態が持続しており，こうした経緯から，純粋語唖には2つのタイプが存在するのではないかという想定も可能であるが，下位分類をするには病変部位の広がりと発話障害の様相との綿密な対応づけが必要であり，これは今後の課題であろう．

　初期は発話不能であっても，発話自体は経過とともに回復することが純粋語唖の特徴とされているが，これを説明する仮説として『劣位半球機能代償説』が存在する．これは，左前頭葉下部病変によりなんらかの発話障害が生じると，右前頭葉対称領域が代償機能を発揮し，

発話活動を再開するという考えである．両側中心前回下部病変によって持続性の純粋語唖例を報告した荒木ら[41]の考察によれば，Dejerine[42]，Nielsen[43]，Tonkonogy[44]らは，自験例が一側損傷の時点では一過性の失語症であったが，対側対称領域に病変が加わった後に発話障害が再発したことを重視し，いったん，失語症状が回復したのは対側対称領域の代償機能が発動したためであり，そこが新たに損傷されたために再度発話障害が生じたものと解釈し，そうした症例の存在とそれらの障害の発現機序の検討から「劣位半球機能代償説」が創案されたようである．当然反論があり，Levineら[45]は，両側前頭葉病変例の中から両側下前頭回脚部損傷4例を選出し，それらの症例が軽度の失語しか呈さなかったことを反証として，劣位半球機能代償説に異を唱えている．前述の荒木らは劣位半球代償機能説を採用しているが，これも簡単に結論が出る問題ではない．

　書字面に関して言えば，"純粋"性を遵守するなら書字機能は正常であるべきだが，純粋語唖23例のうち10例（43.5％）になんらかの書字障害，特に仮名の錯書（促音，拗音の表記困難，濁点の脱落，助詞の誤用）が認められている．しかし，発症初期より筆談可能な例が多く，実用的な書字能力が保たれていることが失語との鑑別ポイントとなる．発話困難と書字障害では後者の方が回復時期が早い傾向があり，中には発話障害は持続しているが，書字活動は健常者並みという症例も含まれている．

　近年，左中前頭回後部病変による発話障害を伴わない仮名失書例[46]，左中前頭回脚部病変による右手一側性失書例[47]などの症例報告があり，また，優位半球前頭葉病変による超皮質性感覚失語の軽度例の多くが仮名錯書を示すが，これは後方病変による超皮質性感覚失語には観察されない特徴である[34]といった指摘がある．また，脳腫瘍例に対する電極刺激による脳機能地図作成では，左中心前回の一部の刺激により仮名錯書を主とする軽微な書字障害が出現することが明らかにされており[48]，これらの事象と純粋語唖の軽微な仮名錯書とを合せて考えると，優位半球前頭葉下部領域が書字機構の中でなんらかの役割を果たしていることが十分予想される．特に，表音文字である仮名の錯書と前頭葉後下部の病変との関係は，それを失語症状とみなすべきか否かという論議はあるがさらに検討されるべき課題である．

2) 病変部位別の症状特徴，経過

　純粋語唖の責任病巣は優位半球中心前回が有力であるが，本項では，左右の中心前回を含む病変をもつ14例を「中心前回病巣群」とし，中心前回以外に主病巣をもつ9例を「中心前回を含まない群」と便宜的に二分し，それぞれの臨床特徴を比較してみた．

(0) 中心前回病巣群 —— 14例（下部限局6例，前頭回一部を含む6例，右中心前回2例）

　発症当初，11例が意図的な発話が困難であり，［ア～］，［オ～］などのごく限られた発音しかできず，口頭表現による意思疎通はほとんど不可能，軽微な失書が認められたのは5例，その後の経過で発話不能（重度障害）が持続したのは2例のみで，他は発話は可能となったが，特にプロソディー障害が目立ったのは6例であった．1例は長期経過の後，FASに収束した．発症当初から発話が可能であった3例は，努力性，ぎこちなさが目立つ，促音，拗音

の構音が困難,破擦音,摩擦音の他の音への置換,音・音節ごとの不自然な区切り,引き伸ばし,ピッチ,リズムの異常感などが観察された.書字は当初からほぼ正常という症例が多く(64.3%),その後の経過は良好で,軽度ではあるが明らかな仮名錯書が認められたのは1例のみであった.軽微な中枢性顔面麻痺5例(35.7%),口部顔面失行5例(35.7%, bucco-facial apraxia, 以下,BFA)であった.

(1) 中心前回を含まない群 ── 9例(左前頭回限局3例,中心後回1例,右前頭葉1例,右前頭弁蓋,上側頭回の前部とその皮質下1例,放線冠2例,被殻出血1例)

中心前回病巣群と対比してみると,特に目立つのは初期の書字障害の頻度が高く(7/9例,77.8%),しかも中心前回病変の場合よりも失書が明らかな症例が多い.特に,前頭回病変例はすべて初期には錯書を呈しており,中心後回病変の1例も回復はしたが初期には仮名錯書がみられた."純粋"にこだわれば,やはり中心前回下部限局病変による純粋語唖例よりも汚染度が大きいと思われる.

純粋語唖の書字障害の様相と損傷部位との関係を検討した最近の報告[49]によれば,病初期からまったく書字障害を認めなかった症例の病巣は画像所見上,左中心前回1/2領域に限局(3例)しており,軽度錯書が認められたもののその後改善した症例の病巣は,より後方(中心後回)か内側に進展(3例),書字障害持続例の病巣は大きく,しかもより上方に進展する傾向がみられている.こうした傾向は,対象となった23例についてもほぼ該当しており,中心前回限局病変(下部1/2,ブロードマン4野),皮質下(放線冠)病変例の書字能力はほとんどが正常,またはほぼ正常のレベルであったが,中・下前頭回病変やその周辺を含む病変例の書字障害は,軽微ではあっても持続する例が比較的多かった.

下前頭回弁蓋部および三角部は言語表出過程に対して作動しているのに対し,中心前回ローランド弁蓋部は顔面部の随意動作一般に関与している[50]とすれば,中～下前頭回病変による純粋語唖例の発症初期の軽微な仮名錯書と,中心前回限局病変例の仮名錯書とは質的に異なるものと考えられる.軽微ではあっても書字障害が認められる限り,純粋語唖ではなくブローカ失語と考える方が妥当[21]との意見があるが,筆者は,中心前回下部病変による純粋語唖が示す特殊な仮名錯書(拗音,促音の表記,濁点,半濁点,長音表記の誤り)は,ブローカ失語で露呈される書字全般に及ぶ内言語レベルの失書ではなく,発話過程と関連性が強いと想定される抽象性の高い文字素群(「っ」,「ょ」など)に出現する二次的症状と考える.最近,「話しづらいという自覚はあるものの流暢な会話が可能な」前頭葉性純粋失書例が報告されている[51]が,その症例は"拗音"に限定された音韻特徴の抽出障害(拗音の有無,位置の検出が困難)が明らかであり,こうした事態が仮名の失書と何らかの関連性があるのではないかと著者らは推測している.左前頭葉下部病変による発話障害は多様であるが書字に関しても同様の傾向がみられており,症例の蓄積と仮名失書の発現機序の推定が当面の課題であろう.

2.4. 交叉性純粋語唖

　右利き交叉性失語は広く知られた存在であり，その特殊な病態から言語機能側性化の多様性を考察する格好の事例となる．過去にさまざまな報告があるが，国内では，文字通り左半球にあるべき言語中枢がそっくり右半球へ移転していることを示唆するような全失語に近い右利き交叉性失語[52]や，発話過程の一部のみが右半球に移転しているような右半球広範病巣による伝導失語[53]などが報告されている．後者の症例は左半球であれば「ブローカ中枢」や「ウエルニッケ中枢」に相当する領域を含む広範な病巣であったが，理解良好，音節性錯語を中核症状とする流暢な発話（復唱障害顕著）と仮名の字性錯書を特徴としており，著者らは，言語機能の側性化が不完全なために，"音素の発現，選択"にかかわる発話過程のみが右半球に側性化されており，それが破綻したために前述のような言語症状が出現したと推測している．

　純粋語唖の場合は，言語機能全般に関与する言語中枢と，構音の過程から語音産生実現に至る「構音の中枢」が左右別々に側性化しているような症例[54,55]や，両者がともに右半球に側性化していると想定されている症例[56]などが報告されている．右利き交叉性失語自体稀な症状であり，交叉性純粋語唖はさらに稀少である．欧米では当該障害は特に少ないとされる[31]が，国内では学会発表3例（後に論文にまとめられた症例は除外されている），論文報告4例（他に1例，交叉性純粋語唖と題された論文があるが，発症当初，発話障害以外にも聴覚理解・読解の障害，失算が認められており，筆者の一存で除外），計7例（表4）の交叉性純粋語唖例が限られた範囲で容易に検出できた．交叉性純粋語唖が欧米諸国に比べて頻度が高いのではないかという見解[31]があり，さらなる症例の蓄積と，動向によっては日本語と欧米の言語体系との相違と関係があるのかどうかを考慮に入れた検討が必要であろう．

1）交叉性純粋語唖の責任病巣

　対象7例のうち6例が左半球病変とほぼ鏡像関係にある右半球中心前回や中～下前頭回限局病変（鏡像タイプ）であるが，小池らの1例のみ被殻出血例で前頭弁蓋部，上側頭回などにも病変が及んでおり他とは異なっていた．異型（anomalous）タイプ（左半球損傷部位と対応しない）が1例みられたが，この結果からみる限り，交叉性純粋語唖は鏡像タイプが多いということがいえよう．右半球損傷後に生じた失語症者について，それらの病巣部位から鏡像タイプと異型タイプのそれぞれの出現率を調べた柏ら[60]によれば，右利き8例（ほとんどが非流暢性失語）のうち，5例が鏡像タイプ，異型タイプ3例（うち1例がジャーゴン失書）であり，逆に鏡像タイプの出現頻度が高いのは非右利き交叉性失語で，11例のうち10例が鏡像タイプ，1例のみが異型タイプであった．

　左半球損傷による純粋語唖では随伴症状として右中枢性顔面神経麻痺（facial palsy, FP）と口部顔面失行（bucco-facial apraxia, BFA）がともに40％程度認められたが，交叉性純粋

表 4 交叉性純粋語唖の概要

症例	損傷部位				随伴症状		言語症状	
	中心前回	同皮質下	前頭回	その他	FP	BFA	発話の経過	書字の経過
林ら[54]			○		—	—	初期不能〜不能持続	初期軽度〜仮名
小池ら[55]			弁蓋部	上側頭回下,被殻	—	—	初期不能〜60病日呼称可能,以後プロソディー障害顕著・会話可	漢字,仮名錯書(ジャーゴン失書),2ヵ月後改善
山崎ら[57]	○		中前頭		—	—	不能〜8病日・FAS	ほぼ正常
山崎ら[57]	○		下前頭		—	—	不能〜5病日・回復	ほぼ正常
田辺ら[58]	○	○	○		○	—	初期非流暢〜改善,(非流暢持続)	仮名錯書〜発話改善で書字改善
上野ら[59]	○		下前頭		○	—	初期不能〜3ヵ月後発語可(非流暢)	初期筆談可
横山ら[56]			中〜下		○	○消失	初期非流暢発話,80病日会話プロソディー障害	初期より筆談が可能

注：○印：該当，一印：該当せず（無し），FP：顔面麻痺，BFA：口部顔面失行，
FAS：Foreign Accent Syndrome 外国人様アクセント発話

語唖では左顔面麻痺はほぼ同じ合併率であったがBFAは1例のみで，それも早期に消失している点が異なっている．BFAと発話障害，特に重篤な構音の障害を呈する純粋語唖との間に関連があるのか否かについては議論のあるところである[4,61]が，重篤な発話障害があっても右半球病変の場合はBFAの合併率が低く，必ずしも構音の障害とは対応づけられない一面があるようであり，この点については次項で論じたい．

2) 交叉性純粋語唖と半球優位性

右半球病変による交叉性純粋語唖と交叉性失語の発現機序を想定する場合，言語機能の半球優位性パターンを複数想定する必要があるが，これは他の領域でもみられるもので，たとえば右利き・右半球損傷による半球離断症状である右手一側性純粋失書[62,63]，右手の触覚呼称障害[64]などでも複数のパターンを想定した仮説が提出されている．交叉性純粋語唖例でアミタールテストが実施され，客観的に半球優位性が確認されたのは2例のみ（左半球優位が確認されたのは林と小池の症例）であった．小池らの例（MRI所見は前頭弁蓋，上側頭回前部，およびこれらの皮質下白質，基底核などに及ぶ広範病変），林らの例（前頭葉に低吸収域，脳血管造影で右内頚動脈閉塞，これも広範な病変が推定される）は，いずれも構音の障害のみが出現しているという病態から，「構音の中枢」のみ右半球に局在されており，その他の言語機能はすべて左半球に側性化されていると想定することができる．

一方，優位性が確認されていない場合は2つのパターンを想定する必要がある．1つは，言語中枢，構音中枢ともに右半球に局在するが，後者のみが右前頭葉下部限局病変によって破

壊され純粋語唖が生じるとする考え（横山らの症例），他は，林らの例と同様のパターンで，構音の中枢のみが右半球に局在し，その領域を含む広範病変によって純粋語唖が生じるというものである．言語中枢，構音の中枢がともに右半球に局在されていれば，林や小池らのような広範病変では交叉性失語が出現する可能性が高く，逆に，完全な左半球優位であれば右半球の病変が広範性であろうとであろうと限局性であろうと発話・言語障害は生じないはずである．

3） 交叉性純粋語唖とBFA

BFAと構音の問題との関連性については諸説があり，失語の発話障害と口部顔面失行とは障害基盤が同一である[65]，BFAが発語不能の主因となる[66]，構音器官の複雑な系列的運動と発語との関係[67]など積極的にBFAとの関連性を認める見解があるが，一方，舌うち，咳払い，息を吐くなどの比較的単純な行為・動作が困難となるBFAと，非常に精緻で複雑な過程の破綻による発話の障害とを単純に比較はできない[68]という指摘もうなずける．BFAの責任病巣については左半球側病変に起因するというところまでは了解が得られているが，左半球のどの部位なのかについては一致した見解は得られていない．左半球前頭葉および中心回弁蓋部[69]などの領域を重視する立場が主流であるが，前頭葉を含む病変（12/17例）が多いが縁上回，角回病変（5/17例）でも生じる[70]，縁上回前下部〜中心後回の皮質・皮質下[71]など後方領域の損傷例の報告もある．いずれにしても比較的小さな病巣によるものが多く，前頭〜側頭〜頭頂葉に及ぶ広範病巣をもつ症例は少ない[70]．一方，右半球病変によるBFAについてはどうであろうか．まず，右半球への言語機能の側性化の度合いが強いと想定される交叉性失語について考えてみる．筆者は，交叉性失語と随伴する高次機能障害との組み合わせの様態から，「交叉しやすい機能」と「交叉しにくい機能」[72]を検討したことがあるが，交叉性失語とBFAの合併例に焦点を当ててみると，内外の交叉性失語86例のうち14例[73-75]（1995年当時．CT所見のある報告）であり，出現率は16.3％であった．同時に随伴していた高次機能障害は構成失行7例，観念運動失行7例，左半側空間無視6例，その他として半盲，視野障害，ジャーゴン失書などが少数ながら認められている（表5）．従来の交叉性失語の報告と異なり，失語自体が重度であり，同時にBFAをはじめとして他の高次機能障害を合併している症例が大半で，しかも病巣が非常に広範であるということが左半球病変によるBFA例と大きく異なる点であるが，この違いの原因はなんであろうか．Bassoら[75]の1例のみ中心前回下部〜中心後回に病変があり，これは左半球損傷例の鏡像タイプと考えられるが，他の13例は比較的広範な病変（側頭〜頭頂葉領域，前頭〜頭頂〜側頭葉の皮質・皮質下の基底核，内包，前樟を含む例あり）によるものであり，BFAの責任病巣を検討するには不適切な例がほとんどである．これらの事象から，交叉性失語に随伴するBFAの多くは，それ自体独立した症候として出現しているとみるよりも高次機能全般にわたる機能低下により，口部・顔面器官の意図的・随意的運動が適切に自発できなくなっているための誤反応であると推測することも可能であろう．

表 5 交叉性失語と随伴症状（BFA を中心に）

症例	病変部位(CT)	失語タイプ	BFA	IMA	CA	USN	その他
Gil Assal[76]	前頭，頭頂(MCA)	全失語	＋	＋			視野障害
Yarnell[73]	側頭，頭頂葉	伝導失語	＋				視野障害
遠藤ら[74] (1)	側頭葉，被殻	ブローカ	＋		＋		
(2)	基底核	失文法	＋				
(3)	前頭葉中心広範	重度ブローカ	＋	＋	＋		
Basso[75] (1)	中心前回，中心後回	ウェルニッケ	＋			＋	
(2)	側頭，下頭頂小葉	ウェルニッケ	＋		＋		半盲
(3)	前，側，頭頂，広範	失書	＋	＋		＋	半盲
頼高ら[77]	基底核，前樟(MCA)	再帰性発話	＋				
Castro-Caldus ら[72]	中心溝，半球広範	全失語	＋		＋	＋	
Reinvang[78]	前，側，頭頂広範	超皮質性感覚	＋	＋	＋		
波多野ら[79]	前，側，頭頂広範	全失語からブローカ	＋	＋	＋		
Cynthia ら[80]	島，中〜上側頭回	全失語からブローカ	＋	＋		＋	ジャーゴン失書
Trojano ら[81]	側頭，頭頂(MCA)	ウェルニッケ	＋	＋	＋	＋	

注：＋印：症状あり，BFA：口部顔面失行，IMA：観念運動失行，CA：構成失行，USN：半側空間無視，MCA：中大脳動脈領域

　BFA が神経支配性失行[82]であるとすれば，特に左右の口部・顔面領域を支配する前方病変であれば，それが左右半球いずれに生じた場合でも BFA の出現頻度は同等になるべき[66]だが，実際には左半球病変によるものが圧倒的に多い．右半球病変では交叉性失語に随伴する BFA 例は内外で確認されているが，過去に Domnick の 8 例の報告（平山[83]参照），最近では Ochipa ら[84]の特異的な半球優位性例にみられた BFA の報告などがある程度で，BFA の出現率に左右差があることは明白である．とすれば，BFA は，身体の一部に限局して出現する低次の失行といわれる神経支配性失行よりも高次の失行ということになるのであろうか．左半球病変に限っていえば，前方病変による BFA と後方病変による BFA とでは質的に異なる症状を呈することが示唆されており[85]，遠藤ら[71]の分析では，前方病変によるブローカ失語例では呼吸運動（咳ばらい，吹く，あくび）で発声（声が漏れる）が生じてしまう誤反応が，後方病変による健忘失語例やウェルニッケ失語例では錯行為（摂食関連動作の誤反応）が有意に多いとされている．発話と関連した非言語的運動で「声の漏出」が多くみられるブローカ失語・BFA 合併例の場合は，呼吸に関連した非言語的な随意運動が効果的に自発できなくなっており，呼吸を随意的に制御する機構をもつもう一つの情報処理系である構音系のシス

テムを利用して行為を実行しようとするために目標とする行為とは異なる「声の漏出」が生じてしまう誤反応であり，他方，流暢型の失語は構音の障害がないのでBFA合併例であっても「声の漏出」ではなく，要素的動作（噛む，飲み込む）の誤反応（錯行為）が優先して出現すると想定される．遠藤らの仮説が正しければ，BFAがそれほど単純な障害ではなく，発話障害との接点をもつ複雑さを備えた構造であるとの推察も可能であろう．

交叉性純粋語唖では7例中1例のみがBFAを呈しており[56]，出現率では交叉性失語とほぼ同等（14.3%）である．この1例は，一時的ではあるが感情の表出に伴う表情筋の動きは問題ないのに，口すぼめ，舌の突き出し，舌打ち，口笛などの動作が口頭指示・模倣ともに困難であり，25病日までそれらが継続したが，これは視点を変えれば右半球の限局病変でBFAが出現した稀な症例という見方もできる．著者らは，純粋語唖を一側性病変によるAOS（anterior operculum syndrome，前頭弁蓋症候群．随意的な顔面・咽頭・舌・咬筋のコントロール異常，反射的，自動的な運動は可能）の一型と考えているが，発病初期にみられた顕著なBFAと構音の障害との関連性を否定してはいない．当該症例は言語に関して右半球優位（左利きの家族性素因あり）であると推測されており，さらに，言語機能と同様，運動機能も交叉しているために，それを支配する領域を含む病変によって純粋語唖とBFAが生じたのでないかという解釈も可能である．

Kreindlerの「半球優位性の分配」説[86]によれば，運動（行為），言語，視空間などの機能が，それぞれ偶然に左右の半球に側性化される可能性があるという．右利き・左利きでは分配のパターンが鏡像的になるが，右利きでは，言語，運動が左半球，視空間機能が右半球優位というパターンがもっとも普遍的であり，これは，失語，観念運動失行などが左半球病変によって，左半側空間無視が右半球病変によって生じやすいという事実から理解できる．左利きでは，言語，運動は右半球，視空間は左半球というパターンが想定されるが，これが左利き素因のある前述の症例に該当すると考えられる．

3. 発語失行

以前から疑問に感じていたことだが，神経心理学の専門書，あるいは失語症をテーマとした図書であっても発語失行に関する記述がほとんどない，あるいは1～2行の記述しかないような扱いで終っているものがあるのはなぜであろうか．そうした状況がある一方で，症候概念，解剖学的基盤，音響学的，電気生理学的手法による症状分析，検査・評価法，治療指針，具体的治療技法などさまざまな内容が網羅された著書や翻訳書が出版されており，広く言語臨床の場で活用されている現実がある．従来より，臨床的には非流暢型失語と合併した形で出現し，病巣の大小，広がりの様相の違いによって『発語失行主体型』と『ブローカ型』に分けられたり[87]，『純粋型』は非常に稀な存在だとしても，発話の非流暢性を主演する"発語失行"自体は共通語となっているはずであった．しかし，今回，純粋語唖や発語失行について

の臨床家の学会抄録や論文などに触れてみて，実にさまざまな立場に立った見解があることを再認識させられた．多様な類縁用語がある中で，たとえば，純粋語唖と発語失行を対比させてみると，言語モダリティーの中で発話の障害が顕著な病態を指す場合は純粋語唖が用いられ，非流暢な発話の障害（音の置換，歪み，プロソディー障害など）を総称するような場合は発語失行が用いられることが多い．また，音素実現の際の多彩な構音の誤りを発語失行とみなし，実現可能な音素のレパートリーが極端に少ない病態を純粋語唖とするというような便宜的な使い分けもみられており，両者の関係は時と場合によっては同義であったり，別の症候であったりすることがある．

本章の冒頭でも触れたが，米国の言語病理学界では neuromotor speech disorder in aphasia をもって従来の発語失行を表示し，当該障害を motor speech disorders というカテゴリーに位置づける立場があるが，一方で，依然として発語失行の症候学的独立性に異議を唱える言語病理学者が存在することも事実であり，「発語失行は，言語病理学者のある1つのグループの間でのみ通用する用語」と手厳しいコメントもある．国内でも，最近，motor speech disorders と Dysarthria との間の定義上の，あるいは用語法上の問題点の指摘[88]や関連障害の細分類の提案[89,90]がなされているが，新たにこの領域を勉強しょうとする学生や言語臨床の他領域の人々，あるいは現にこの領域に従事している者でも当惑しがちな事態を解消してくれる包括的な議論の展開が望まれる．

3.1. 発語失行の障害特徴

発語失行が新たな症候概念として言語臨床の場に登場して30余年が経過し，その間に数多くの研究成果，臨床実績が蓄積され，当該症候に関する知見は非常に豊かになったが，他方で，修正を迫られるような項目が含まれていることを指摘する意見が輩出している．たとえば，発語失行の構音の誤りの中で，初期の観察では比較的少ないとされていた音の歪みがかなりの頻度でみられること，あるいは他の音への置換であるとされた事象が実は歪みの極端な例であると考えられること[91]，母音の誤りが特に目立つ症例[92,93]，さらに，"自動的発話と意図的発話の乖離"が純粋型あるいは重度発語失行では認め難いことから，これを発語失行全体の特徴とするのは不合理だとする指摘もある．確かに，中～軽度レベルの発語失行例にはそうした乖離が認められるであろうが，いかなる発話も不可能な重度発語失行例には適さないことであり，こうした点に関する修正はすでに言語病理学者の間で行われており，後述の Mayo Clinic の Duffy[10]の著書にはそれらに関する事項が記述されている．

発語失行の臨床特徴に関する研究の進展は，たとえば，従来の聴覚印象による構音の誤りの分析研究に加えて，音響学的手法による精密な発話の分析，さまざまな機器を用いた構音器官の動態観測，電気生理学的観測などの分野で顕著であり，発語失行の障害像の研究は着実に歩を進めている感がある．発語失行に関する Duffy の概括（表6）を見てみよう．定義，etiology，発話の特徴，症候学的位置づけ（失語ではなく，発話の運動面の障害）などは従前

表6 発語失行の概要（Duffy[10]を改変）

1. 発語失行は，発話を意図的に産生するための発声・発語筋群の構えや運動の順序に関する感覚・運動的な指令をプログラムする能力が障害されたために起こる運動障害性発話障害（motor speech disorder）の1つである．明らかな発語筋群の筋力低下，神経・筋系の運動障害はみられず，思考・言語の障害を認めない．
2. 左（優位）半球損傷に起因する独立した言語病理学的症候であり，その出現率は運動障害性発話障害全体の9.0%であり，失調性構音障害（13.3%），弛緩性構音障害（9.6%），痙性構音障害（9.4%）に次いでいる．
3. 発語失行は左半球損傷による運動・感覚系の障害と合併することがあり，時には神経病理学的疾患の唯一の徴候として出現することがある．肢節運動失行を合併する場合が多い．
4. 原因疾患としては脳血管障害が約半数を占めるが，脳腫瘍，脳外傷でも生じる．中枢神経系の変性疾患（非特異的変性疾患が多い）が全体の16%を占めることに注目．
5. 発語失行が言語障害なのか運動障害性発話障害なのかという論争があるが，現時点では，知覚的，音響学的，生理学的知見に依拠すれば，やはり後者に属するものと考えられる．発語失行の下位グループが存在するかどうかは断言できない．
6. 発語失行と一側性上位運動ニューロン障害性構音障害（unilateral UMN dysarthria）や痙性構音障害が合併する場合がある．口部顔面失行，口腔内の感覚障害もみられるが，発語失行の発現に直接関与するものではない．
7. 失語症を合併しない症例の聴覚処理系は正常に近い能力が保たれている．
8. 発話の異常は，構音，発話速度，プロソディー，流暢性など多岐にわたるが，試行錯誤的な音の探索，プロソディー障害，発話開始困難，構音の非一貫性などが発語失行の発話の障害を特徴づける要素である．重度例では，軽度例の発話障害の様相とは異なり，構音できる音のレパートリーが非常に制限されており，意図的発話と自動的発話の間の乖離現象は認められないことが多い．発話時においては一定した誤りパターンを示すことがある．

注：UMN：upper motor neuron
障害名の訳語は西尾[88]，小島[89]を参考にした．数値はMayo Clinicの言語病理学部門のデータ（1987-1990）より．

と大差ないが，興味深いのは重度発語失行の臨床特徴の記述と，発語失行がある種の神経病理学的疾患の「唯一の初期徴候」として出現する，あるいは長年にわたって失語と独立して症状が進行する病態を重視している点である．前者の場合は，発語失行の特徴とされた音素の選択の誤りと自動的発話・意図的発話の乖離の2点についての部分的修正が包含されており，後者の場合は，見方によれば，これまで常にブローカ失語との共存を強いられてきたために弱められていた発語失行の症候学的独立性をアピールするための提言と受けとることもできる．Duffy[10]の記述を参考に，いくつかの項目について検討する．

1) 失語を伴わない発語失行（純粋型）の出現頻度

発語失行が単独で出現するのは稀であり，ほとんどがブローカ失語と合併しているといわれるが，稀に出現する純粋型の出現頻度はどの程度であろうか．Wertz[94]は，発語失行，失語，運動障害性構音障害の3つの障害の合併の様相を検討した結果，最も多いのは「発語失行＋失語」タイプ（約70%）で，「発語失行＋失語＋構音障害」タイプと「発語失行のみ」が10%強でほぼ同等，「発語失行＋構音障害」タイプがもっとも少なかったと報告している．非常に稀とはいっても，なんらかの発話障害を呈した患者の約10%は「失語を伴わない発語失

行」例である．Mayo Clinic における motor speech disorders 患者全体に占める発語失行の出現率は9.0%であり，別の資料では，発語失行を主症状（primary diagnosis）とする107例のうち，失語症を合併していたのは78%であった（筆者註：残りの22%が発語失行純粋型の正確な出現率ではない．失語を主症状とし，発語失行を二次症状とする患者を加えた総数が母数になれば，その比率は22%以下に下がってしまうからであるが，それにしても失語を伴わない発語失行の出現率が極端に低い数値とはいえない）．

2) 重度発語失行の臨床特徴

言語臨床に関する成書で「重度発語失行」に関する記述を目にすることは少なく，文献検索においても同様であるが，最近，多数の重度例の症状観察から抽出された示唆に富む「重度発語失行の臨床特徴」が総括されている（表7）．重度発語失行の臨床特徴について系統だった検索がなされなかった理由は，重度発語失行患者の大半が同時に重度失語を合併しているからであるが，失語が重度であれば発語失行自体の研究が困難であるのは当然である．臨床の場では重度例の出現頻度は軽度例，特に純粋型よりもかなり高く，しかも重度発語失行の発話特徴が軽度例のそれとは質的に異なる側面があることに留意すべきである．Duffy によれば，重度例と軽度例の発話特徴の中で最も顕著な相違点は構音の誤りパターンの様相であり，前者の場合は誤りのパターンが極端に少ないということであるが，これは構音の誤りパターンの多様性こそが発語失行の証であるとする伝統的な定義に抵触するものである．従来，あまり指摘されなかった事象であるが，彼は構音可能な音素のレパートリーが限られている患者の自動的発話の様相を例にあげて，たとえば，1から5まで数えるときに "dun (one), do (two), dee (three), daw (four), digh (five)" と数え，"Happy birthday to you" を "hatte turtee too too" と歌うような例では，自動的発話が意図的発話より良好とはいえないと指摘し，これを重度発語失行の特徴に加えている．さらに，最重度の発語失行は発話不能（無言状態）となるが，病巣がブローカ野に限局されている純粋発語失行の場合は，無言，あるいは発声失行（apraxia of phonation）は発症初期の一過性の症状であり，数日内に回復することが多く，1週間以上無言状態が続く場合は発語失行以外の障害の存在を想定すべきである

表7 重度発語失行の臨床特徴（Duffy[10]）

1. 構音可能な語音のレパートリーの減少
2. いくつかの有意味語の表出と了解困難な口頭表現
3. 単音の模倣で誤ることが多く，その誤りパターンが限られている
4. 誤りはほとんど推測可能
5. 自動的発話が意図的発話より良好であるとは限らない
6. 注意深く刺激が選択されていれば，誤反応であっても目標に接近できる
7. 初期は無言状態になるが，発語失行以外の言語障害，認知機能障害がなければ1～2週間以上持続することはない
8. 通常は重度失語を合併するが，時には単独で発症することがある
9. 口部顔面失行を伴うことが多い

と述べている.

3) 発語失行と失語症の鑑別

　発語失行の提唱者である Darley の失語の定義によれば，①失語は発話（speech）の問題ではなく，②言語（language）のみの問題であり，③言語モダリティーの制約はないとされるが，これに従えば，現象的には両者の鑑別は可能である．発語失行は①の発話の問題であり，失語症は②，③に関する問題ということになるが，ここでふたたび Duffy の考えに話を戻そう．彼は，失語と発語失行の鑑別が非常に難しい理由として，それらの2つの障害の原因疾患（主として脳血管障害）の特性，責任病巣などが非常に類似していること，タイプによって発語失行を伴わない失語が存在するが，失語を伴わない発語失行は稀であること，さらに，両者が示す音の誤りの質的相違の鑑別が困難であること（言語学的レベルの構音の誤りと音素実現のための運動の企図障害による誤りとの鑑別）などをあげているが，両者の鑑別のポイントがないわけではない．Duffy のあげる失語と発語失行の鑑別のポイントをみてみよう.

1. 発語失行純粋型では，聴覚理解，聴覚把持，聴覚知覚，読解，書字能力は保たれる．失語が合併していれば，発話の障害のみならず上記の能力がなんらかの影響を受ける．
2. 失語症状が前景に出ていると発語失行の症状が隠されてしまい，発話特徴から発語失行と診断すべき資料が得られないことが多いが，発語失行が重度であっても，それで失語症状が隠蔽されることはない．無言状態に陥っている重度例の場合でも，仮に，発語失行以外の言語障害を合併していれば，注意深く他の言語モダリティーを評価することによってそれを特定することができる．
3. 発語失行と失語が合併している場合は，発語失行が重度になるほど言語表出面の得点プロフィールが他の言語モダリティーに比べて不釣り合いに悪くなる．
4. 口部顔面失行は発語失行とも発語失行のない失語とも合併するが，発語失行と合併する率が高い．
5. 一側性上位運動ニューロン障害性構音障害（unilateral upper motor neuron dysarthria, UUMN）は，発語失行純粋型あるいは失語を伴う発語失行と合併しやすいが，発語失行を伴わない失語とは合併しにくい傾向がある．
6. 発語失行は前頭葉下部，島葉の損傷で重度化する．
7. ウェルニッケ失語や伝導失語と発語失行との違いについては，プロソディー障害の有無，産生された語音の歪み（distortion）の度合い，目標語への接近の度合い，誤りやすい音の語内の位置関係（語頭，語中，語尾）に留意する．
8. 訓練・治療法の違い．両者に対する発話の促通法はそれぞれ別個のものである．

　音の誤りについての鑑別ポイントは Wertz, LaPointe, Rosenbek らの業績を参考にしているが，5の一側性上位運動ニューロン障害性構音障害は国内の言語臨床の場ではあまりなじみの無い障害名であろう．Duffy らはこの障害を motor speech disorders の一型とみなしており，失語や発語失行と同様，原因疾患の多くが脳血管障害であり，その障害特徴は不明瞭

な発音と不規則に生じる構音の崩れ，発話速度の低下などである．Duffyによれば，この障害も発語失行と同様，ある種の神経疾患の初発徴候，あるいは主症状である可能性がある．

4） 音響分析による発語失行の発話分析

「音響分析は，タイミングや順序が障害されるような言語障害の研究に有益であり，その一例が発語失行である」[96]が，言語治療の領域で音響分析の対象となるのは音韻スペクトルの性質，時間的特性，音声のピッチパターンなどである（表8）．これまでに明らかにされた発語失行の音響学的特徴は，①持続時間の伸長と変動，②不適切な箇所での休止，③不自然なフォルマント遷移，④口腔内圧の変動，⑤VOTの異常，⑥構音結合の乱れなど[91]である．分析方法は主としてサウンドスペクトグラムが用いられるが，上記の①～⑥の中のいくつかの項目について，Kent and Rosenbek[97]を参考に図示してみる．発話の持続時間の延長では音節数の少ない単語でも健常者の2倍，"responsibility"のような多音節語になると4倍以上の時間を要することが示されている（図2a，b）．また，"shush"の発語の分析では，最初の摩擦成分は無声成分であるはずだが完全には無声ではなく，広帯域（WB）でも狭帯域（NB）でも摩擦成分が終る前に声帯振動（有声化）が開始されており，それらはWBでは円内のボイスバーによって，NBでは同じく円内の倍音パターンの存在によって明示されている（図2c，d）．これらの結果は，発語失行例の発声と構音のタイミングがずれていることを示すものであり，Kentらは，発語失行例の発話の誤りは音声学的レベルの障害（発音運動の協調障害）であり，音素論的な誤りではないことを早くから主張している．VOTでは，"dad"の語頭の[d]の先行声帯振動区分が延長されていることが明らかであり，4例のなかではd例が他に比べて特に顕著であり，こうした特徴は脳性麻痺の発話特徴に類似する[98]とされる．

国内においても音響分析的アプローチによる報告が年々増加しており，従来の聴覚印象による分析では不明であった構音時の異常現象が検証されている（表9）．たとえば，発語失行例の音読時の有声音と無声音の比率の変動が運動障害性構音障害例のそれに比べて明らかに高いことが判明したが，これは発語失行例の喉頭レベルでの有声音と無声音の出し分けに関するタイミング制御機構の破綻を示唆する事象[99]であり，無声子音の閉鎖区間の延長化と変

表8　音響分析の対象項目（廣瀬[95]）

1. 音韻スペクトルの性質
   - 母音フォルマントの分布
   - 子音成分の性質（遷移部の性質を含む）
2. 音韻の時間的性質
   - 各音韻の持続時間
   - ポーズ
   - 母音・子音の時間比
3. 音声のピッチパターン
   - F0の平均値
   - F0の変動状態

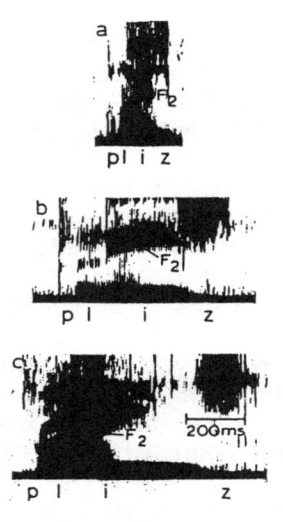

a. "please"のスペクトログラム
a）健常者．b），c）は発語失行者．健常者に比べて持続時間が明らかに長い．

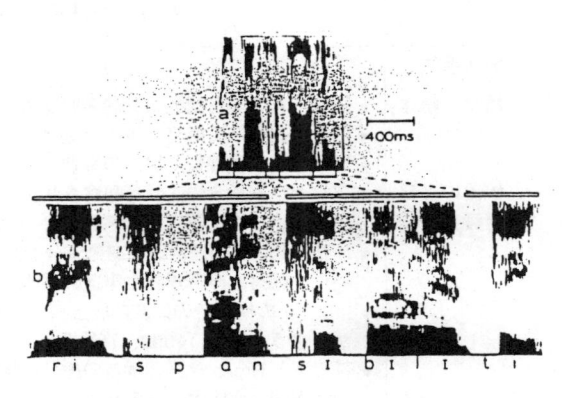

b. "responsibility"のスペクトログラム
a）健常者．b）発語失行者．多音節語になるとさらに顕著になり，健常者の約4倍の所要時間が費やされていることがわかる．

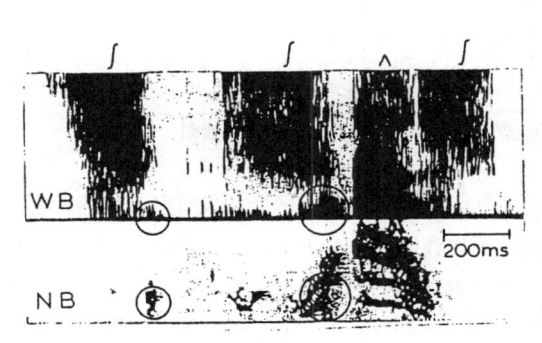

c. "shush"のサウンドスペクトログラム
WB：広帯域（300Hz）．NB：狭帯域（45Hz）．両帯域で，最初の摩擦区間に短い有声区間（円内の部分）が示されている．

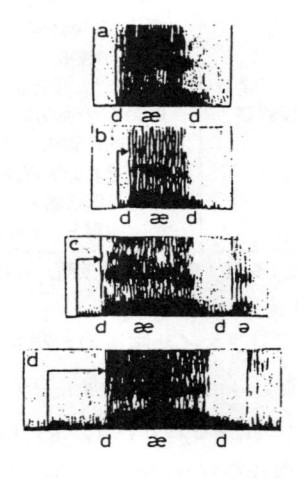

d. [d]のVOTの変動の測定．VOT区間は垂直線と矢印で示されている．a）健常者．b）〜d）発語失行者．

図2　発語失行例の音響分析（Kent and Rosenbek[97]）

表 9 発語失行の障害特徴分析

分析手法	結果
観察・聴覚	・構音器官の非言語的系列的運動障害と構音の障害との関連性（遠藤，1987，失語） ・口唇の運動と口唇音，舌の運動と舌が関連する音との間の相関（越部，1988，失語） ・諸器官の反復練習，構音の練習いずれかの訓練で両者が向上（越部，1989，失語）
機器による 音響分析	・アクセント指令の遅れが観察され，発声器官による基本周波数制御が構音運動と協調していない．構音器官と発声器官との協調障害（正木ら，1988，音言医） ・声帯運動（高周波数域に有効成分なし），声道の共鳴異常（4 kHz 以上になると出現しない）を観察．声帯運動と声道の共鳴の不的確さ（浜田，1993，失語） ・[b]，[g] の構音時の口腔内圧上昇が不規則．上昇に前後して声帯振動が停止，無声区間ができる（今泉，1992，音言医） ・純粋型と Broca 失語の構音の誤りは類似，仮性球麻痺とは異なる．VOT, F2 では，個々の症例間，症例内で一定せず．協調障害に類似（東山，1992，失語） ・音読時の有声音と無声音の比率の変動の幅が dysarthria よりも高く，有声音と無声音の弁別において浮動性が大きい．喉頭レベルでの有声音と無声音の出し分けに関するタイミング制御機構の異常（神山ら，1997，音言医） ・無声破裂音の後続母音の F1, F2 と無声破裂音の閉鎖区間を測定し，各母音の平面分布の様相から音響レベルにおける置換や歪みの高頻度の出現と，無声子音の閉鎖区間の延長化と変動がみられた．後者は，非一貫性，プロソディー障害の一因と考えられた（市原ら，1998，音言医）
機器による 動態観察	・口唇，舌，口蓋帆の動きと他の構音器官との協調運動の観察では，[n] の区間で口蓋帆の動きが他の構音器官の動きと協調しない（Itoh ら[102]，笹沼ら[103]） ・聴覚的に省略，歪み，置換，正常と評価された語を X 線マイクロビームで観察すると，それぞれの構音運動パターン異常は類似している．聴覚印象に相違が生じるのは，発声や他の構音器官の運動とのタイミングのズレの影響や音環境によって多様に聞こえるため（紺野ら，1988，神心）

注：失語：失語症学会演題，音言医：音声言語医学会演題，神心：神経心理学会演題

動はプロソディー障害の一側面を示するものである[100]．また，純粋発語失行例の発話所要時間，語頭子音の最大音圧，基本周波数の変動などの観測から発声・発語諸器官の協調運動障害[101]が指摘されており，最近の傾向として，構音器官の間の協調運動障害だけでなく発声器官と構音器官との間にも協調運動障害が生じていることを示唆する報告が多い．

5) 発語失行の発声・発語器官の動態観測

発語失行例の発話の音響特徴やプロソディー障害の特徴（発話速度の低下，抑揚の制限・変動，発話リズムの乱れなど）は音響分析機器によって図式化され，精度の高い分析が可能となっているが，発語失行例が発した発話それ自体は発話運動によって生み出された結果であり，いかに最新の分析機器を用いたとしても，構音の実態をすべて把握できるわけではない．多くの臨床家が指摘するように，発語失行が文字通り motor speech disorder であるなら，発話の異常を生み出す発声・発語器官の運動面の障害自体を観測する必要がある．こうした観点から，Itoh ら[102]，紺野ら[104]は，純粋発語失行あるいは純粋語唖とされた症例に対して X 線マイクロビームを用いて直接，構音諸器官の動態を観測し，その結果，聴覚印象による分析では音の置換，歪みとそれぞれ異なる評価が得られた事象が，いずれも軟口蓋と舌運動のずれという同じ動態異常によって引き起こされていることを明らかにした．また，発

話をリアルタイムで観測できるファイバースコープによる口蓋帆の動態観察では，選択された音素の実現レベルで障害が発生することを示唆するような運動の障害が観察され，エレクトロパラトグラフによる口蓋と舌の接触状態の観測では構音時のタイミング制御の誤作動が想定されるような観測結果が得られている[105]．

1970年代に実用化されたX線マイクロビーム方式による構音器官の動的観測によって，従来では得難い基礎的，臨床的資料が得られたが，微量ながらも被爆の問題は無視できないものであり，同時に経費の面で維持，管理が困難となり，1990年代に入って，その臨床的応用がさらに困難となっているようである．その打開策として運動障害性構音障害の領域では新たにマグネトメーターによる動態解析が注目されており，基礎的研究，臨床面での応用が試みられている[95]．発語失行の動態観測，訓練への応用においても，安全性が高く，身体面への侵襲がないような信頼性の高い運動解析システムの開発が望まれる．

3.2. 純粋発語失行の臨床特徴

発語失行をめぐる議論の一つに，"失語とも構音障害とも区別される一つの独立した発話障害"であるにもかかわらずその純粋型が稀であるというジレンマに阻まれ，研究対象の多くが失語を合併していること，あるいは最初からブローカ失語例を対象としてきたことに関する是非論がある．具体的にいえば，発語失行に関する症候学的特徴の多くが非流暢な失語例から抽出された事象であり，たとえば，これまで発語失行の構音の誤りの特徴とされてきた「構音の非一貫性」は，同時に失語症者が示す反応特徴（浮動性）の一つでもあり，「誤りは置換がもっとも多く，弁別素性の1つまたは2つの誤りで目標音に近い誤りがほとんどである」というのは，本来，言語学的レベルの分析結果であり，それが発語失行の症候学にとってどのような意味があるのか，といった指摘が含まれる[68]．諸家の標的となった「失語を合併する発語失行例の症状観察の弊害」を回避するためには純粋発語失行例の発掘が必要となるが，Mayo学派と呼ばれる言語臨床家の間ではこうした議論は実用的ではないとみなして関心を払わない傾向があるのか，"純粋発語失行"例を対象とする報告はあまり見当たらない．筆者の知る範囲では，発語失行の聴覚処理機能（メタ言語的知覚機能を含む）の解析のために4例の「失語を伴わない発語失行例」が対象となり，失語群や発語失行＋失語群，健常群と比較されたSquare-Storerらの実験報告[106]，発話面ではSquareら[107]のpure apraxic speakerの報告，最近ではSamuelら[108]の「失語を伴わない発語失行例」と伝導失語のspeech timingに関する報告，Liss[109]の純粋発語失行4例の誤りの修正に関する報告などが散見されるが，依然として失語を合併している症例を対象としている[110-112]ことが多い．前述のMayo Clinicのデータでは「失語を伴わない発語失行例」が相応の出現率を占めており，これらの症例が純粋発語失行に該当するのであれば研究対象には事欠かないはずである．"発語失行懐疑論"に呼応して，さらに臨床的知見が蓄積されることを望みたい．

1) 純粋発語失行の責任病巣

　国内の学会において演題名に「純粋発語失行」という用語が用いられている，あるいは題名に同様の表現が用いられている論文，さらに，臨床像からみて「純粋型」に近いと判断された15例の臨床特徴を概括した（表10）．純粋語唖に比べればやや共通性に乏しい感があるが，①比較的多いのは前頭葉後下部周辺の限局病変（左中心前回下部とその周辺の皮質・皮質下），②多発性梗塞，頭頂葉，前頭〜側頭葉皮質・皮質下，皮質下主病変など，③シルビウス裂開大，脳溝拡大，前頭〜頭頂葉の萎縮（2例）などがあげられる．③は Meslam 型緩徐進行性失語（PPA）として注目されている病態の画像診断で重視されている「シルビウス裂の開大と脳組織（前頭〜側頭葉）の萎縮」[116]に共通する脳病変に起因する発語失行例であるが，演者らは特に PPA として報告しているわけではなく，1例は「純粋型」に近い重度発語失行例の6年に及ぶ長期観察，他の1例は広範病変による重度発語失行例の臨床特徴（構音の誤りの特徴として，母音，第2音節以下の音に誤りが多い）を論旨としている．最近，国内においても PPA の報告が続いておりその症候学的特徴が明らかにされつつあるが，大脳の高次機能の一つが単独で障害され，その状態が長期間継続，増悪しながら痴呆症に至る病態の場合，初発症状が失語や発語失行，運動障害性構音障害などの言語表出面に関する障害に限られたものではなく，時には失行や視覚失認などが緩徐進行性疾患の初発症状となりうること[16]が指摘されている．

　本項の対象例の多くが純粋発語失行とみなされる共通の障害像を呈しているのにもかかわらず，病変部位に関してやや共通性に欠けるのはなぜであろうか．逆に，純粋語唖の場合はなぜ「優位半球前頭葉後下部周辺領域」に病変が集中したのであろうか．あくまで仮定であるが，純粋語唖に関する論旨の多くが責任病巣をめぐるものであり，前提として，中心前回下部病変をもつ症例が対象となり，一方で，純粋発語失行の場合は発話の症状分析やその経過などに主眼が置かれており，病巣に関して前提はない．それゆえ，両者の対象の選択に際して，ある種のバイアスがかかってしまうのではないかと思われる．純粋語唖や発語失行に関する臨床家自身のイメージに幅があり，明確な臨床像が確立されていない現状では無理のないことではあるが，純粋語唖であれ，純粋発語失行であれ，「発話に限定された障害」の純粋型の的確な症状観察と病巣同定の臨床的意義は大きなものである．

　国外における前述の対象例[108,109]（計9例）の病変部位は多様であり，左前頭葉下部限局病変はむしろ少数派である．既述の「失語を伴わない発語失行」5例は従来より指摘されている領域に相同している（3例は中心前回下部が共通領域であるが，1例は下頭頂小葉〜上側頭回，1例は下前頭回後部〜島，1例は下前頭回後部に及んでいる．残りの2例は大脳基底核，島の損傷例）が，Liss らの4例[109]は側頭葉〜頭頂葉領域が主な病変部位であり，4例のうち2例は中心後回〜縁上回に及び，うち1例はウェルニッケ野に達している．残りの2例は中心前回が含まれるが，ともに中心後回や縁上回にも損傷が及んでいる．国内では中澤の発語失行例[117]の損傷部位が中心後回，縁上回，角回に及んでおり，少数ながらも後部言語野を含

第 2 章 失語類縁の発話障害とその対応 71

表 10 純粋発語失行の概要

症例（発表年）	損傷部位	随伴症状 FP	随伴症状 BFA	言語症状 発話の状態	言語症状 書字
藤村（1987）*	左頭頂葉小出血	?	?	15 病日まで不能，30 病日頃から複雑な文章表現可（音の歪み，置換）．1.4 年，構音の障害軽減，発話速度低下（プロソディー障害持続）	仮名錯書
鈴木（1993）	シルビウス裂開大，前頭〜頭頂葉の萎縮	―	―	発話不能（理解正常），8 ヵ月死亡時まで構音の障害持続．第 1 音より第 2 音以下が困難，母音の誤り，広範病変による AOS	動作拙劣，漢字想起困難
浮田（1999）*	左運動野下部白質	―	○	［ア〜］のみ発声，筆談可能．26 病日までに非流暢な発話可となる．以後，超分節音の誤り（引き伸ばし）顕著．AOS の中核にプロソディー障害	ほぼ正常
新居（1991）*	左中心回皮質・皮質下の限局病変	○	○	［ア，ウ］のみ可．90 病日子音不明瞭，聴取困難．BFA 持続，構音の障害と関連か	書字で意思表示
小園（1994）	シルビウス裂，脳溝拡大，前頭弁蓋部萎縮，前頭葉内側面	○	○	初期発話不能，10 病日文レベルの発話可能．1 音ずつ区切る．歪み，置換持続．構音時の声帯振動の timing のズレ，構音点，呼気遅れ	初期軽度，新聞投稿，手記出版
広瀬（1995）*	左中心前回下部皮質皮質下（尾状核の一部を含む）	―	―	17 病日 Broca 失語，以後回復，構音，プロソディー障害持続（リズム，アクセント，イントネーション）．構音の障害代償のため二次的にプロソディー障害出現	初期軽度，90 病日消失
上原（1997）*	中心前回最下部から中心後回皮質・下	―	○	会話不能となるが数日で回復．音・音節の引き伸ばし，繰り返し，速度低下．初期より構音の障害軽度，プロソディー障害中心	早期回復
中澤（1991）*	脳室・脳溝拡大，中心後回〜縁上回〜角回，皮質下	―	○	90 病日に評価．自発話困難，その後改善とともに非流暢性顕著．構音の誤りは浮動的から目標音へ指向する．非一貫性の誤反応の軽減は AOS の改善の一指標となる	軽度仮名錯書．筆談可．発話改善と書字改善
谷（1994）*	左前頭，両側頭頂葉に多発梗塞	―	―	WAB で失語なし．音節復唱で音の探索顕著．緊張するとプロソディー障害増悪（自習時と比較）	正常
市原（1998）*	左中心前回下部を含む前頭弁蓋	―	―	発話困難となり，その後構音の障害，プロソディー障害．音響分析：無声破裂音後続各母音の F1–F2 平面分布で信頼区間の拡大，無声破裂音の閉鎖区間変動・延長が一因であろう	正常

表 10 純粋発語失行の概要（続き）

症例（発行年）	損傷部位	随伴症状		言語症状	
		FP	BFA	発話の状態	書字
重野[113]* 精神医学	第 2, 第 3 前頭回の脚部の皮質・皮質下	○	—	理解正常．喚語困難ないが近似音へ置換あり．自発話は幼児が話すような，たどたどしい非流暢な話し方．誤りに一貫性がなく，自発話，音読，復唱で変わらず．プロソディー障害残存	書字正常，仮名の錯書なし
田上[114]* 聴能言語	前頭葉〜側頭葉の皮質・皮質下限局	—	—	19 病日，「はい，あの，ちょっと待って下さい」などは流暢，命題的発話になると，喚語困難顕著．筆談に頼る．非一貫的誤り，探索行動，プロソディー障害残存するも発話可となる	仮名文字のご く軽微な錯書，改善
河内[3]* 東大人文	尾状核頭部，内包前脚，レンズ核前部，下前頭回弁蓋，中心前回中・下部白質	—	—	発病 1 週間無声状態，30 病日頃発音可．発症 7 ヵ月後評価，構音の誤り（子音の置換）とプロソディー障害（速度低下，抑揚欠如）類吃．長期経過，非流暢な成分持続，音韻論的誤りなし	書字動作遅いが正確．長期では漢字困難
吉野[115]* 聴能言語	中前頭回後部中心，中心前回中・下部	—	±	1 ヵ月発話不能（母音復唱不可），その後次第に改善．発症 13 ヵ月で復職．音韻変化，発話開始遅れ，速度低下，探索等．発話のアクセントパタン，イントネーション正常．長期：分節音引き伸ばし	誤字あるが手紙書ける．
待井[101]* 失語症研究	両側基底核，側脳室体部周辺に多発性の小梗塞巣	—	○	初期軽度ブローカ失語，回復．発話速度低下，抑揚異常，歪み，引き伸ばし持続．発声と構音との timing のズレ，協調運動障害の要因	筆談ほぼ可．仮名錯書は後に消失

注：○印：該当，—印：該当せず（なし），FP：中枢性顔面麻痺，BFA：口部顔面失行
±：疑い（部分的）
＊：純粋型に近いとされる症例（前半の 8 題は学会発表，重野以下の 5 例は論文発表）

む損傷による純粋発語失行例が存在することを示唆している．

Basso ら[118]は，CT 所見により病変部位が推定された失語症者 207 例について，特に古典論的な解釈が困難な例を "exceptions"（非典型例）として概括しているが，それらの中に大脳半球後方病変による「非流暢型失語」6 例が含まれており，画像所見ではウェルニッケ野と下頭頂小葉を同時に，あるいはそのいずれかを含む後方領域の損傷が確認されている．ブローカ野と中心前回下部は含まれていないが，発話は非流暢で断片的であり，ブローカ失語（4 例）あるいは全失語（2 例）と評価され，音声学的解体，BFA を呈する症例も含まれている．Basso らは，これらの exceptions の発現機序を完全に説明することは困難だが，脳内の言語システムの個人的差異（interindividual variability）によってある程度は説明できるのではないかと述べている．後方領域を主要病巣とする純粋発語失行も exceptions であるとみなしうるが，純粋例の報告が増えるにつれて顕著になる症例間の病変部位の不均質性を脳内の

言語システムの個人差のみで説明することは困難であり，さらなる症例の蓄積と論議が求められる．

2) 純粋（重度）発語失行の臨床特徴

純粋発語失行の第一条件は失語を合併していないという点であるが，経過によっていくつかのタイプに分かれる．1つは，発症当初は発話不能，その後次第に発話が可能となるが非流暢な発話が持続するタイプで，報告例の多くがこのタイプである．少数例として，当初は軽度のブローカ失語を呈するが，経過とともに失語症状が消失ないしは痕跡を留める程度に回復し，非流暢な発話特徴のみ残存するタイプ，あるいは発症当初から非流暢な発話のみ露呈しているタイプ（軽度純粋発語失行）などがある．国内での純粋発語失行例（表10）の場合，発話不能（非常に困難）の持続期間は比較的短期間であり，Duffyが指摘する1～2週間以内よりは長いが，大半の症例が1ヵ月以内に発話が可能となっている．初期の発話不能からの回復の機序については詳しい考察はなされていないが，これらの症例の多くは左中心前回皮質・皮質下を中心とする病変であり，周辺領域の役割交代，あるいは対側対称領域による機能代償によって非流暢ではあるが発話自体は可能となるのであろうか．

純粋発語失行例の多くは構音の障害自体は比較的早期に改善し，少なくとも口頭での意思表示は可能となるが，発話速度の低下，音・音節の不自然な引き伸ばし，抑揚異常などのプロソディー障害が残存する．こうした結果から，発語失行の中核症状はプロソディー障害であると指摘する報告も多い．発語失行のプロソディー障害についてのDealら[119]の見解は「構音の困難さの代償」であるが，その通りであれば，構音の障害が次第に軽減していくにつれてプロソディー障害も同時的に軽減するはずである．しかし，実際には両者が連動して改善していく症例は少なく，結果的にはプロソディー障害が顕在化し，それが発話全体の印象を形成する傾向が強い．もちろん，両者が相補的関係にあることは否定できないが，それらの障害機序あるいは改善のプロセスは別個のものであることを示唆しているのではないだろうか．また，本項の対象例の中に発症初期から構音面の障害は軽度でプロソディー障害が強く前面に出ている症例が存在するが，逆に，プロソディー障害が早期に改善し，音の置換や歪みなどの構音の障害が後続するような病態を呈した例は見当たらない．浮田[120]は失語症状は目立たず，発話が流暢であるにもかかわらず音調（tone）とイントネーションの異常が顕著なプロソディー障害例（左半球損傷）を，石川ら[121]は発語失行を伴わない失語で発話速度とピッチの異常を主症状とするプロソディー障害例を報告しているが，こうした症例が存在すること自体，構音の障害とプロソディー障害が独立して障害される可能性があることを示唆するものである．

「韻律的特徴（プロソディー）は生理学的にはもっぱら喉頭の調節に依存しており，音響的には主として音の高さや強さに依拠して伝達される」[122]が，純粋発語失行例の喉頭レベルの調節機能の異常は音響分析などにより確認されており，こうした事態が発語失行の発話特徴に深く関与しているものと考えられる．本項で抽出された純粋発語失行のプロソディー障

害の様相をまとめると，①発話速度の低下，②音節の引き伸ばし，③抑揚の異常，になるが，特に①を指摘する意見が多い．それでは，「発話速度が異常に感じられる」客観的尺度はあるのだろうか．話し方が遅い（bradylalia）と感じられるのは健常者の発話所要時間の平均値の140％以上を要したとき[123]という報告があり，長期にわたって顕著なプロソディー障害が継続した発語失行純粋型の発話速度（発症17年後）を計測した河内[3]の報告では，/pataka/の反復回数（5秒間）は健常者の54％，『北風と太陽』（227音節）の音読所要時間は健常者（平均50.2秒）の219％（110秒）であった．発話速度の低下をはじめとして，ピッチやイントネーションの異常などさまざまな要素からなるプロソディー障害の包括的な評価法の開発が待たれるが，「韻律的特徴は音声を文字から区別して，真に音声たらしめている特徴であるということができるが，語アクセントなどを除けば，本格的な研究はまだ十分に行なわれていない」（前川[124]），あるいは「各プロソディー特徴にみられる超分節の変化のパターンは言語によって多少異なるため言語ごとに論じられる必要があるが，日本語に関するプロソディー研究は著しく遅れている」（西尾[125]）のが現状であり，言語臨床領域への波及はさらに時間を要するであろう．

3.3. 発語失行の治療・訓練

　Rosenbek and Wertz は「発語失行の訓練は構音の障害に集中すべきであり，したがって失語症に対して適切である言語刺激や，聴覚的・視覚的処理のセラピーとは異なるものである」[126]と述べているが，実際には純粋発語失行例は非常に稀であり，通常，構音の障害のみを対象とすることは少ない．実際の訓練の場では「発語失行を合併しているブローカ失語」例の訓練が圧倒的に多いが，純粋発語失行例に遭遇する機会に恵まれれば発語失行本来の姿に触れることができるであろう．本項では純粋発語失行例に対する治療的アプローチに関する報告を参考として，発語失行の主たる治療目標である構音とプロソディーの障害に対するアプローチ法について検討する．

1）　純粋発語失行の構音の誤りの特徴

　"失語症を合併する発語失行例"を対象とした初期の研究で抽出された構音の特徴は，①音の置換が多く，次に付加が続く，②弁別素性が1つないし2つしか違わない近似した音への置換，③摩擦音や破擦音の誤りが多く，母音や破裂音は誤りが少ない（複雑な構音運動が要求される音ほど誤りやすい），などであるが，失語症を合併しない純粋型の場合はどうであろうか．聴覚印象などによる分析では，①摩擦音の破擦音への置換[3,93]，摩擦音の構音が困難[105,127]，②有声音の無声化[3,105,115]，③弾音の有声破裂音化[3]，弾音の構音困難[127]，④鼻音-非鼻音の混同[3,115]，⑤母音に誤りが多い[93]，⑥音の歪みが多い[7,115]，などがあげられており，"失語症を合併する発語失行例"の構音の誤りの特徴と共通する項目と，初期には比較的少ない誤りであるとされた項目（⑤，⑥）が含まれている．具体的には以下のような特徴が観察

されている.

1. /s/ が /ts/ へ変化することが多い.
2. [ba] が [pa] へ，[ga] が [ka] へ変化する誤りであるが，その逆は少ない.
   有声音が無声化するのは VOT が遅れるためであり，これは声帯振動のタイミング制御の誤りと解釈されるが，VOT が声門閉鎖筋などの動態を観測するものではないため，直接タイミングの遅れを証明するものではない[128].
3. [ra] の [da] への置換.
4. [ba] と [ma] の混同など.

純粋発語失行の構音訓練は上記のような特徴を踏まえて計画，実施することになるが，さらにプロソディー面のアプローチが必要であり，これは軽度失語症を合併する症例についても適用できるであろう.

3.4. 具体的な治療・訓練技法

発語失行には構音の障害とプロソディーの障害という二面性があり，しかも実際にはさまざまなレベルの失語症と共存することが多い．一般的には，言語聴覚士の援助の下で視覚的な手がかりを付加した発話教材などを利用した構音練習が主体となるが，発語失行の構音運動面の異常を他覚的に認知しながら修正していくエレクトロパラトグラフィーの利用[104]なども有効とされる．本項では，少数例ではあるが純粋発語失行例に対する構音訓練について概括し，それらの知見から発語失行の構音訓練のポイントを探っていきたい.

1）構音面の訓練

発語失行が重度になるほど複雑な構音運動を要求される語音の発音は困難であり，純粋発語失行あるいは純粋語唖は，初期には [a], [o] などごく限られた音しか発音できない場合が多く，こうした重度例に対しては視覚，聴覚，触覚，運動覚など複数の感覚を利用して構音運動を再習得させる必要がある．Babul らが推奨する方法として，①最初は患者自身には発音させずに，その音を構音するのに必要な構音器官の構えをつくらせる，②単独音として実際にその音を出す．さらに音を引き伸ばしながら，その音を発音するのに器官のどの部分が関係しているかを察知させる，③単独音から順次 VC, CV 音節，CVC 音節，これらの音節の連鎖，語へと進展させる方法[1]がある.

ある程度の構音能力が保たれている症例では前項で記述したような構音の誤りがみられるであろう．たとえば，純粋発語失行例の構音の誤りの1つとして摩擦音の破擦音への置換があるが，これは実際にはどのような時に起こるのであろうか．遠藤らの発語失行主体型失語症例[129]では，摩擦音の構音時に舌や下顎が不用意に動いてしまうために結果的に破擦音になってしまうことが観察されており，こうした誤りは構音器官の余分な動きを規制することで修正できるという．また，有声音の無声化という構音の誤りパターンの修正では VOT の

迅速化を計るための訓練，具体的には [ba] が [pa] にならないように，あるいは [da] が [ta] に変化しないように繰り返し発音練習することが有効であり，声帯振動のタイミング制御の誤りの修正がポイントとなる[128]．少数例からの知見ではあるが，純粋発語失行例の構音の誤りには前述のように一定の傾向を示す部分が含まれており，全面的に「発語失行の構音の誤りには一貫性がない」とはいい切れないことを示唆している．失語を合併する発語失行と異なり，構音の障害とプロソディー障害にほぼ限定される純粋発語失行の場合は，「構音の誤りは概して一貫性に欠けるが，部分的には一定の傾向がみられる」といった表現がより適切かと思われる．

　発語失行の訓練の実例として，最近の遠藤ら[129]の発語失行主体型失語（発語失行を主症状とするが，軽微な言語機能障害を合併する症例）に対する構音訓練のスケジュールと，実際に行われた子音の産生訓練が参考になる．訓練の進め方は，①浮動的な母音の安定化，②構音不能の子音の導入（/m/，/r/，/p/など），③目標音が単音節で構音可能となったら，その音の前，後，前後に母音を付け加えた無意味音節（2〜3音節）の練習，④単語，短文，会話へと進展させる方法である．構音不能である子音の導入に関しては，①言語聴覚士が目標音の構音器官の構え，連続的な動きを提示し，それらの一連の動作を正確に模倣させる（/m, p, r, θ/），②破擦音から摩擦音の導入（/ʧ/→/ʃ/），③摩擦音から破擦音の導入（/s/→/ts/），④子音の拡充（/ke/→/ki/），⑤正しい音への接近（/θ/→/s/）などが行われた．訓練は約8年間に及び，初期には実質的な会話がほとんど成立しない状態であったが，最終的には簡単な会話が可能になるまでに回復したとのことである．

2） プロソディー面に関して

　プロソディーは音調（語の意味の違いをもたらすピッチの違い），イントネーション（統語的情報，話者の情緒的情報の付加，談話構造の構成），強勢（文中の特定の語を強調することにより他の語と区別する），長さ（母音，子音の長短の違いにより語の意味が異なる）などにより構成される[120]．純粋語唖あるいは純粋発語失行例が最終的にはプロソディー障害に収束するような経過をたどることが多いことはすでに述べたが，プロソディー障害自体は発語失行あるいは非流暢型失語に特有の症状ではなく，構音の障害を随伴しない症例[120]や失語を合併しない特殊なプロソディー（アクセント）障害とされる外国人様アクセント症候群（Foreign Accent Syndrome, FAS）の報告がある[130-132]．日本人におけるFASの臨床的特徴は，①日本語に特徴的とされる高低アクセントが適切に実現されず，②日本語ではほとんど目立たないはずの強勢アクセント（stress accent）が不必要に添加される[133]，の2点である．Takayamaら[131]の症例では高低アクセントの転位と反転，あるいは強勢アクセントの頻発などがみられ，日常会話は韓国人が話すような印象であったとされている．海外では，ノルウェー人であるにもかかわらずドイツ人がノルウェー語を話すような話し方になってしまった症例[134]，最近ではシカゴ生まれでブルックリン育ちなのに，発病後，聞く人によって感想は多少異なるがスコットランド人かアイルランド人の話し方，あるいは東ヨーロッパ系の人

に近い話し方になった症例[135]などが報告されている．また，発語失行におけるプロソディー障害とは質的に区別されるが，右半球損傷（右ブローカ野を含む病変）によるプロソディー障害（aprosodia），具体的には発話の抑揚やメロディーが欠如し，自然な感情表現が困難になった2例[136]が報告されているが，著者らはこうした症例の存在を根拠に言語のすべての機能が優位（左）半球に局在するのではなく，口頭言語の感情表現に関するような機能は右半球に局在するのではないかと推測している．河村ら[137]は前述の症例[136]と同部位の損傷による運動失調性構音障害を呈した症例を報告しているが，彼らが示唆した感情表現の表出障害を主とするとするプロソディー障害は認められなかった．その後，中村ら[138]は右半球損傷例の発話における感情表現と感情認知について検討しているが，右半球前方損傷群は発話による感情表現課題で，後方損傷群は感情識別理解課題でそれぞれ著明な成績低下を示したことから日本人においても aprosodia が出現することは明らかであり，しかも損傷部位と感情における受容面，表出面との間に対応関係があると主張している．

　Kent and Rosenbek[97]らは発語失行のプロソディー障害の要因として発話速度の低下を重視し，articulatory prolongation（構音の引き伸ばし），syllable segregation（音節分離）に注目しているが，同様に純粋発語失行例を対象とした先行研究の多くが発話速度の低下を指摘し，しかもそれが長期にわたって存続し，回復には限度がある[3,115,129,139]ことを明らかにしている．本章で対象となった純粋語唖例，純粋発語失行例の大半がそれらと同様の経過をたどっているが，発話速度の低下は弛緩性構音障害，痙性構音障害，失調性構音障害などにも共通してみられる特徴であり[140]，発話の異常を印象づける主因の一つであることは間違いない．それでは，この発話速度の低下を軽減，回復させる方法はあるのであろうか．Dworkin[141]はメトロノームのさまざまな速度（毎分30拍，60拍，90拍，120拍）に同調させて構音するドリルを行って構音運動の円滑化を計っているが，この方法は発話のリズムを外的に設定するとかえって発話の正確さが損なわれるという事実を無視していると批判されている．他の方法としては finger counting[142]あるいはモーラ指折り法[143]があるが，後者の適用により発声時間の短縮化と断綴性構音の改善により，結果的に構音速度が増大したという報告[144]がある．指折り動作により喚起された体性感覚その他のルートによる発話の駆動が aphemia（著者による）の発話障害を改善させたのではないかと考えられるが，実際的な試みとして一考に価するものである．Melodic Intonation Therapy：MIT[145]はイントネーションパターンを利用して文や句を繰り返し練習する臨床技法であるが，これは行動療法的アプローチの一種と考えられる．実際には話しことばのプロソディーパターンを3拍子あるいは4拍子のイントネーションパターンに置き換えて，セラピストの提示するメロディーに乗せて歌うように発音させ，最終的にはメロディーから離れて発話が産生されるように援助する．より自然なプロソディーの獲得が目標となるが，非流暢型の失語症者に有効とされており，国内では関ら[146]の実践がある．

4. まとめ

　本章では純粋語唖と純粋発語失行について概括し，失語とも運動性構音障害とも区別される，見方によっては相当に抽象度の高い「構音の障害」の実体を把握しょうとしたが，依然として未解決な問題が多く，しかも相対する見解がそこここに存在する現状においては非常に困難な試みであった．しかし，純粋語唖と純粋発語失行例の概括から，損傷部位は多様だが初期症状と経過，最終的な病態像などにおいて多くの共通点をもつ一群の臨床的実体，すなわち，「発話に限定された障害」，または「構音の障害とプロソディー障害を主症状とする失語とは異なる特有の発話障害」を呈する一群を捕捉し，それらの臨床特徴を抽出することは可能であった．そして，それらを具体的に提示し，具体的なアプローチ法を不十分ながらも提示した．発語失行の臨床に関して伊藤[9)]は示唆に富む提言をしているが，「臨床家は"耳を鍛えること"，すなわち聴覚印象に基く構音の誤りの分析の精度を高める努力を惜しまないこと，そして当該障害の基底にある構音・発声器官の協調運動障害に対する効果的な訓練方法を確立すること」などは今日もなお課題であり続けているものである．

　大東[5)]がいうように「問題となっている現象そのものの存在は確実に認知されている」のであるなら，当該障害をそれぞれの立場から純粋語唖，純粋失構音，純粋発語失行といかように表現しても臨床的には何ら不都合はないと筆者は考える．症例間の不一致（責任病巣の多様性，不均質な臨床症状），ごく少数の純粋型から得られた知見をそのまま一般化することの危険性などの問題はあるが，「発話に限定された障害」は発話活動の重層性，多様性を反映するものであり，その発現機序の解明や精密な症状分析，治療・訓練法の確立へ向けた努力は臨床的にきわめて有意義である．

引用文献

[1] Harris Winitz 編著（船山美奈子, 岡崎恵子監訳）: 臨床家による臨床家のための構音障害の治療. pp.244–245, 協同医書出版社, 1993.
[2] 杉下守弘, 紺野加奈江, 加部澄江, 柚木和太, 富樫　修, 河村　満: 純粋語唖の二例の音声学的分析. 失語症研究 5: 5（2）: 42–53, 1985.
[3] 河内十郎: 発語失行の損傷部位 —— 発症後17年を経過した症例のCTとMRIから ——. 東大人文科学科紀要 86: 83–100, 1987.
[4] 岸本充代, 堂園浩一郎, 蜂須賀研二, 緒方　甫, 野崎康夫, 松永　薫: 純粋語唖と口腔顔面失行. 総合リハビリテーション 23: 971–977, 1995.
[5] 大東祥孝: 純粋語唖. 脳卒中と神経心理学. 平山惠造, 田川晧一（編）, 医学書院, pp.179–187, 1995.
[6] 綿森淑子: 発語失行症入門. 笹沼澄子編: 失語症とその治療, 大修館書店, pp.214–242, 1979.
[7] 伊藤元信: 発語失行と運動性失語. 音声言語医学 28: 129–131, 1987.

[8] 吉野真理子, 河村　満, 白野　明: 発語失行を伴わない "Broca 失語" 症例. 失語症研究 15: 291–298, 1995.
[9] Chapey R ed.: Language Intervention Strategies in Adult Aphasia. 1981, 1986, 1994.
[10] Duffy J: Motor speech disorders. Mosby Year Books, 1995.
[11] 目黒　文, 大野　司, 相馬芳昭: 下前頭回弁蓋部から中心回の萎縮により aphemia を呈した緩徐進行性失語症の 1 例. 失語症研究 15: 299–305, 1995.
[12] 岩崎孝之, 斎藤之伸, 和田義明, 石合純夫, 石井賢二: Slowly progressive aphemia の 1 例. 臨床神経 38: 801–805, 1998.
[13] 毛束真知子, 河村　満: Primary progressive apraxia of speech の一例. 第 22 回日本失語症学会抄録, p.99, 1999.
[14] 川村麻子, 小嶋知幸, 佐野洋子, 加藤元一郎, 加藤正弘: 発語失行を初発症状とした Primary Progressive Aphasia の経過報告. 第 23 回日本失語症学会抄録, p.113, 1999.
[15] Mesulam, M.M.: Slowly progressive aphasia without generalized dementia. Ann Neurol 11: 592–598, 1982.
[16] 河村　満: 緩徐進行性失語症 —— 最近の概念. 神経内科 51: 209–214, 1999.
[17] Darley FL: Apraxia of speech : 107 years of terminological confusion. Papers presented to the American Speech and Hearing Association, Denver, Colorado, 1968.
[18] 大東祥孝: 純粋語唖について. 神経心理学の源流 —— 失語編　上. 創造出版, pp.240–268, 1982.
[19] Schiff HB, Alexabder MP, et al.: Aphemia: Clinico-anatomic correlations. Arch Neurol 40: 720–727, 1983.
[20] 山鳥　重: 神経心理学入門. 医学書院, 1985.
[21] 森　悦郎, 山鳥　重, 須山　徹, 大洞慶郎, 大平多賀子: 左中心前回弁蓋部と失語症. 失語症研究 3: 450–458, 1983.
[22] 北野邦孝, 鈴木由美子, 河村　満: 古本英晴: 左中心前回中, 下部病変による Aphemia（Schiff）. 第 8 回日本失語症学会抄録, p.15, 1984.
[23] 河村　満, 塩田純一, 平山惠造: 神経学（Neurology）の立場からみた構音障害 —— 特に Broca 野周辺病巣における構音の異常について ——. 音声言語医学 31: 235–241, 1990.
[24] 松田　崇, 荒木一富, 藤井　勉, 倉知正佳: ブローカ失語から純粋語唖に移行した 2 症例. 第 11 回日本失語症学会抄録, p.31, 1987.
[25] 村上敏子, 郷田治幸: 純粋語唖の 1 例. 音声言語医学 34: 120–121, 1993.
[26] 春原則子, 宇野　彰: 弁別素性を用いた分析による発話重症度の影響 —— 発語失行例での検討. 第 17 回日本失語症学会抄録, p.108, 1994.
[27] 越部裕子, 宇野　彰, 伊沢幸洋, 大田めぐみ, 佐野洋子, 小嶋知幸, 加藤正弘: 純粋語唖における構音失行の長期経過. 第 19 回日本失語症学会抄録, p.119, 1995.
[28] 大東祥孝: "Apraxia of speech" —— その術語についての再検討. 精神医学 23: 1041–1046, 1981.
[29] Lecours AR, Lhermitte F: The "pure form" of the phonetic disintegration syndrome（pure anarthria）; anatomo-clinical report of a historical case. Brain and Language 3: 88–113, 1976.
[30] 平山惠造: 構音障害と失構音 —— 神経学的視点から ——. 脳神経 46, 611–620, 1994.
[31] 田中　真, 妹尾陽子, 岡本一真, 酒井保治郎, 平井俊策: 限局性小梗塞による右利き交叉性失語の 1 例. 臨床神経 26: 149–155, 1986.
[32] 田辺敬貴, 大東祥孝: Broca 領野と Broca 失語 —— Broca 領野に病変を有する自験 2 例の検討から ——. 脳と神経 34: 797–804, 1982.
[33] 佐藤睦子, 後藤恒夫, 渡辺一夫: 左前頭葉病変により超皮質性感覚失語と同語反復症を呈した 1 例. 神経心理学 7: 202–208, 1991.
[34] 濱中淑彦, 波多野和夫, 石黒聖子, 橋本真言, 辻　麻子, 田中春美, 三宅祐子, 石川佐和夫, 太田

彰子, 中嶋理香, 松井明子: 前頭葉と失語 —— 超皮質性感覚失語像をめぐって ——. 失語症研究 12, 130–144, 1992.

[35] 石黒聖子, 川上 治, 橋爪真言, 山下明子, 濱中淑彦, 波多野和夫: Broca 領野を中心とする病変による超皮質性感覚失語の1例. 失語症研究 16: 322–330, 1996.

[36] Denny-Brown D: Physiological aspects of disturbances of speech. *Australian J Exp Biol Med Sci* 43: 455–474, 1965.

[37] 金子真人, 宇野 彰: 左被殻出血により軽微な構音の障害を呈した1例 —— 仮性球麻痺例との発話モダリティーによる比較 ——. 失語症研究 9: 270–278, 1989.

[38] 村西幸代, 河村 満: 左基底核病変における構音の障害: 3症例での検討. 第20回日本失語症学会抄録, p.62, 1996.

[39] 横山和正, 長谷川千洋, 大窪むつみ, 東山 毅, 前田美紀, 菊川美紀: 皮質下病変による失語症における非流暢性と病巣分布の関係. 第21回日本失語症学会抄録, p.78, 1997.

[40] 高野健太郎, 峰松一夫, 山口武典, 沢田 徹, 尾前照雄: 脳塞栓症及び血栓性主幹動脈閉塞症における急性期CT所見の差異 —— 内頚動脈系脳梗塞における検討. 臨床神経 29: 1370–1376, 1989.

[41] 荒木重夫, 河村 満, 塩田純一, 磯野 理, 平山惠造: 両側中心前回下部病変による純粋語唖. 失語症研究 11（4）: 30–35, 1991.

[42] Dejerine J: Deuxiene Question. —— Aphasie —— Apraxia, Premior Rapport, Apasie et Anarthria. *Rev Neurol* 21: 331–333, 1913.

[43] Nielsen JM: Agnosia, Apraxia, Aphasia. Their Value in Cerebral Localization. 2nd ed., p.145–155, Paul B. Hoeber Inc., New York, 1946.

[44] Tonkonogy JM and Goodglass H: Language function: Foot of the third frontal gyrus and Rolandic operculum. *Neurology* 38: 486–490, 1981.

[45] Levine DN, Mohr JP: Language after bilateral cerebral infarctions: Role of the minor hemisphere in speech. *Neurology* 29: 927–938, 1979.

[46] 阿部和夫, 横山律子, 依藤史郎, 柳原武彦: 左中前頭回後部の梗塞による仮名失書. 神経心理学 9, 196–201, 1993.

[47] 毛束真知子, 岸田修司, 河村 満: 左中前頭回脚部病変による右一側性失書. 失語症研究 19: 261–267, 1999.

[48] 田辺敬貴, 数井裕光, 中川賀嗣, 池田 学, 吉峰俊樹, 加藤夫美: 電気刺激による前頭言語野の機能地図. 失語症研究 13: 183–190, 1993.

[49] 平野尚美, 三浦順子, 玉田聖子, 目時弘文, 北條 敬, 渡辺俊三, 大山博史, 福田道隆: 純粋語唖症状を呈した10例. 第22回日本神経心理学会予稿集, p.116, 1998.

[50] 岩田 誠: 脳とコミュニケーション. 浅倉書店, p.97, 1987.

[51] 毛束真知子, 加藤貴行, 河村 満: 仮名に障害がみられた前頭葉性純粋失書. 第23回日本失語症学会抄録, p.110, 1999.

[52] 都築信介, 印東利勝, 高橋 昭: 左利き素因のない右利き例にみられた右半球脳梗塞による失語症. 神経内科 27: 172–178, 1987.

[53] 杉本啓子, 橋本洋一郎, 山口武典: 右半球の広範な梗塞による右利き交叉性伝導失語の1例. 臨床神経 25: 1093–1099, 1985.

[54] 林 弘幸, 富田修一, 大野喜久郎, 松島善治, 平川広義, 山崎久美子: 右利き交叉性失語の一症例. 第13回日本失語症学会抄録, p.31, 1989.

[55] 小池澄子, 萩原良治, 伊藤直樹: ジャルゴン失書を伴う右利き交叉性純粋語唖の1例. 失語症研究 13: 59–60, 1993.

[56] 横山絵理子, 平田 温, 長田 乾, 中野明子, 佐山一郎: 右前頭葉病変による右利き交叉性純粋語唖の一例. 失語症研究 12: 264–270, 1992.

[57] 山崎恒夫, 田中　真, 瓦林　毅, 妹尾陽子, 平井俊策: 右利き交叉性純粋語唖を呈した2例. 第10回日本神経心理学会予稿集, p.33, 1986.

[58] 田辺敬貴, 奥田純一郎, 稲岡　長, 白石純三, 西村　健: 純粋語唖を呈した右利き交叉性失語の一例. 脳神経 32: 377–385, 1980.

[59] 上野エリ子, 柳沢信夫, 杉下守弘, 紺野加奈江: 右利き交叉性純粋語唖と考えられる一例. 神経心理学 1: 145–150, 1985.

[60] 柏　多栄子, 大山博史, 北條　敬, 三浦順子, 玉田聖子, 松井文子, 三上貴寛, 渡辺俊三: 右半球損傷後に生じた失語症と病巣部位の関連性. 第19回日本失語症学会抄録, p.109, 1995.

[61] 越部裕子, 宇野　彰, 佐野洋子, 上野弘美, 加藤正弘, 紺野加奈江: 純粋語唖例における非構音時の高次口腔顔面動作と構音の関係について ── 口腔顔面動作訓練と構音訓練 ──. 失語症研究 11: 262–270, 1991.

[62] 佐伯満男, 広瀬源二郎: 右前大脳動脈領域梗塞による右側性純粋失書. 第4回神経心理学懇話会, p.7, 1980.

[63] 鄭　秀明, 相馬芳明, 内田真一郎: 脳梁梗塞により右手の失書, 触覚呼称障害を呈した左利きの一例. 神経内科 37: 47–49, 1992.

[64] 高橋　正, 竹内愛子: 両側性離断性失書の発現機序 ── 前大脳動脈領域損傷による左利きの一例の検討結果より ──. 神奈川県総合リハビリテーションセンター紀要 20: 15–20, 1993.

[65] DeRenzi E, Pieczuro A, Vignolo LA: Oral apraxia and Aphasia. *Cortex* 2: 50–73, 1966.

[66] 浅川和夫, 吉田玲子: 発語不能として現れた顔面失行 ── 顔面失行と発語障害との関係について ──. 失語症研究 1 (2): 2–7, 1981.

[67] 遠藤邦彦, 倉嶋　宏, 平林順子, 柳　治雄, 牧下英夫, 谷崎義生, 柳沢信夫, 杉下守弘: 構音失行の純粋例で認められた構音障害の非言語的運動の障害について. 失語症研究 8 (3): 40–52, 1988.

[68] 吉野真理子: 発語失行（apraxia of speech）. 神経研究の進歩 38: 588–596, 1994.

[69] Tognola G, Vignolo A: Brain lesions associated with oral apraxia in stroke patients: a clinico-neuroradiological investigation with the CT scan. *Neuropsychologia* 18: 257–272, 1980.

[70] 元村直靖: 口腔顔面失行における意図性保続の検討. 失語症研究 9: 262–269, 1989.

[71] 遠藤邦彦: 口・顔面失行（BFA）の症状と責任病巣 ── 行動理論からみた失行症の出現のメカニズム. 失語症研究 14: 1–10, 1994.

[72] Castro-Caldus A, Confraria A, and Coppe P: Non-verbal disturbances in crossed aphasia. *Aphasiology* 1: 403–413, 1987.

[73] Yarnell PR: Crossed dextral aphasia: A clinical radiological correlation. *Brain and Language* 12: 128–139, 1981.

[74] 遠藤邦彦, 倉嶋　宏, 柳　治雄, 塚田　豊, 牧下英夫: 右手利きの交叉性失語例と左利きの失語例の高次神経機能の局在の比較. 失語症研究 2 (2): 58–67, 1982.

[75] Basso A, Capitani E, Laiacona M, and Zanobio ME: Crossed aphasia: one or more syndrome? *Cortex* XXI: 25–45, 1985.

[76] Gil Assal, Elias P, Jean-Pierre D: Crossed Aphasia in a right-handed patient. Postmortem findings. *Arch neurol* 38: 455–458, 1981.

[77] 頼高朝子, 平松まき, 鵜養　宏, 沢浦美奈子: 右利き交叉性失語症に伴った再帰性発話. 神経内科 34: 397–401, 1991.

[78] Reinvang I: Crossed aphasia and apraxia in an artist. *Aphasiology* 1: 423–434, 1987.

[79] 波多野和夫, 坂田忠蔵, 辻　麻子, 宮本泰文, 浜中淑彦: 交差性再帰性発話の稀少性に関する一試論. 神経心理学 4: 189–195, 1988.

[80] Cynthia Ochipa and Leslie J, Gonzales Rothi: Recovery and evolution of a subtype of crossed aphasia. *Aphasiology* 3: 465–472, 1989.

[81] Trojano L, Baldi P, Russo G, Elefante R: Patterns of recovery and change in verbal and nonverbal functions in a case of crossed aphasia: Imprications for models of functional brain lateralization and localization. *Brain and Language* 46: 637–661, 1994.
[82] 大橋博司: 失行と失認. 失語症. 中外医学双書, pp.178–179, 1967.
[83] 平山惠造, 荒木重夫: 顔面失行と顔面両麻痺. 平山惠造, 田口皓一編. 脳卒中と神経心理学, pp.261–265, 医学書院, 1995.
[84] Ochipa C, Rothi LJP: Buccofacial apraxia recovery in a patient with atypical cerebral dominance. *ASHA* 31: 73, 1989.
[85] Mateer C and Kimura D: Impairment of nonverbal oral movements in aphasia. *Brain and Language* 4: 262–276, 1977.
[86] 鳥居方策, 岩崎真三: 交叉性失語をめぐる最近の知見. 音声言語医学 36: 35–39, 1995.
[87] 綿森淑子: 矢語症と発語失行. *Jpn Rehabil Med* 32 (5): 290–293, 1995.
[88] 西尾正輝: Motor Speech Disorders と Dysarthria をめぐる定義および翻訳用語上の混乱と誤りについて. 総合リハビリテーション 22: 861–865, 1994.
[89] 小島義次: 発声発語運動遂行の障害は「運動性構音障害」としたい. 音声言語医学 40: 402, 1999.
[90] 小島義次: 提言: 発声発語運動の遂行に関わる神経筋系の病変がもたらす話し言葉の障害には「運動性構音障害」をあてたい. 日本聴能言語士協会会報 24 (3): 1, 1999.
[91] 伊藤元信: 発語失行症について. 音声言語医学 31: 242–252, 1990.
[92] 高橋真知子: 母音優位の誤構音を呈した左利き発語失行の一例. 第18回日本失語症学会抄録, p.87, 1994.
[93] 東山 毅, 大窪むつみ, 長谷川千洋, 横山和正: 母音にも多くの構音誤りを認めた発語失行の一例. 第21回日本失語症学会抄録, p.76, 1997.
[94] Wertz RT: Neuropaphologies of Speech and language: An introduction to patient management. Johs DF ed.: *Clinical management of neurogenic communication disorders*, Little, Brown and Company, p.10, 1978.
[95] 廣瀬 肇: 麻痺性構音障害. 失語症研究 14: 121–128, 1994.
[96] レイ・D・ケント／チャールズ・リード (荒井隆行, 菅原 勉監訳): 音声の音響分析. p.205, 海文堂, 1996.
[97] Kent RD, Rosenbek JC: Acoustic patterns of apraxia of speech. *JSHR* 26: 231–249, 1983.
[98] Farmer A, Lencione R: An extranerous vocal behavior in cerebral palsied speakers. *British Journal of Disorders of Communication* 12: 109–118, 1977.
[99] 神山政恵, 玉川雅美, 吉岡博英: 発語失行症患者の文レベルの発話における音響分析──有声／無声比からの検討──. 音声言語医学 38: 73, 1997.
[100] 市原礼子, 吉岡博英, 玉川雅美: 純粋発語失行症例における構音の特徴について──音響分析から──. 音声言語医学 39: 97, 1998.
[101] 待井典子, 宇野 彰: 一発語失行例における発話の音響学的分析──発話所要時間, 語頭子音の最大音圧, 基本周波数の変動に関する検討──. 失語症研究 19: 208–217, 1999.
[102] Itoh M, Sasanuma S, Hirose H, Yoshioka H and Ushijima T: Abnormal articulatory dynamics in a patient with apraxia of speech. *Brain and Language* 11: 66–75, 1980.
[103] 笹沼澄子, 伊藤元信: Apraxia of Speech──その臨床像と障害機構をめぐって──. 精神医学 23: 1025–1032, 1981.
[104] 紺野加奈江, 杉下守弘: 発語失行の言語治療. 失語症研究 8: 131–137, 1988.
[105] Sugishita M, Konno K, Kabe S, et al: Electropalatographic analysis of apraxia of speech in a left hander and in a right hander. *Brain* 110: 1393–1417, 1987.
[106] Square-Storer P, Darley FL, Sommers RK: Nonspeech and speech processing skills in patients

with aphasia and apraxia of speech. *Brain and Language* 33: 65–85, 1988.
[107] Square PA, Darley FL, Sommers RK: An analysis of the productive errors made by pure apraxic speakers with differing loci of lesions. *Clinical Aphasiolosy*, pp.245–250, 1982.
[108] Samuel A, Seddoh K, Robin DA, Hyun-Sub Sim, Carlin Hargeman, Moon JB, Folkins J: Speech timing in aparaxia of speech versus Conduction aphasia. *JSHR* 39: 590–603, 1996.
[109] Liss JM: Error-revision in the spotaneous speech of apraxic speakers. *Brain and Language* 62: 342–360, 1998.
[110] Heather MC, Donald AR: Generalized motor programme and parameterization accuracy in apraxia of speech and conduction aphasia. *Aphasiology* 12: 699–713, 1998.
[111] Katarina LH, Wertz RT, Ralph N Ohde: Single word intelligibility in aphasia and apraxia of speech. *Aphasiology* 12: 715–730, 1998.
[112] Julie LW, Joan EW and Patrick JD: Treatment for apraxia of speech: effects of targeting sound groupes. *Aphasiology* 12: 731–743, 1998.
[113] 重野幸次: 構音失行の診断上の2, 3の問題について. 精神医学 23: 1033–1040, 1981.
[114] 田上恵美子: 発語失行の臨床像と回復過程 ── 一症例の検討 ──. 聴能言語学研究 2: 53–62, 1983.
[115] 吉野真理子, 河村　満: 純粋発語失行症例における発話の経時的検討. 聴能言語学研究 10: 110–119, 1993.
[116] 奥田　聡: 緩徐進行性失語症の画像所見. 神経内科 51: 215–224, 1999.
[117] 中澤優子: 発語失行の改善経過. 第15回日本神経心理学会予稿集, p.72, 1991.
[118] Basso A, Lecours AR, Moraschini S et al.: Anatomoclinical correlations of the aphasia as defined through computerized tomography ── exceptions. *Brain and Language* 26: 209–229, 1985.
[119] Deal JL, Darley FL: The influence of linguistic and situational variables on phonemic accuracy in apraxia of speech. *J Speech Hear Res* 15: 639–653, 1972.
[120] 浮田弘美: プロソディー障害のみが著名な一症例. 第15回日本失語症学会抄録, p.69, 1991.
[121] 石川裕治, 藤田邦子, 中谷　基, 熊倉勇美, 柏木敏宏: 左半球損傷による dysprosody の一例. 第15回日本失語症学会抄録, p.108, 1991.
[122] 田窪行則, 前川喜久雄, 窪薗晴夫, 本多清志, 白井克彦, 中川聖一: 言語の科学2 音声. p.6, 岩波書店, 1998.
[123] Hirose H, Kiritani S, Tatsumi I: On the nature of bradylalia. *Ann. Bull. RILP* 16: 229–234, 1982.
[124] 田窪行則, 前川喜久雄, 窪薗晴夫, 本多清志, 白井克彦, 中川聖一: 言語の科学2 音声. p.2, 岩波書店, 1998.
[125] 西尾正輝: Dysarthria におけるプロソディーの評価. 音声言語医学 35: 181–192, 1994.
[126] Rosenbek and Wertz（笹沼澄子監訳, 勝木　準訳）: 神経疾患によるコミュニケーション障害入門, 協同医書出版社, p.237, 1996.
[127] 進藤美津子, 加我君孝, 田村洋子: 純粋語唖の1例 ── 3年間の経過の分析 ──. 音声言語医学 32: 53–54, 1991.
[128] 杉下守弘: 発話失行. 失語症研究 14（2）: 33–37, 1994.
[129] 遠藤教子, 鶴田　薫: 一発語失行症例の訓練経過. 音声言語医学 38: 257–266, 1997.
[130] Blumstein SE, Alexander MP, Ryalls JH, Katz W, Dworetzky B: On the nature of the foreign accent syndrome: A case study. *Brain and Language* 31: 215–244, 1987.
[131] Takayama Y, et al.: A case of foreign accent syndrome without aphasia caused by a lesion of the left precentral gyrus. *Neurol* 43: 1361–1363, 1993.

[132] 仲野明子, 塚原ユキ, 横山絵理子, 佐山一郎: 失語を伴わない Foreign Accent Syndrome の2例の検討. 神経心理学 12: 244–250, 1996.
[133] 市川桂二, 山鳥　重: Dysprosody を主徴とした言語障害の1例. 臨床神経 16: 144–148, 1976.
[134] Monrad-Krohn GH: Dysprosody or altered "melody of language". *Brain* 70: 405–415, 1947.
[135] Kathleen MK, Sheila EB: The Foreign Accent Syndrome: A reconsideration. *Brain and Language* 54: 1–24, 1996.
[136] Ross ED: The aprosodias : Functional-anatomic organization of the affective components of language in the right hemisphere. *Arch Neurol*, 38: 561, 1981.
[137] 河村　満, 平山惠造, 廣瀬　肇: 運動失調性構音障害における右第3前頭回脚部（右 Broca 中枢）病変の役割. 失語症研究 5（2）: 28–32, 1985.
[138] 中村裕子, 木村　格, 中村正三, 小暮久也: 右脳損傷者に認めた Aprosodia —— 発話における感情表現及び感情認知の障害 ——. 第10回日本失語症学会抄録, p.36, 1986.
[139] 綿森淑子: 発語失行. *JOHNS* 3: 1135–1142, 1987.
[140] Dworkin JP: Motor speech disorders. A treatment guide. Mosby Year Book Inc. 11830 Westline Industrial Drive, St. Louis, M063146, p.304, 1991.
[141] Dworkin JP, Abkarian G, Johns DF: Apraxia of speech: the effectiveness of a treatment regimen. *J Speech Hearing Dis* 53: 289–294, 1988.
[142] Simmons NN: Finger counting as intersystemic reorganizer in apraxia of speech.
[143] 福迫陽子, 物井寿子, 遠藤教子: モーラ指折り法による麻痺性構音障害（仮性球麻痺タイプ）患者の言語訓練. 音声言語医学 32: 308–317, 1991.
[144] 會澤房子, 相馬芳明, 中島　孝, 吉村菜穂子, 大槻美佳: モーラ指折り法によって顕著な改善を呈した aphemia の1例. 失語症研究 14（4）: 38–43, 1994.
[145] Sparks RW: Melodic Intonation Therapy. Chapey R ed.:*Language Intervention Strategies in Adult Aphasia*, Williams and Wilkins, Baltimore, 1981.
[146] 関　啓子, 杉下守弘: メロデックイントネーション療法によって改善のみられた Broca 失語の1例. 脳神経 35: 1031–1037, 1983.

第3章

並列分散処理モデルによる読みの障害へのアプローチ

●伊集院睦雄・伏見貴夫・辰巳　格

1. はじめに

　認知心理学は，文章を読むなどの心的活動をある種の情報処理過程と考える．そして，その過程を箱と矢印からなる図式（フロー・ダイアグラム）によって表現することが多い．個々の箱は特定の情報処理機能をもつ部品を表しており，モジュールと呼ばれる[*1]．モジュールで処理された情報は矢印に相当する連絡路を介し，別のモジュールに伝えられる．このような認知モデルはモジュール型モデルと呼ばれる．

　認知心理学のなかには脳損傷例を対象とする認知神経心理学と呼ばれる分野がある[*2]．認知神経心理学もモジュール型モデルを用いることが多く，ある症状を特定のモジュール（ないし連絡路）の損傷に帰着させようとする．そのためには心的機能の二重乖離（以下，機能的二重乖離）を示す必要がある．

　たとえば，「漢字を読む」，「仮名を読む」というふたつの心的機能に注目し，それぞれの機能を担う漢字モジュール，仮名モジュールを想定したとする．このとき，(i) 症例1では漢字の障害が仮名より強く，(ii) 症例2では，逆に，仮名の障害が漢字より強いとする．さらに，(iii) 症例1の漢字障害と症例2の仮名障害は同程度に重く，症例1の仮名障害と症例2の漢字障害は同程度に軽いとする．この3つが成立したとき，機能的二重乖離が成立したといわれ，漢字モジュールと仮名モジュールを想定する妥当性が示される．また，症例1の症状を漢字モジュールの損傷に，症例2の症状を仮名モジュールの損傷に帰着させることができる．このように，モジュール型モデルを前提とした場合，認知神経心理学は機能的二重乖離に基づき症状とモジュール（ないし連絡路）の対応を精緻化しようとする．

　これに対し，神経心理学は症状と病巣の対応を重要視する．脳における心的機能の局在を

[*1] ここでは，Coltheart[1]同様，特定の情報処理をする下位システムという意味でモジュールという用語を用いる．生得性なども想定するFoder[2]の定義とは異なる．
[*2] 認知神経心理学を，情報処理過程を積極的に論じる神経心理学として位置づけることもできる．

前提とする場合，上記の症例1と症例2の病巣が異なれば症例1の病巣に漢字モジュールが存在し，症例2の病巣に仮名モジュールが存在すると推定できるのである．同じ病巣をもつ症例が同じ症状を示せば，推定の信頼性はさらに高まる．

　認知神経心理学も症状と病巣の対応を視野に入れており，神経心理学的な側面も持っているが，症状と認知モデルの対応を重要視するという点で神経心理学とは趣を異にする．ただし，上に述べた範囲では認知神経心理学は認知モデルにおける機能局在を前提とし，神経心理学は脳における機能局在を前提とするという共通点をもつ．ところが，認知心理学では80年代後半になって必ずしも機能の局在を前提としない認知モデルが台頭してきた．このモデルは並列分散処理型モデル[3,4]（PDPモデル：Parallel Distributed Processing model，あるいはコネクショニスト・モデル：connectionist model）と呼ばれ，心的機能の新しい捉え方を提言している．

　欧米の認知神経心理学における失読研究は並列分散処理型モデルをいち早く導入し，モデルに損傷を加えたり再学習を遂行させることにより，失読症状やその回復過程を再現をする試みを始めている．わが国の認知神経心理学ではこの動きが不活発であるため，本章では欧米およびわが国の認知心理学，認知神経心理学における並列分散処理型モデルの影響をモジュール型モデルと対比させながら紹介する．なお読みの障害には音読障害と読解障害があるが，本章では音読障害に焦点を当てる．

2. 健常成人の音読

　英語圏の読みの研究における並列分散処理型モデルの発展には健常成人を対象とした音読研究が大きく寄与した．これらの知見は並列分散処理型モデルを理解するうえで大きな助けとなる．そこで，ここではまず英語話者の音読研究，およびそれを並列分散処理型モデルで再現する試みについて述べ，わが国における同様な研究を紹介する．

2.1. 英語話者の研究

　英語話者の音読研究は単語属性を精査することで発展してきた．単語属性のひとつに規則性があげられる．たとえば，アルファベットを用いた英語の文字体系では綴りの読みに規則がある．そのなかでも書記素と音素の対応規則（Grapheme-Phoneme Correspondence rules，以下GPC規則）がよく知られている．書記素とは音素に対応する文字，または文字列である．たとえば，SPEAKは/spik/と読むので書記素S, P, EA, Kよりなり，SHOCKは/Sok/と読むので書記素SH, O, CKよりなる．したがってGPC規則はS→/s/，SH→/S/，EA→/i/のように記述される．しかしこの規則性は完全なものではなく英語の単語にはGPC規則に従った読みをする規則語（regular word，例：PLEAT/plit/）と，規則に従わない例外

語（exception word，例：SWEAT/swet/）がある．

　また単語には普段よく用いる高頻度語（例：TREAT）やあまり用いない低頻度語（例：PLEAT），また単語の意味がイメージしやすい高心像語（例：MEAT）やそうでない低心像語（例：BEAT）がある．また非語（例：DREAT）と単語の違い，すなわち語彙性を問題にすることもできる．規則性，頻度，心像性，語彙性といった単語属性が音読に与える影響を調べることで音読に関する心的機能を探ることができる．

1）二重経路モデル

　一般的に健常成人の音読研究ではコンピューター画面に呈示された文字列を即座に声に出して読む音読課題を実施し，音読潜時（文字列が呈示されてから声が出るまでの時間），誤読率，誤反応パターンを測定する．このような実験では規則性や頻度などの単語属性を操作した刺激リストを用いる[5]．たとえば，高頻度規則語（例：TREAT），高頻度例外語（例：GREAT），低頻度規則語（例：PLEAT），低頻度例外語（例：SWEAT）をそれぞれ20語ずつ含んだ計80語の刺激リストである．このような実験では一般的に以下のような結果が得られる（図1参照）．

1. 規則性効果（regularity effect）：規則語に比べ例外語の音読潜時は長く，誤読率も高い．
2. 頻度効果（frequency effect）：高頻度語に比べ低頻度語の音読潜時は長く，誤読率も高い．
3. 頻度効果と規則性効果の交互作用（frequency by regularity interaction，以下，頻度×規則性の交互作用）：規則性効果は低頻度語で，頻度効果は例外語で顕著である．
4. 規則化錯読（regularization error）：低頻度例外語ではSWEATを/swit/と読むよう

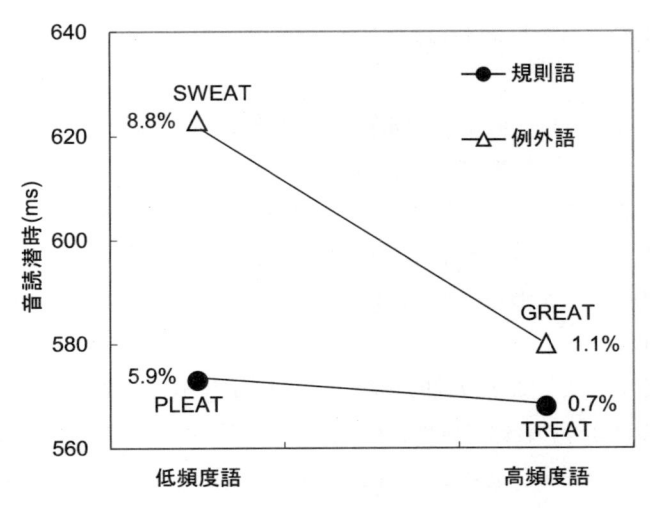

図1　英語圏の健常成人の音読データの模式図
Taraban & McClelland[5]を参照．図中の％は誤読率．

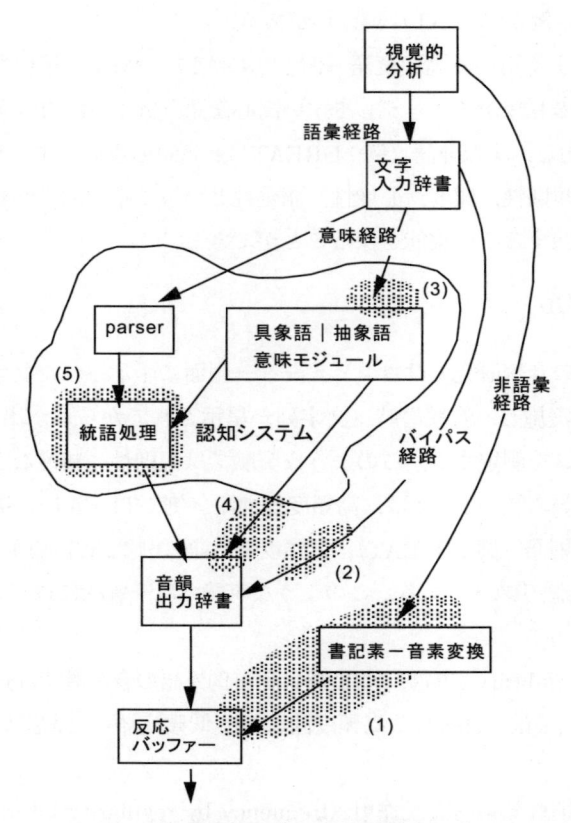

図 2 音読のモジュール型認知モデル
Morton & Patterson[6]を修正．図中のアラビア数字つきの影の部分は
深層性失読（125頁参照）の損傷部位を表す．

に，例外的な読みをしなければならない書記素に規則的な読みを当てはめる錯読が生じる．

どの実験でも，たとえば，低頻度規則語と低頻度例外語の平均出現頻度，文字数，音素数などがほぼ同一になるよう統制が施してある．したがって，このふたつの単語クラスにおける平均音読潜時，誤答率の差は規則性の違いに帰着できる．一般的には，規則性効果，頻度効果，および頻度×規則性の交互作用は図2のような認知モデルで説明される．これは，文字情報の処理をモジュール型モデルで表現したものである[6]．このモデルによる音読の心的過程の説明を以下に記す．

文字列が呈示されると，まず視覚的分析（visual analysis）により各文字が同定され，その後，文字列情報は3つの経路で処理される．それぞれの経路の処理結果は反応バッファー（response buffer）に送られ，音声として出力される．図のいちばん右側は非語彙経路（non-lexical route），それより左側は語彙経路（lexical rourte）と呼ばれる．語彙経路は意味経路（semantic route：図2の認知システムを通る複数の経路）と，バイパス経路（bypass route：図2の右から2番目の経路で，認知システムを通らない）に枝別れしている．大きく分けて

語彙経路と非語彙経路のふたつの経路を持つため，このモデルは二重経路モデル（dual-route model）ともいわれる．

（a）語彙経路では，単語の文字形態が記された心的辞書（文字入力辞書：visual input logogens）により文字列が単語として同定される．その後，意味経路では意味モジュール（semantics）において単語の意味が同定され，引き続き，単語の音韻形態が記された心的辞書（音韻出力辞書：output logogens）で音韻が決定される．また，機能語（例：AND）では意味同定が省略され，統語処理（linguistic process）から音韻が同定されることがある．さらに，屈折（例：WALKED, WALKS）や派生（例：NATIVE, NATIONAL）をもつ単語では意味モジュールから統語処理を経由する流れもある．バイパス経路では文字入力辞書からの情報が音韻出力辞書に直接送られる．語彙経路は単語に対しては正しい読みを出力するが，非語を処理することはできない．

（b）非語彙経路では文字列はまず書記素に分解され，GPC 規則に基づいて音素列に変換される．非語彙経路は規則語や非語に対して正しい読みを出力するが，例外語には誤って規則的な読みを出力してしまう．

次に二重経路モデルによる健常成人の音読データの説明を述べる．

（i）規則語では語彙経路，非語彙経路の双方から規則的で正しい読みが反応バッファーに出力される．一方，例外語では語彙経路からは正しい読みが出力されるが，非語彙経路からは規則化された誤った読みが出力される．このため，反応バッファーにおいて矛盾が生じ，例外語の音読が規則語より遅くなる規則性効果が生じたり規則化錯読が起こる．

（ii）語彙経路の処理効率は低頻度語より高頻度語で良いため頻度効果が生じる．

（iii）語彙経路の処理効率が良い高頻度語では語彙経路からの出力が，非語彙経路からの出力の影響を受けることなく反応バッファーに送られる．一方，低頻度語では語彙経路の処理効率が悪く例外語では非語彙経路から来る誤った出力の干渉を受けるため，低頻度例外語の音読が困難になり，頻度×規則性の交互作用が生じる．

詳細に述べれば二重経路モデルにもいろいろあるが，上記のように，（i）規則語も例外語も，語彙経路と非語彙経路で双方で処理され，反応バッファーでふたつの経路の出力が出会う，（ii）非語は非語彙経路によって処理されるとする二重経路モデルは，現在では古典的二重経路モデルと呼ばれる（以下，単に二重経路モデルと述べた場合，古典的二重経路モデルを指すものとする）．

2）トライアングル・モデル

Seidenberg & McClelland[7]は，単語の音読や理解は3種類の語彙レベル（文字，音韻，意味）で表現された符号が双方向的に計算される過程によって成り立っていると仮定した（図3）．意味レベルの符号の計算には文脈レベル（context）の符号も関与する．語彙処理に関するこの枠組みはトライアングル・モデルと呼ばれる[8,9]．このモデルは人工的ニューラル・ネットワークの形でコンピュータ上に構築される．ニューラル・ネットワーク（以下では，単

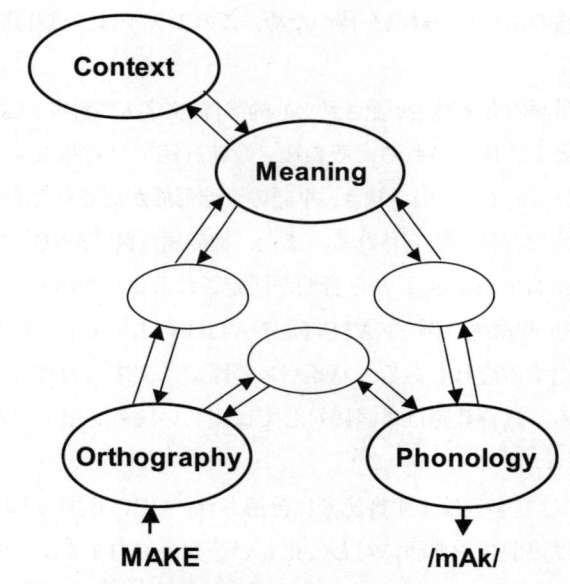

図3 語彙処理の枠組み（トライアングル・モデル）
文字レベル（Orthography），音韻レベル（Phonology），意味レベル（Meaning），文脈レベル（Context）の符号の計算過程が図式化されている．Seidenberg & McClelland[7]を修正．

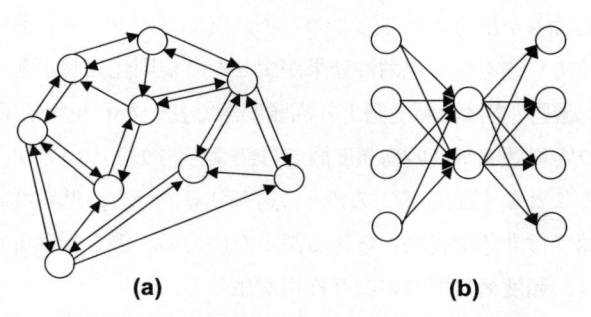

図4 人工的ニューラル・ネットワークの例
円は処理単位であるユニット，矢印は，強度付きの結線を表す．ユニットの結合形態により，(a) 相互結合型や，(b) 階層型などに分類できる．

にネットワークと記す）とは，神経細胞を模した多数の処理単位（ユニット）が，さまざまな強度をもつ結線で相互に結ばれた回路網状のシステムのことである（図4）．後述するように，ネットワークではユニット間の信号のやりとりにより情報が処理される．その時，各ユニットは同時並列的に動作し，情報は多くのユニット上に分散して表現され，また情報処理のための知識も多くの結線に分散して蓄えられる．そのため，このようなモデルは並列分散処理型モデルといわれる．図3のモデルでは楕円はユニットのまとまり，矢印は結線の束を表している．

図3のトライアングル・モデルでは書かれた単語の音読過程には，文字符号から音韻符号を

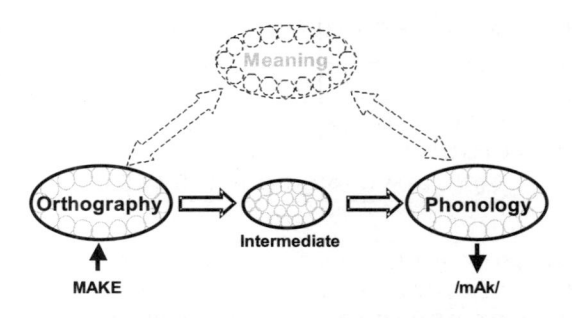

図5 Plautら[12]の文字符号から音韻符号を計算する階層型ネットワークの構造

楕円は各語彙レベルの表象を,楕円内の円は処理ユニットを,白抜きの矢印はユニット間の結合を表す.また,Orthographyは文字層,Phonologyは,音韻層,Intermediateは中間層を表す.なお,図の点線で描かれている部分は,構築されていない.

直接計算する処理と,一度,意味符号を介してから音韻符号を計算する間接的な処理などが重要な役割を果たす.二重経路モデル(図2)とトライアングル・モデル(図3)との基本的な違いは,意味を介さずに文字符号を音韻符号に直接変換する処理過程にある.図2からわかるように,二重経路モデルは,実際には,(i)非語彙経路,(ii)バイパス経路,(iii)意味経路の3つの経路をもつ.意味が関与するか否かという観点からは,(i)非語彙経路と(ii)バイパス経路のふたつを,意味を介さない経路としてまとめることができる.したがって,意味を介さず文字形態を音韻形態に直接変換する経路がふたつあるのが二重経路モデル,ひとつしかないのがトライアングル・モデルである.また,二重経路モデルはフロー・ダイアグラムで表現される定性的モデルであり,トライアングル・モデルはシミュレーション可能な計算論的モデルであるという違いもある.しかし,近年では,二重経路モデルをコンピュータ上に実現し,シミュレーションを可能にしたDRC(Dual-Route Cascaded)モデルも提案されている[10,11].

意味を介する音読については後述するものとして,ここではまず,文字形態を音韻形態に直接変換する過程について論ずる.図5は,文字符号から音韻符号を計算する並列分散処理型モデルの一つ(Plaut, McClelland, Seidenberg, & Patterson[12] Simulation2:以下,著者の頭文字をとり,PMSP-Sim.2と記す)で,トライアングル・モデル(図3)の底辺部にあたる.

ネットワークは,文字符号を入力する文字層(図5のOrthography)と,音韻符号を出力する音韻層(Phonology),そしてこの2層の間に介在する中間層(Intermediate)の3層からなる階層型ネットワークで,各層間のユニットはすべて結線で結ばれている.彼らは英語の単音節語がひとつの母音とその前後の子音から構成されていることに注目して,文字レベルと音韻レベルの各々に表1に示すような3つのクラスター(頭子音,母音,尾子音)を用意し,各クラスター内の各要素にひとつのユニットを割り振った.たとえば,MAKEの音韻

表 1 ネットワークで用いられた，音韻と文字の表現法

	音韻
頭子音	s S C　z Z j f v T D p b t d k g m n h　l r w y
母音	a e i o u @ ^ A E I O U W Y
尾子音	r l　m n N　b g d　p s k s t s　s z　f v p k　t　S Z T D C j

	文字
頭子音	Y S P T K Q C B D G F V J Z L M N R W H CH GH GN PH PS RH SH TH TS WH
母音	E I O U A Y AI AU AW AY EA EE EI EU EW EY IE OA OE OI OO OU OW OY UE UI UY
尾子音	H R L M N B D G C X F V J S Z P T K Q BB CH CK DD DG FF GG GH GN KS LL NG NN PH PP PS RR SH SL SS TCH TH TS TT ZZ U E ES ED

/@/：in CAT，/^/：in CUP.
各要素は，ひとつのユニットに対応する．Plaut ら[12]を修正．

符号/mAk/を，頭子音クラスターの/m/ユニット，母音クラスターの/A/ユニット，尾子音クラスターの/k/ユニットの活性状態が1で，他のすべてのユニットの活性状態が0という活性化パターンで表現した．このように，ひとつの対象をひとつのユニットで表すのではなく複数のユニットの活性化パターンにより符号化したものを分散表現という．

このネットワークに単語を入力すると対応する文字ユニットが活性化され，その活性値が結線を介して中間層，音韻層のユニットに伝えられる．この過程で，文字符号から音韻符号が計算される（計算方法の詳細は，99～101頁で述べる）．学習前の各結線の強度には，ランダム値が与えられている．このため，ネットワークははじめ入力された文字列に対し，でたらめな音韻列を出力する．しかし，学習——ネットワークの実際の出力と望ましい出力とのずれをできるだけ最小にすること——によって，その文字列に対応する正しい音韻列を出力するようになる．この手法のひとつが誤差逆伝搬学習規則（error back-propagation learning rule）[13]と呼ばれる学習アルゴリズムであり，文字層から中間層，中間層から音韻層における各ユニット間の結線の強度を繰り返し変更・調節することによって，ネットワークの出力誤差を徐々に小さくしていく．

ネットワークの学習に単語の出現頻度を反映させる方法は2種類ある．ひとつは単語を実際の出現頻度と比例する回数だけネットワークに提示して学習させるものである[7]．しかし，この方法では低頻度語の学習機会を十分確保するのに，かなり多くの学習回数が必要となる．そこで Plaut ら[12]は，結合強度の変更量を各単語の出現頻度値に比例させた．この手続きは学習時に頻度値と比例する回数だけ単語を提示する手続きと機能的に等価であり，なおかつ学習回数を大幅に削減できる．

約3,000語の学習を1,300回行ったネットワークに頻度と規則性を操作した単語リスト[5]を提示した結果，ネットワークの出力誤差に，(i) 規則性効果，(ii) 頻度効果，(iii) 頻度×規則性の交互作用があった（図6）．出力誤差とはネットワークが出力した音韻符号と正解との差であり，Cross Entropy[14]という値で表される．この出力誤差が小さいほど音読潜時が短いとみなせば，ネットワークは人間の音読潜時における単語属性効果（図1）をうまく再現し

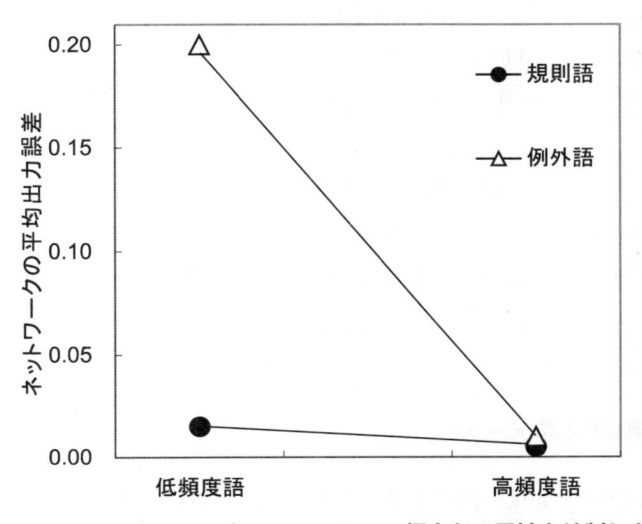

図6 PMSP-Sim.2 のネットワークに，頻度と一貫性を統制した単語リストを提示した際の平均出力誤差
ここでは，誤差を Cross Entropy[14]で定義している．Plaut ら[12]を修正．

たといえる．さらに，学習していない非語に関しても，たとえば，McCann & Besner[15]で用いられた非語に対する正答率は85.0%であり，人間の成績と同じ程度（88.6%）であった．

この結果から，文字符号から音韻符号を直接計算する過程において二重経路モデルのようにふたつの経路（バイパス経路と非語彙経路）を想定しなくても単一の経路だけで人間の音読結果を再現できることが示された．ネットワークは共通のユニット群，結線群，および計算方法を用いて，規則語，例外語，非語を処理する．これらの語のいずれかに特化した構造はネットワークのどこにも存在しない．つまり，同じ構造と計算原理によって規則語と例外語と非語を処理しているのである．このようなネットワークがいかにして文字列を処理しているのかは，99〜101頁で述べる．

2.2. 日本語話者の研究

漢字，仮名を併用する日本語の文字体系はアルファベットからなる英語圏の文字体系とは異なる．そこでまず，規則性効果，頻度効果などの単語属性効果や，二重経路モデル，あるいはトライアングル・モデルなど英語圏で発展した知見が日本語にも当てはまるのかが問題となる．

直観的には，仮名は文字と読みの対応が規則的なため仮名単語は英語の規則語に，仮名無意味綴りは英語の非語に相当すると考えられる．一方，漢字には複数の読みがあり文字と読みの対応が不明確なため，漢字単語は英語の例外語に相当するとみなされる．さらに，英語では書記素と音素の対応に例外があるのに対し仮名文字と拍の対応には例外がない（ただし，

「は」，「へ」は助詞の場合と，それ以外では読みが異なる）．また漢字には読みの規則に相当するものが見当たらない．以上のことから，古典的二重経路モデルを日本語の文字体系に導入する場合，「漢字は語彙経路で，仮名は非語彙経路で処理される」と考えられることが多いようである．

しかし以下に示すように，日本語話者の健常データはこのような直観的図式化を必ずしも支持しない．二重経路モデルで考えた場合でも，漢字，仮名とも，語彙経路，非語彙経路の双方で処理されると想定しなければならないことが示唆されている．そればかりか，並列分散処理型モデルによるシミュレーションでは，このようなモデルが日本語にも適用可能であることが提言されている．

1) 日本語話者の健常データ

Hino & Lupker[16]は，頻度（高頻度語，低頻度語）と表記（漢字，カタカナ）を操作した刺激リスト（高頻度漢字語，低頻度漢字語，高頻度カタカナ語，低頻度カタカナ語からなる）を用いて健常成人の音読実験を行った．その結果，(i) 仮名単語に比べ漢字単語の音読潜時は長く，誤読率が高かった（表記効果）．また，(ii) 漢字語，仮名語とも高頻度語に比べ低頻度語の音読潜時は長く，誤読率が高かった（頻度効果）．さらに，(iii) 音読潜時における表記効果は低頻度語で顕著で，頻度効果は漢字語で顕著であった（頻度×表記の交互作用）．カタカナ語で頻度効果があったことから，二重経路モデルで考えた場合，カタカナ語にも語彙経路の処理を想定しなければならないことがわかる．

Besner & Hildebrandt[17]は，カタカナ語（例：アイロン），通常漢字で書かれる単語をカタカナ書きしたもの（例：アンテイ），カタカナ非語（例：アイカク）の音読潜時を比較した．「アイロン」は文字形態も音韻形態も単語であり，「アイカク」は文字形態も音韻形態も非語である．一方「アンテイ」の音韻形態は単語であるが，文字形態は，通常見かけないものであり，文字形態の語彙性（単語としてのステータス）は単語というより非語に近い．このような文字列を同音擬似語（pseudohomophone）という．また「アイカク」のように文字形態，音韻形態とも非語である文字列を非同音非語（nonhomophonic nonword）と呼ぶ．

仮名文字列が非語彙経路によってのみ処理されるのであれば，「アイロン，アンテイ，アイカク」の音読潜時に差はないはずである．しかし実験の結果，音読潜時はアイロン，アンテイ，アイカクの順で長くなった．音読潜時における単語と非語の差は語彙性効果（lexicality effect）と呼ばれる．カタカナ語とカタカナ同音擬似語は，音韻形態は単語だが文字形態についてはカタカナ語は単語であり，カタカナ同音擬似語は非語である．したがって，両者の音読潜時の差は文字形態の語彙性効果（orthographic lexicality effect）といえる．また，カタカナ同音擬似語とカタカナ非同音非語の違いは同音擬似語効果（pseudohomophone effect）と呼ばれる．

二重経路モデルで考えた場合，文字形態の語彙性効果を説明するにはカタカナ語の文字形態が文字入力辞書（図2参照）に記載されていると考えなければならない．一方，文字入力辞

書に記載されていないカタカナ同音擬似語やカタカナ非同音非語は非語彙経路で処理される．したがって，同音疑似語効果を説明するには音韻出力辞書に記載された単語の音韻形態が，非語彙経路からの出力に影響を及ぼすと考えなくてはならない．Besner & Hildebrandt[17]の結果からも，カタカナ語にも語彙経路の処理を想定する必要があることがわかる．

一方，仮名と異なり，漢字には通常，複数の読みがある．たとえば，2字熟語における個々の漢字の読みは「家庭，家来，家柄，家主」のように熟語によって異なる．また「雪崩」のように単語全体の読みは特定できるが，個々の文字の読みを特定できない熟字訓も存在する．これらのことから，漢字熟語は語彙経路によって処理されると考えられることが多い．しかし「議題」のように読みがひと通りの文字からなる熟語も存在する．このような熟語では文字ごとに読みを決められるので，非語彙経路による処理も可能である．

われわれはこの点に注目し，漢字の読みを集計することにより読みの一貫性（consistency[18]）と呼ばれる属性を定義し，その影響を検討した[19]．われわれはまず，岩波国語辞典第四版[20]の見出し語にある漢字2字熟語約31,000語について，漢字ごと，文字位置別に読みを集計した．たとえば，1文字目が「歌」である単語は30語ある．そのうち，「歌」を/ka/と読む単語が23語あり，/uta/と読む単語が7語あるので，/ka/を典型的読みと定義した．この集計に基づき，漢字2字熟語を以下の3つに分類した．(i) 一貫語（consistent word）：「満開」のように，2字熟語を参照する限り読みがひとつしかない漢字，すなわち読みが一貫している漢字で構成されるもの，(ii) 非一貫典型語（inconsistent-typical word，以下，典型語）：「歌手」のように，個々の文字には複数の読みがあるが，その単語では典型的読みが正答となるもの，(iii) 非一貫非典型語（inconsistent-atypical word，以下，非典型語）：「歌声」のように，非典型的読みが正答となるもの，そして，単語頻度（高頻度語，低頻度語）と一貫性（一貫語，典型語，非典型語）を操作した120語からなる刺激リストを作成し，健常成人20人を対象とした音読実験を行った．単語の頻度値は，国立国語研究所[21]より得た．その結果，(i) 一貫語，典型語，非典語の順で音読潜時が長く（一貫性効果），(ii) 一貫語，典型語，非典語とも高頻度語に比べ低頻度語の音読潜時が長く（頻度効果），(iii) 頻度×一貫性の交互作用があった（図7）．

漢字熟語が語彙経路のみで処理されるとすれば，単語中の文字の属性である一貫性の影響はないはずである．したがって，二重経路モデルで一貫性効果を説明するには漢字語にも非語彙経路による処理を想定しなければならない．その場合，非語彙経路は個々の漢字の読みを度数分布に従って出力すると考えられる．たとえば，「歌」ならば/ka/を23/30の確率で，/uta/を7/30の確率で出力するとすれば，一貫語，典型語，非典型語の差を説明できる．

さらにわれわれは，漢字2字非語における一貫性効果を検証した[19]．この実験では，先の2字熟語の音読実験に用いた熟語の文字対を組み替え，たとえば，「歌声」と「極上」から，非語「歌上」を作成した．また非語「歌上」の読みとしては，/kajoo/, /utaue/, /utagami/など，各構成文字に対し熟語のなかで出現する読み，および漢和辞典に記載された読みの組み合わせすべてを正答とした．さらに，「歌上」のように複数の読みをもつ漢字から構成され

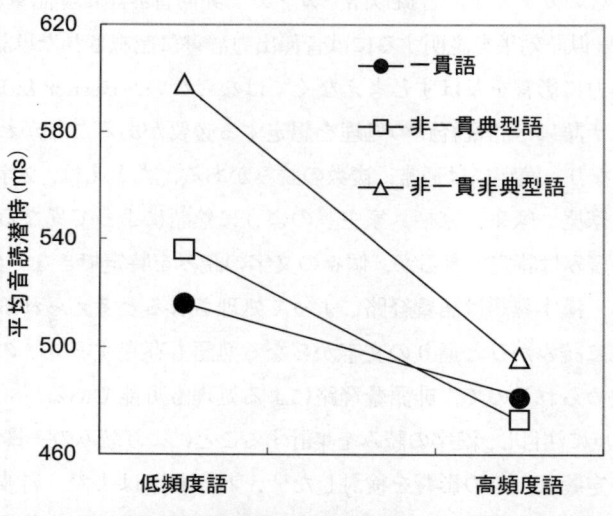

図7 漢字熟語の音読潜時における頻度，一貫性効果[19]

る非語では，各文字には主に熟語での典型的読みが割り当てられると予測した．そこで非語を構成する文字の読みの一貫性を，典型読みをする単語の割合（「歌」については23/30）で定義し，非語を以下の3つに分類した．(i) 一貫非語 (consistent nonword)：「満送」のように，読みがひとつしかない漢字で構成されるもの，(ii) 非一貫偏向非語 (inconsistent-biased nonword, 以下, 偏向非語)：「歌上」のように，典型的読みをする単語の割合が高い文字で構成されるもの，(iii) 非一貫あいまい非語 (inconsistent-ambiguous nonword, 以下, あいまい非語)：「仲女」のように典型的読みをする単語の割合が低い文字（「仲」については7/13）で構成されるもの．そして，非語を構成する文字の文字頻度（高頻度，低頻度），一貫性（一貫非語，偏向非語，あいまい非語）を操作した120非語からなる刺激リストを作成し，健常成人20人を対象とした音読実験を行った．その結果，平均誤答率は11.2%で，一貫非語に比べ偏向非語やあいまい非語の誤読率は大きく，一貫非語や偏向非語に比べあいまい非語の音読潜時が長いことが示された．さらに非典型的な読みをした被験者の割合は，一貫非語，偏向非語，あいまい非語の順で大きくなった．

二重経路モデルで考えた場合，漢字非語は語彙経路では処理できない．したがって，非語が読めることから（正答率88.8%）漢字にも非語彙経路の処理が存在することがわかる．しかも，単語の場合と同様，非語彙経路は個々の漢字の読みを，読みの度数分布に従って出力すると考えられる．

ここで注意すべきは，たとえば「満送」の「満」，「送」がふたつの単語として語彙経路で処理された可能性である．漢字は形態素文字で個々の文字が意味をもつが，漢字1文字は必ずしも単語であるとはいえない．たとえば，「満/maN/」，「満たす/mitasu/」，「送る/okuru/」は単語で，語彙経路に記載があるはずだが，「送/sou/」は記載されていないはずである．なぜなら，音声言語を考えた場合，"送る"という意味で，/sou/という音韻を，単独で用いる

ことはないからである．したがって，「送」は語彙経路では処理できないと考えられる．

一方，「歌上」については「歌」，「上」とも語彙経路に記載があると考えられる．これらが語彙経路で処理された場合，「歌」については/uta/が出力され，「上」については/ue/, /kami/, /joo/のいずれかが出力されるはずである．しかし，この非語を正しく読んだ19人の被験者のうち18人は「歌上」を/kajoo/と読んでいた．「歌上」がふたつの1文字単語として語彙経路で処理されるとすれば，/utaue/, /utakami/, /utajoo/と読まれるはずであるから，語彙経路による処理では，実験結果を説明できない．

われわれはこの分析をさらに進め，非語音読の実験に用いたすべての非語の各文字について文字と読み（もっとも多くの被験者が選んだ読み）の語彙性を調べた．漢字1文字の語彙性はあいまいであるため国語辞典[22,23]の見出し語として記載されているか否かにより，操作的に定義した．その結果，各文字が1文字単語として読まれたといえる非語は全体の31.7%しかなかった．したがって，個々の文字を語彙経路で処理する方略では非語音読の正答率88.8%を説明できない．

このように漢字熟語，漢字非語の音読実験の結果から二重経路モデルで考えた場合，「漢字語は語彙経路，非語彙経路の双方で処理され，漢字非語は非語彙経路で処理される」ことが示された．

またWydell[24]らは，音読み熟語（「資格」や「家屋」など各文字の読みが音読みとなっている熟語）に比べ訓読み熟語や熟字訓の音読潜時が長く誤答率も高いこと（音訓効果）を見いだした．さらにKondo & Wydell[25]は，熟語の各文字の「読みの妥当性」（漢字の読みのもっともらしさの評定値）が低くなると音読潜時が長くなること（読みの妥当性効果）を報告している．一貫性，音訓，読みの妥当性はいずれも単語中の文字の属性であるため，非語彙経路の処理を想定しなければこれらの効果を説明できない．

以上，健常成人における仮名文字列，漢字文字列の音読データから，「漢字は語彙経路，仮名は非語彙経路により処理される」とする古典的二重経路モデルは妥当でないことがわかる．少なくとも，「漢字文字列，仮名文字列とも単語は語彙経路と非語彙経路の双方で処理され，非語は非語彙経路で処理される」とする二重経路モデルを考えなくてはならない．

2） 日本語話者のモデル

ここでは，並列分散処理型モデル[7,12]が，日本語，とくに漢字語に適用できるか否かを検討する．そのため，われわれは，PMSP-Sim.2（図5）と同じような構造で，漢字語の文字符号から音韻符号を計算するネットワークを構築した[26]．そして，このネットワークにより，健常成人の音読のシミュレーションを行った．

図8にネットワークの構造を示す．ネットワークは3層で構成され，文字層512ユニット，音韻層198ユニット，中間層100ユニットからなる．学習アルゴリズムには，誤差逆伝搬学習規則[14]を用い，学習時における結線の強度の変化量は，各単語の頻度に比例させた（92頁を参照）．

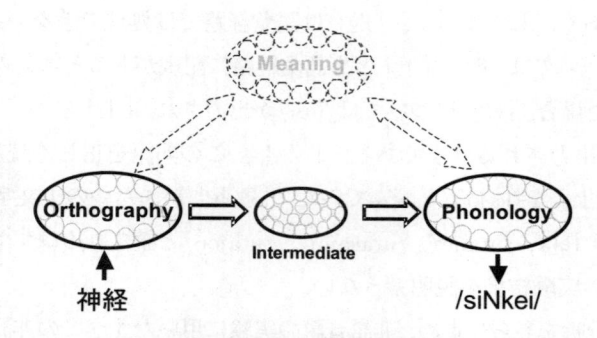

図 8　Ijuin ら[26]の漢字の文字符号から音韻符号を計算するネットワークの構造
図の点線で描かれている部分は，構築されていない．

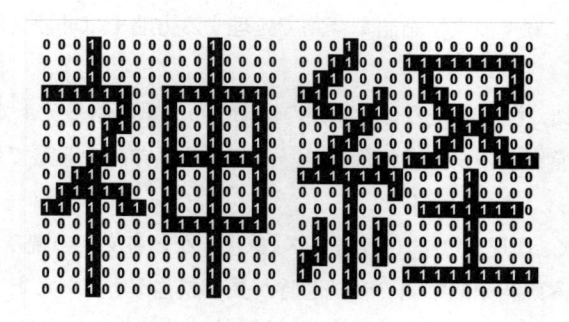

図 9　シミュレーションで用いた入力表現例（神経）

表 2　シミュレーションで用いた出力表現例（/siNkei/）

	26 子音								5 母音						促音	撥音
	@	k	s	t	n	h	...	w	a	i	u	e	o		Q	N
/si/	0	0	1	0	0	0	...	0	0	1	0	0	0		0	0
/N/	0	0	0	0	0	0	...	0	0	0	0	0	0		0	1
//	0	0	0	0	0	0	...	0	0	0	0	0	0		0	0
/ke/	0	1	0	0	0	0	...	0	0	0	0	1	0		0	0
/i/	1	0	0	0	0	0	...	0	0	1	0	0	0		0	0
//	0	0	0	0	0	0	...	0	0	0	0	0	0		0	0

@：空音素

　学習に用いた単語は，岩波国語辞典第四版[20]の見出し語にある漢字 2 字熟語約 31,000 語中，頻度 5 以上（国立国語研究所[21]）のもの 4,136 語である．入力である文字列の表現には通常のコンピュータ・ディスプレイで用いられている漢字フォントのグリッド・パターン（一文字あたり 16 × 16 ドット）を用いた（図 9）．また出力である読みの表現には各文字に対応する読みを音素記号を使って分散的に表現した（表 2）．
　900 回学習した後のネットワークは学習単語 4,136 語中，4,128 語の音韻符号を正しく出力できた（正答率 99.8%）．間違えた単語はすべて同じ文字列がふたつの読みをもつもの（大人

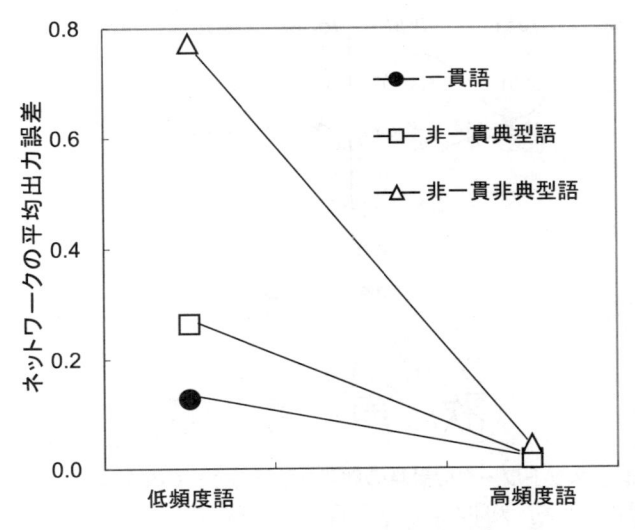

図10 Fushimiら[19]の頻度と一貫性を操作した単語リストをネットワークに提示した際の平均出力誤差[26]．誤差は，Cross Entropy[14]で定義．

→/otona/, /taijiN/) であった．これらの単語に対してネットワークは頻度の高い方の読み（/otona/)，あるいは，候補となっている読み方が混ざったもの（/otojiN/）を出力した．

このネットワークに頻度と一貫性を操作した120語の刺激リスト[19]を提示した際の出力結果を図10に示す．ネットワークの出力誤差には，(i) 一貫性効果，(ii) 頻度効果，(iii) 頻度×一貫性の交互作用があった．出力誤差が小さいほど音読潜時が短いとみなせば，人間の結果（図7）とほぼ一致する．これらのことから，並列分散処理型モデルが，漢字語の音読を学習することが可能で，さらに，健常成人にみられた単語属性効果を再現することがわかった．

ここで，ネットワークがどのようにして単語を読んでいるのかを理解するため典型語（歌手，歌謡）と非典型語（歌声）を読む，図11のようなネットワークを構築した．このネットワークは非常に単純化されており，また入出力表現も先に示したものとは異なるが基本的な計算原理は同じである．

文字層には，漢字の「歌」，「声」，「手」，「謡」に対応するユニットを用意し，音韻層には各文字の読み，/uta/, /ka/, /goe/, /Su/, /yoo/に対応するユニットを用意した．また，正しい読み方を学習できるように文字層と音韻層の間に，ふたつのユニットからなる中間層を用意した．このネットワークに前述の学習規則を用いて，「歌声」，「歌手」，「歌謡」の読みを学習させた．図11の矢印上の値は学習終了時の結線の強度値である．また図中のユニット上の値はバイアス値と呼ばれるもので，閾値（学習により正の値も負の値も取り得る）の働きをする．学習により，3つの単語を読むための知識は結線の強度値とバイアス値のなかに分散して蓄えられたことになる．

たとえば，表3の1行目のようにネットワークに「歌声」を入力する場合，「歌」と「声」に対応するユニットの活性値を1にすることで，「歌声」の文字符号が表現される．中間層の

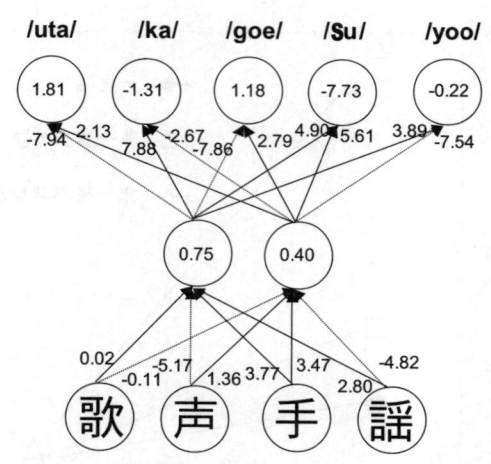

図 11　ネットワークの計算の理解を助けるための単純なネットワーク
丸が処理ユニット，矢印がユニット間の結線を表す．ユニット上の数値は各ユニットのバイアス値，結線上の数値は結合強度であり，実線矢印は正の，点線矢印は負の強度を表す．

表 3　学習が終了したネットワークに単語を入力した際の各ユニットの活性値

	文字ユニット				中間ユニット		音韻ユニット				
	歌	声	手	謡			/uta/	/ka/	/goe/	/Su/	/yoo/
歌声	1	1	0	0	0.00	0.83	0.97	0.03	0.97	0.05	0.00
歌手	1	0	1	0	0.99	0.98	0.02	0.98	0.02	0.93	0.02
歌謡	1	0	0	1	0.97	0.01	0.00	1.00	0.00	0.05	0.97

右側のユニットは，「歌」と「声」との間にそれぞれ強度が -0.11，1.36 の結線をもつので，$-0.11 \times 1 + 1.36 \times 1$ の入力を受ける（「手」と「謡」からは，活性値が0であるため，入力は来ない）．この入力とバイアス値から中間層の右側のユニットの活性値 0.83 が決まる．中間層の左側のユニットの活性値も，同様に決定される．さらに，同じ計算方法で中間層ユニットの活性値から音韻層ユニットの活性値が計算される．その結果，音韻層では，/uta/, /goe/ の活性値が高まる．こうして，「歌声」という単語は文字層では $(1, 1, 0, 0)$，中間層では $(0.00, 0.83)$，音韻層では $(0.97, 0.03, 0.97, 0.05, 0.00)$ という符号で表現される．また，音韻符号は正解の $(1, 0, 1, 0, 0)$ ではなく，誤差を含んでいることがわかる．

このようにして，文字層のユニットの活性は音韻層に伝えられるが，その過程で，結線の強度とユニットのバイアス値により，文字符号から音韻符号が計算されるのである．「歌声」や「歌謡」についても計算方法は同じであり，ネットワークは，同じ「歌」という文字を「歌手」，「歌謡」の場合には/ka/と読み，「歌声」の場合には/uta/と読むことができる（表3）．また，表3には示していないが，学習されていない「声手」という非語が入力されても，単語の学習時に獲得した結線の強度値とユニットのバイアス値を用いて，同じ計算が行われる．

つまり，ネットワークは単一の原理で典型語，非典型語，非語を処理するのである．

　図8のような並列分散処理型モデルが人間にみられる頻度・一貫性効果を再現できる理由として，以下のことが考えられる．文字符号から音韻符号への計算を学習する過程において，ユニット間の結線の強度はネットワークの出力と正解との誤差を減じるように変化する．学習時にはこの変化量を単語の出現頻度に比例させているため，高頻度語ほど出力誤差は小さくなる．出現頻度はネットワークのパフォーマンスにいちばん影響を与える要因である．さらに，入出力パターンがそれぞれ類似する単語間では学習時における結線の強度の変化も類似する．たとえば，同じ文字（例：満）を共有しており，かつ，それが同じ読みをする一貫語（例：満開，満員，満足）では，結線の強度の変化は隣接語（同じ文字を同じ位置にもつ単語群）間で似通ったものになる．よって，ある単語の学習が，その他すべての隣接語を読む助けとなる．

　次に，同じ文字（例：歌）を共有していても，単語によって読み方が変わる非一貫語について考えてみる（A群：歌手，歌謡，歌曲，B群：歌声，歌姫）．学習時における結線の強度の変化は，A群のなかでは互いに似通ったものになる．B群についても同様である．しかし，結線の強度の変化はA群とB群で大きく異なり，A群のある単語における結線の強度の変化はB群の単語を読む時の助けにはならない．逆についても同じことがいえる．したがって，読みが同じである隣接語が多い典型語，すなわちA群では，他の単語からの助けが大きく，一方，読みが同じである隣接語の少ない非典型語，すなわちB群では他の単語からの助けが小さくなる．このことから，一貫語，典型語，非典型語の順で誤差が大きくなると考えられる．しかし高頻度語では，学習時における結線の強度値の変更が大きく，隣接語の学習による結線の強度値の変更の影響を受けにくい．このため，一貫性効果は低頻度語だけに認められる[12]．

　上記のメカニズムにより，図8のネットワークは人間の音読を再現したと考えられるが，このネットワークには問題点もある．ネットワークに，Fushimiら[19]で用いた120の非語を提示したところ，正答率は7.5%しかなく人間の成績（88.8%）に遠く及ばなかった．非語（例：開員）の音読成績は，学習単語中の隣接語（例：開始，教員）の数に依存する[27]．漢字の数は非常に多いため約4,000語の学習単語を見た場合，非語リストの文字の平均隣接語数は6語しかない．非語の成績を人間並みに上げるには学習単語の数を増やす必要がある．

2.3. 意味の関与

　二重経路モデル（図2）やトライアングル・モデル（図3）では，文字形態から意味を介して音韻形態が決まる過程が想定されている．近年の研究から，健常成人の音読に単語の意味が関与することがしだいに明らかになってきた．

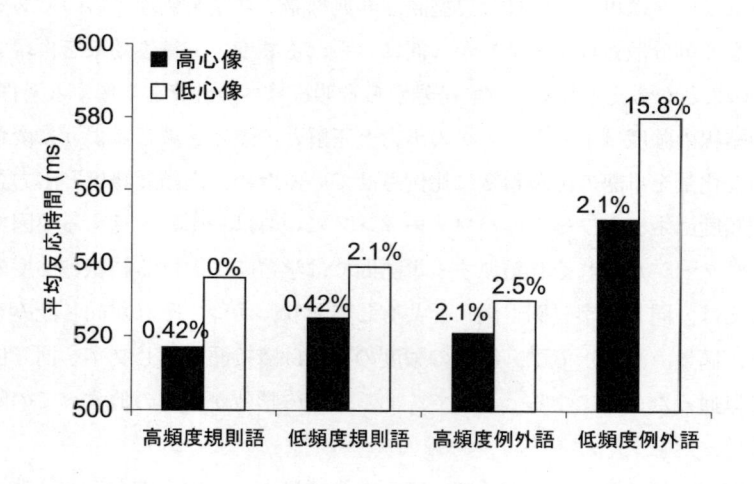

図 12　英語の音読における頻度，規則性，心像性効果
Strain ら[29] より作成．図中の%は誤読率．

1） 英語話者の研究

　単語の意味に関する変数としては心像性があげられる．心像性とは「単語から心的イメージを想起する際の難易度の評定値」で，apple，boy，car などの単語の心像性は高く，answer，belief，chance などの単語の心像性は低い[28]．Strain ら[29]は，健常成人を対象として出現頻度（高頻度語と低頻度語），規則性（規則語と例外語），心像性（高心像語と低心像語）を操作した刺激リストを用いて音読実験を行った．その結果，音読潜時，誤読率において規則性効果，頻度効果，および頻度×規則性の交互作用があった．それに加え，高心像語に比べ低心像語の音読潜時が長く誤読率が高かった（心像性効果）．さらに心像性効果は低頻度例外語でのみ認められた（図12）．

　二重経路モデル（図2）で考えた場合，心像性の高い単語では意味経路からの出力が速いと仮定される．また，意味経路とバイパス経路の出力のどちらか速い方が語彙経路の出力となると仮定される．その上で，二重経路モデルによる頻度効果，規則性効果，頻度×規則性の交互作用の説明を考えれば，語彙経路からの出力がもっとも遅い低頻度低心像語で規則性効果が大きくなることがわかる．これを心像性の観点から見れば，図12 からもわかるように低頻度例外語で心像性効果がもっとも大きくなることになる．このように，二重経路モデルでも，Strain ら[29]が示した頻度×規則性×心像性の交互作用を説明することは可能である．

　一方，トライアングル・モデル（図3）では，文字，音韻，意味レベルの符号はそれぞれ他の符号から徐々に計算される．そのため音読には，（i）文字符号から音韻符号を直接計算する過程（以下，このような計算過程を，文字→音韻のように記述する），（ii）文字符号から意味符号を計算し，そこから音韻符号を計算する過程（文字→意味→音韻），さらに（iii）文字符号から音韻符号を計算し，そこから計算される意味符号を用いて音韻符号を再帰的に計算

する過程（文字→音韻→意味→音韻）などが関与する．もちろん，これらの計算は並列的に行われるので，(ii) における文字→意味の結果が，(iii) の文字→音韻→意味→音韻の意味の部分に影響を及ぼすなど，複雑な相互作用もある．

　Strain ら[29]は上記の仮定に加え，後述するように（127 頁を参照），高心像語には豊富な意味属性があるため，意味符号の計算が容易になると仮定した．そして健常成人の音読にみられた頻度×規則性×心像性の交互作用を以下のように説明した．(i) 規則語や高頻度語は文字→音韻が速く，発話に充分な音韻符号が即座に計算される．(ii) 低頻度例外語では文字→音韻が遅いため，音韻符号の計算に意味→音韻が関与する猶予が生じる．(iii) 高心像語の意味符号は低心像語の意味符号より計算しやすいため，高心像語では意味→音韻の影響が強い．したがって，低頻度例外語でのみ心像性効果が生じる．

　ただしトライアングル・モデルは文字→意味→音韻，文字→音韻→意味→音韻などを想定するので，現在のところ，いずれが心像性効果の基盤となるのかは不明である．

　心像性以外の意味変数としては多義性が知られている．たとえば英語では，BANK という単語には，「銀行」という意味と「堤防」という意味がある．ここでは，複数の意味をもつ単語を多義語，単一の意味しかない単語を一義語と呼ぶことにする．Hino & Lupker[30]は頻度（高頻度語，低頻度語）と多義性（多義語，一義語）を操作した刺激リストを用いて音読実験を行った．その結果，(i) 多義語に比べ，一義語の音読潜時が長い多義性効果，(ii) 頻度効果，および (iii) 頻度効果×多義性の交互作用があった．Hino ら[30]はトライアングル・モデルの文字→音韻→意味→音韻の再帰的計算に言及し，多義性効果を以下のように説明した．多義語では音韻符号から異なる複数の意味符号が計算され，複数の意味符号からひとつの音韻符号が再帰的に計算される．複数の意味符号からの再計算による寄与はひとつの意味符号からの再計算による寄与より大きいため，音韻符号の計算が一義語より多義語で容易となる．このような効果は文字→音韻の計算が遅い低頻度語でしか起こらない．

　心像性効果や多義性効果から，単語の音読に意味が関与することが示される．これらの効果は二重経路モデルでも説明できるが，ここで紹介したトライアングル・モデルによる説明も興味深い．

2） 日本語話者の研究

　漢字は個々の文字が意味をもつ形態素文字であるため，「歌」や「声」などの 1 文字単語では文字形態から意味形態を介し音韻形態が決まると考えられることがある．「歌声」などの熟語についても同様である．したがって，二重経路モデルを考えた場合，漢字語の語彙経路処理では意味経路の処理が重要視されることが多い．いいかえれば，漢字語では文字形態から意味が理解され，その意味から音韻が決まると考えられるようである．一方，仮名語の音読に意味の関与が想定されることは少なく，むしろ音韻形態が決まった後にそれに基づき意味が理解されると考えられる．

　日本語話者の漢字音読実験およびシミュレーション研究（93 頁を参照）で述べたように，

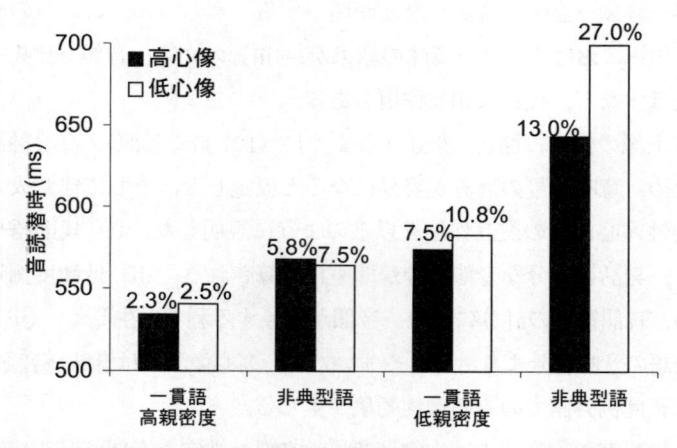

図 13 漢字熟語の音読における親密度，一貫性，心像性効果（伏見ら[31]）．図中の％は誤読率．

われわれは漢字熟語の音読における一貫性効果を検証し，(i) 二重経路モデルで考えた場合，漢字にも非語彙経路の処理を想定する必要があること，(ii) 意味レベルをもたない並列分散処理型モデルで健常成人の音読における一貫性効果，頻度効果，頻度×一貫性の交互作用を再現できることを示した．しかし，これらのデータは漢字における意味の関与を否定するものではない．そこでわれわれは漢字熟語の音読における意味の関与を検討するために，親密度（高親密度語と低親密度語），一貫性（一貫語と非典型語），心像性（高心像語と低心像語）を操作した音読実験を行い，漢字熟語の音読における意味の関与を検討した[31,32]．一貫性は岩波国語辞典第四版[20]より算出した．親密度値は近藤，天野[33]，心像性値は佐久間ら[34]より得た．実験の結果，音読潜時に一貫性効果，親密度効果，親密度×一貫性の交互作用，および心像効果があり，心像性効果は低親密度非典型語のみ認められた（図13）．この結果は Strainら[29]に類似する．

一方，カタカナ文字列の音読における意味の関与を示す報告もある．カタカナは外来語に用いられるが，日本人は/r/と/l/の区別をしないため FORK と FOLK から「フォーク」という多義語が生じることなどがある．Hino ら[35]は，カタカナ語を用いて頻度（高頻度語と低頻度語）と多義性（多義語と一義語）を操作した刺激リストを用いて音読実験を行った．その結果，多義語に比べ一義語の音読潜時が長い多義性効果があった．さらに日野[36]では，頻度×多義性の交互作用があった．またカタカナ語をひらがな書きにした場合も，頻度×多義性の交互作用があった．ひらがな書きされたカタカナ語は通常見かけず，トライアングル・モデルで考えた場合，文字→意味→音韻が寄与するとは考えにくい．したがって，多義性効果は文字→音韻→意味→音韻の再帰的計算において生じると考えられる．

意味変数を操作した音読実験の報告はまだ少なくさらなる研究が必要であるが，漢字熟語のみならずカタカナ語でも音読に意味が関与するデータが蓄積されつつある．以上の結果から，漢字文字列においても仮名文字列においても非語彙経路，バイパス経路，意味経路が関

与する二重経路モデルや，トライアングル・モデルを想定する必要が示唆される．

3. 失読研究：表層性失読・音韻性失読・深層性失読

　失読には，純粋失読（pure alexia）や失読失書（alexia with agraphia）など失語をともなわない失読症状と，失語に起因すると思われる失読（以下，失語をともなう失読と記す）がある．この観点からは，認知神経心理学は主として失語をともなう失読を対象としてきた．もちろん純粋失読も認知神経心理学の対象ではあるが[37,38]，ここでは表層性失読（surface dyslexia），音韻性失読（phonological dyslexia），深層性失読（deep dyslexia）といった，失語をともなう失読を取り上げる[*3]．

　一般的に，図2のようなモジュール型の認知モデルでは「個々のモジュールやモジュール間の連絡路は別々に損傷され得る」と仮定される．モデルの妥当性を示すという観点から，個々のモジュールや連絡路の損傷を示唆する機能的二重乖離が注目される．

　二重経路モデル（図2）では，語彙経路は規則語，例外語とも単語なら処理できるが，非語は処理できない．一方，非語彙経路はGPC規則に基づき書記素列を音素列に変換するので規則語，非語なら処理できるが，例外語には誤って規則的な読みを出力する．語彙経路，非語彙経路それぞれの損傷に対応する機能的二重乖離現象として，表層性失読[39]と音韻性失読[40]が知られている．

　表層性失読は規則語や非語は音読できるが例外語が読めず，例外語に規則的な読みをあてはめる規則化錯読（regularization error，例：SWEAT→/swit/）を頻発する．音韻性失読は規則語，例外語とも単語なら音読できるが非語が読めず，非語を類似した単語として読む語彙化錯読（lexicalization error，例：SPEAT→/spik/）をする．二重経路モデルで考えると非語彙経路が保たれたまま語彙経路が損傷されると表層性失読になり，語彙経路が保たれたまま非語彙経路が損傷されると音韻性失読になると考えられる．したがって，表層性失読と音韻性失読は，音読における例外語と非語の機能的二重乖離と考えることができる．また非語が読めないもうひとつの失読症に深層性失読があるが[39]，深層性失読では非語彙経路のみならず語彙経路にも損傷があると考えられている．

[*3] 本章では多くの失読症例を紹介するが，いくつかの箇所で同じ症例に繰り返し言及する場合ある．その際，既出箇所を再度参照しなくとも済むよう，その都度，症例の概略を既述した．しかし，より詳細な記述を再度求める読者のために，既出箇所の頁を振った．

3.1. 表層性失読

1) 英語話者の表層性失読

　二重経路モデルで考えた場合，非語彙経路が保たれたまま語彙経路が損傷されると表層性失読になる．Vanier & Caplan[41]によれば，表層性失読は側頭葉に病巣を示すことが多い．典型的な表層性失読（Type I）は，（i）単語音読に強い規則性効果を示し，規則語に比べ例外語の成績が悪い，（ii）非語は規則語と同じ程度に読める，（iii）誤読のほとんどは規則化錯読である，（iv）音読潜時はほぼ正常である，という特徴を示す[42]．また語彙経路は必ずしも完全に損傷されるわけではないので，例外語でも高頻度語ならば障害が軽く，頻度×規則性の交互作用を示す（例：症例 MP[43,44]）．また語彙経路の損傷がきわめて強いと考えられる症例は，高頻度例外語にも強い障害を示す（症例 KT[45]）．

　これら典型的表層性失読に対し，非典型的表層性失読（Type II）は，（i）例外語に顕著な障害を示すが規則語にも障害を示す，（ii）非語にも障害を示す，（iii）誤読中における規則化錯読の比率は必ずしも高くない，（iv）音読潜時は長く修正反応をともなう，という特徴を持つ[46]．語彙経路の強い損傷に非語彙経路の弱い損傷がともなった場合，非典型的表層性失読になると考えられる．

　一般的に，表層性失読の成立機序は単一ではないといわれる[47-50]．図2のモデルによれば，表層性失読を発現させる語彙経路の損傷には，（i）文字入力辞書の損傷，（ii）意味経路とバイパス経路の複合損傷，（iii）音韻出力辞書の損傷，の3つが考えられる．また意味経路の損傷にも，（iia）文字入力辞書から意味モジュールへの連絡路の損傷，（iib）意味モジュールそのものの損傷，（iic）意味モジュールから音韻出力辞書への連絡路の損傷，が考えられる．表層性失読例のなかにこれらの損傷に対応するものが報告されている．

　Coltheart ら[51]が報告した発達性の表層性失読例 CD は，例外語の音読，読解の双方に障害を示し，規則化錯読した自己の読みに基づき文字単語を理解した（例：BEAR → something to drink, /bir/）．また，聴理解は良好で喚語障害はなかった．したがって，意味モジュールから音韻出力辞書までは保たれており，（i）文字入力辞書の損傷，あるいは（iia）文字入力辞書から意味モジュールへの連絡路とバイパス経路の複合損傷があると考えられる．これに対し Kay ら[48]の報告した表層性失読例 EST では，音読できない例外語の読解が良好であった（例：FOOT → body and its my shoe, /fut/）．また聴理解は良好であったが喚語障害があった．そのため，文字入力辞書から意味モジュールまでは保たれており，（iii）音韻出力辞書の損傷，あるいは（iic）意味モジュールから音韻出力辞書への連絡路とバイパス経路の複合損傷があると考えられる．一方，McCarthy & Warrington[45]が報告した症例 KT，および Bub ら[43,52]が報告した症例 MP は，読解，聴理解，喚語に障害を示した．そのため，（iib）意味モジュールそのものとバイパス経路の複合損傷があると考えられる．

　また，語彙経路は意味経路とバイパス経路に枝分かれしているが，バイパス経路を想定し

なければ，説明できない症例がいる．Schwartz ら[53]が報告した症例 WLP は，重度な読解障害，喚語障害があり意味経路が損傷されていると考えられる．もし語彙経路に意味経路のみが存在するとすれば，この症例は例外語に障害を示し表層性失読を呈すはずである．しかし症例 WLP は理解できない例外語を音読することができた．この症状を説明するためには，意味も規則も介さない音読過程，すなわちバイパス経路を想定する必要がある．同様な症例は近年も報告されている（症例 DRN[54]，症例 DC[55]）．「個々のモジュールや連絡路は独立した機能をもち，別々に損傷され得る」とするモジュール型の認知モデルの仮定は，上記のさまざまな失読症状を説明するのに好都合である．

しかし，モジュールや連絡路の細分化によってもたらされる問題点もある．前述のように，表層性失読の成立機序は多様であるが，二重経路モデル（図2）からは，上述のいずれの成立機序でも典型的な表層性失読が生じ得ると考えられる．しかし近年，典型的表層性失読（Type I）には読解や聴理解の障害，重度の失名辞失語（anomia）を示す症例が多いことが指摘されており[56]，二重経路モデル（図2）では，意味経路とバイパス経路の複合損傷を示す症例に典型例が多い理由を説明できない．

この点で，とくに近年注目を浴びているのが意味性痴呆（semantic dementia）[57]と呼ばれる症例である．長期記憶は一般的にエピソード記憶（episodic memory）と意味記憶（semantic memory）に分類される[58]．前者は「いつ，誰と，どこで，何をした」など，場所や日時などが固有な個別的事象に関する記憶で，後者は「リンゴは木になる赤くて丸い果物で甘酸っぱい味がする」など一般的事象に関する記憶である．アルツハイマー型痴呆が，エピソード記憶，意味記憶をはじめ認知機能全般に進行性の障害を示すのに対し，意味性痴呆は意味記憶に顕著な進行性の障害を示す[59,60]．また意味性痴呆は進行性の失語症状も示すが，音韻構造，統語構造が保たれる流暢型進行性失語であり，Mesulam[61]が報告した非流暢型進行性失語とも異なる．また絵のカテゴリー分類のような非言語性の意味課題にも進行性の障害を示す[60,62]．意味性痴呆の病巣は，両側あるいは左側の側頭葉先端部から側頭葉側部・下部にわたる部位とされるが[63]，PET 研究では，萎縮が認められない側頭葉後部（BA 37/19）にも，活動の低下が認められている[64]．

Patterson & Hodges[65]は進行性の痴呆ないし失語を示す6症例に，頻度（高頻度語，中頻度語，低頻度語）と規則性（規則語，例外語）を操作した刺激リストで音読検査を行った．その結果，いずれの症例でも，正答率に規則性効果，頻度効果，頻度×規則性の交互作用があり，誤読では規則化錯読が優位であった．またこのうち3例では音読潜時も測定されたが，いずれも若年健常者より若干遅い程度であった．さらに，理解課題の障害が重篤な2例は，規則語の成績が他の4例と大きく変わらないにもかかわらず例外語にとくに強い障害を示し，理解障害の重症度と表層性失読の重症度の相関が示された．

さらに Graham ら[66]は，意味記憶の障害と表層性失読の関係を詳細に検討するため，典型的表層性失読を呈す流暢型進行性失語3例において，頻度（高頻度語，中頻度語，低頻度語）と規則性（規則語，例外語）を操作した刺激リストで呼称，読解，音読などの検査を行った．

その結果, 意味性痴呆例（症例 JL, 症例 GC）は, 読解できない単語は呼称も音読もできず, これらの課題が共通の意味記憶を基盤としていることが示された. また例外語に限れば, 理解障害が軽度な症例 FM も含め, 全例, 読解できる例外語は音読できるが, 読解できない例外語は音読できない傾向を示した. また, 読解と音読の相関は規則語には認められなかった. これらのことから, 例外語の音読の可否が, 単語理解に左右されることが示された.

Patterson ら[56]は, 意味性痴呆は意味記憶の障害であるとし, トライアングル・モデル（図3）に基づき, これらのデータを, 以下のように説明している. (i) 低頻度例外語では文字→音韻の効率が悪いため（図6）, (ii) 健常成人でも文字→意味→音韻あるいは文字→音韻→意味→音韻における意味→音韻の寄与が重要となる（102 頁を参照）. したがって, (iii) 意味レベルそのものに損傷があると意味→音韻の寄与が消失し, 低頻度例外語の音読に障害が生じ, 典型的表層性失読が生じる.

また意味レベルそのものに損傷がなくとも, 典型的な表層性失読が生じることもある. Graham ら[66]が報告した上述の症例 FM は, その後, 失名辞失語および表層性失読は進行したが, 絵の関係づけや読解などの意味課題の成績は良好なままであった[67]. このことから症例 FM では, 意味レベルから音韻レベルへの結線の損傷により表層性失読が生じたと考えられる. 意味レベルそのものの損傷にせよ, 意味レベルから音韻レベルへの結線の損傷にせよ, 意味→音韻の消失により典型的表層性失読が生じると考えられる.

二重経路モデル（図2）は, 前述したように, 表層性失読例が, 読解, 聴理解, 喚語課題において示すさまざまな乖離をうまく説明できるが, 意味記憶の障害と典型的表層性失読が共起しやすいことを説明できない. 一方, トライアングル・モデル（図3）は, この共起現象をうまく説明する. しかしバイパス経路をもたないため, 読解障害があるにもかかわらず表層性失読を呈さない症例 WLP[53], 症例 DRN[54], 症例 DC[55]（107 頁を参照）などの症状を説明できないように思える. ところが以下に示すように, トライアングル・モデルの説明力は意外に高い.

2) 英語話者の表層性失読のシミュレーション

トライアングル・モデルに基づくネットワークは, 健常者の音読過程にみられる単語属性効果をうまく再現するだけではない. ネットワークの一部に損傷を加えることにより, 表層性失読[12,46], 音韻性失読[68], 深層性失読[69-72]といった失読症例の示す誤読特徴を再現することができる. そして, 各症状の成立機序の説明は, 二重経路モデルと大きく異なる. ここではまず, トライアングル・モデルの立場から表層性失読の成立機序を考察する.

表層性失読に対するトライアングル・モデルの初期のアプローチ法は, 意味にかかわる部分が構築されていない図5のようなネットワークにおいて, 文字符号から音韻符号を直接計算する文字→音韻を損傷することであった[46]. Seidenberg & McClelland[7]により, 低頻度語や例外語では, 文字→音韻が困難であることが明らかになっていた. それならば, 文字→音韻を損傷する（いくつかの結線を切断したり, いくつかの中間層ユニットを削除する）こと

によって，この計算過程がもっとも苦手とする低頻度例外語の成績が低下し，読み誤りとして規則化錯読が現れると予測できる．この方法で，軽度の表層性失読例 MP[43]（106頁を参照）の症状はうまく再現できた．しかし，重度の表層性失読例 KT[45]（106頁を参照）を再現するため文字→音韻を重篤に損傷すると，例外語だけでなく，規則語や非語の成績まで低下してしまった（Patterson ら[46]，Plaut ら[12] Simulation4-1：以下 PMSP-Sim.4-1 と記す）．このように，文字→音韻の損傷だけで表層性失読を説明することは難しい．

トライアングル・モデルの最大の特徴は，文字・音韻・意味の各レベル間における並列的，かつ双方向的な計算過程にある．たとえば，音韻レベルに注目した場合，音韻符号の計算には文字→音韻の他に，文字→意味→音韻，あるいは，文字→音韻→意味→音韻などが関与する．音韻レベルでは，文字→音韻の計算結果と意味→音韻の計算結果が加算され，音韻符号が計算される．したがって，音韻符号の計算は文字→音韻と意味→音韻に分業されることになる．文字→音韻だけを構築した Patterson ら[46]や PMSP-Sim.4-1 には，このような分業は存在しなかった．表層性失読を再現するうえでのキー・ポイントは，実は，この分業（division of labor）にあった．

ここではまず，文字→音韻と意味→音韻の分業がネットワークの学習に与える影響を考える．多くの並列分散処理型モデルで利用されている学習アルゴリズムは，出力誤差を最小にするように結線の強度を変更していく．ここで仮に，学習のある時点で，文字→音韻の計算結果は正解と異なるが，意味→音韻の計算結果は正解であったとしよう．この時，音韻レベルでの最終的な出力が正解であった場合，文字→音韻と意味→音韻における結線の強度はどちらも変更されない．つまり，文字→音韻は，正しい計算をしていないのに学習が進まないのである．このように，文字→音韻と意味→音韻で，単語によって計算の得手，不得手が異なる時，その単語を得意とする側が苦手とする側を補ってしまい，苦手とする側の学習が停滞するのが分業の特徴である．

Plaut ら[12]は，トライアングル・モデルにおけるこうした分業を再現するため，文字→音韻と，擬似的な意味→音韻を持つネットワークを構築した（図14：Plaut ら[12] Simulation4-2：以下 PMSP-Sim.4-2 と記す）．ネットワークの実体は，文字→音韻により音韻符号を計算するものであるが，学習時に，意味→音韻の寄与を表すものとして音韻層の各ユニットに対して付加入力を与えた．具体的には，ある文字符号を入力したとき，音韻層で1となるべき音韻ユニットの入力には正の，0となるべきユニットの入力には負の値を付加した．この付加入力を，「擬似的意味情報」と呼ぶことにする．擬似的意味情報に寄与するものとして，文字→意味→音韻の計算があげられる．この計算は，頻度の高いものほど正確で，なおかつ，学習が進むにともない，より正確になるはずである．そのため，擬似的意味情報の量は，単語頻度，および学習回数に応じて大きくなるように重みづけられた．これにより，意味→音韻が，文字→音韻計算を補う状況を作り出すことができる．また，文字→音韻の結線の強度の変更には誤差逆伝搬学習規則[14]を用いたが，結線の強度は，ある割合で減衰するようにさせた．これにより，文字→音韻の学習に忘却がともなうことになる．

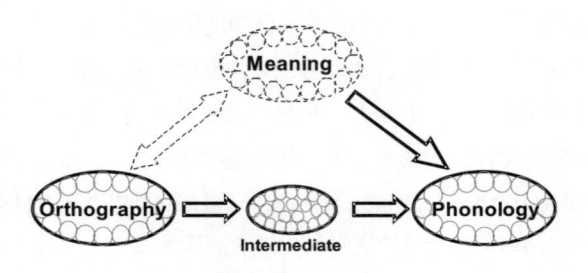

図14 Plautら[12]の表層性失読をシミュレートするネットワーク (PMSP-Sim.4-2) の構造

意味表象から音韻表象への経路は，実際には構築されていない．意味の情報は，単語の頻度と学習回数に依存して，擬似的に与えられる．なお，図の点線で描かれている部分は，構築されていない．

Plautら[12]は，まず，文字→音韻のネットワークに擬似的意味情報のもとで約3,000語の音読を400回学習させた．その結果，ネットワークは，規則語，例外語，非語に対し正しい音韻符号を出力をするようになった．次にPlautらは，意味→音韻が損傷された状況を再現するため，このネットワークから，擬似的意味情報を削除し，規則語，例外語，非語を与えた．その結果，低頻度例外語の成績のみが低下し，読み誤りに規則化錯読が認められた．一方，規則語や非語の成績は良好であり，ネットワークは，軽度表層性失読例MP[43]（106頁を参照）と同じ症状を呈した．

さらにPlautら[12]は，擬似的意味情報のもとで2,000回まで学習を進めたネットワークから擬似的意味情報を削除し，単語を入力した．その結果，低頻度例外語ばかりか高頻度例外語の成績までも低下するようになった．一方，規則語や非語の成績に大きな変化はなかった．これは，重度表層性失読例KT[45]（106頁を参照）の結果と一致する．

これらの結果には，以下の解釈が成り立つ．先に述べたように，文字→音韻では低頻度例外語の学習が難しい（図6）．この計算特性と分業の性質により，文字→音韻で擬似的意味情報の恩恵を多く受けるのは低頻度例外語となる．逆に考えれば，文字→音韻は擬似的意味情報の助けなしでは低頻度例外語の音韻符号を正しく計算できないようになる．したがって，学習終了後に擬似的意味情報が消失した場合，成績が悪くなるのである．

また，文字→音韻の結線には強度の減衰がともなうためすべての単語を読めるようになっても，学習は水面下で進行し続ける．一方，擬似的意味情報の量は学習が進むほど増える．したがって，文字→音韻の計算はますます擬似的意味情報に依存するようになる．その結果，2,000回もの学習を続けたネットワークでは，高頻度例外語までも擬似的意味情報に依存するようになり，擬似的意味情報が消失すると成績が低下するようになる．

このように，擬似的な意味情報のもとで単語の音読を学習したPMSP-Sim.4-2は擬似的意味情報が消失すると，典型的な表層失読症例の誤読パターンを再現した．これは，Pattersonら[46]やPMSP-Sim.4-1のような意味情報が関与しないネットワークでは不可能であったことである．

一方，読解障害があるにもかかわらず表層性失読を呈さない症例（WLP[53]，DRN[54]，DC[55]：107頁を参照）は，図14のネットワークでどう説明されるのだろうか．トライアングル・モデルではバイパス経路を仮定しないため，これらの症例の問題は避けて通ることができない．ひとつの解釈は，これらの症例では病前から文字→音韻が意味情報にあまり依存していなかったのではないかというものである．実際，PMSP-Sim.2（図5）でみたように，文字→音韻は意味情報なしでも低頻度例外語の音読を学習できるのである．

Plaut[73]は，文字→音韻の意味情報への依存度を規定するふたつのパラメータを考えた．ひとつは，擬似的意味情報の量，ひとつは，文字→音韻における結線の強度の減衰量である．擬似的意味情報が少ない状態で学習したネットワークや，減衰量が少なく忘却の少ない状態で学習したネットワークは文字→音韻の学習が十分に行われるため，擬似的意味情報が消失しても例外語の音読に影響がないと予測できる．

Plautは，擬似的意味情報と減衰量がそれぞれ5段階で異なる25のネットワークを作り，それぞれに約3,000語の学習を2,000回行わせた．そして，学習が終了したのち，擬似的意味情報を削除したネットワークに単語を音読させた．その結果，例外語の音読に強い障害を示したのは擬似的意味情報の量と減衰量が共に大きいネットワークであった．一方，(i) 擬似的意味情報の量が大きくても，減衰量の少ないネットワークや，(ii) 減衰量が大きくても擬似的意味情報の少ないネットワークでは，例外語の成績は低下しなかった．これらのネットワークでは，文字→音韻の学習が，擬似的意味情報にあまり依存せずに進んだと考えられる．(i) の結果は，生物科学者で教育歴も高く，病前から文字→音韻と意味→音韻が高度に発達していたと考えられる症例DRN[54]に対応するとみなせる．一方，(ii) の結果は，14歳までしか教育を受けておらず，文字→音韻，意味→音韻ともあまり発達していないと考えられる症例DC[55]に対応するものとみなせる．このように，バイパス経路を想定しなくても読解障害があるにもかかわらず表層性失読を呈さない症例を説明することは可能なのである．

3） 日本語話者の表層性失読

2.2項（93頁）の冒頭で述べたように，直観的には，仮名は文字と読みの対応が規則的なため仮名単語は英語の規則語に，仮名無意味綴りは英語の非語に例えられる．一方，漢字は文字と読みの対応が不明確なため，漢字語は英語の例外語に例えられる．さらに，仮名の読みの規則に例外はなく漢字には読みの規則が見あたらない．したがって，「漢字は語彙経路で，仮名は非語彙経路で処理される」とする二重経路モデルを考え，漢字に特異的な障害を示すのが日本語の表層性失読と考えるのが一般的なようである．

しかし，2.2項で述べた健常成人のデータや，並列分散処理型モデルによるシミュレーションの結果からは，上記の二重経路モデルが必ずしも妥当でないことが示唆されている．ここではこのような点を考慮し，日本語話者の表層性失読例の報告を概観する．なお，英語圏では失語をともなう失読の病巣に関するまとまった報告があるが，わが国では，これに相当するものが見あたらないため症例ごとに病巣を記載する．

日本語話者の表層性失読としては，井村[74]の語義失語例がまずあげられる．語義失語とは超皮質性感覚失語の一種であり，単語の意味理解に障害を示す．音読では，仮名語に比べ漢字語の障害が強く，「大方」を/taihoo/と読むような錯読をする．このような錯読は「音訓の混同」，「音価選択の誤り」と呼ばれ，英語の規則化錯読に類似する．また柏木ら[75]の報告した症例 MY（ウェルニッケ失語，左側頭葉～縁上回・角回に病巣）も「手段」を/tedaN/と読むような音価選択の誤りをした．

　二重経路モデルで，このような錯読を説明するには，(i) 漢字語は語彙経路，非語彙経路の双方で処理され，(ii) 語彙経路に損傷を受けると，非語彙経路から単語の読みとしては誤った音価が出力される，とする必要がある．さらに，非語彙経路から出力されるのは，主として，各漢字の典型的読みであると考えられる（95頁を参照）．したがって，誤読率が高く，音価選択の誤りを示すのは非典型語であると予測できる．漢字語であっても語彙経路と非語彙経路の出力が一致する一貫語や典型語では成績の低下は少なく，音価選択の誤りも生じにくいだろう．

　Patterson ら[76]は進行性失語の症例 NK（左側頭葉に病巣）が，典型的表層性失読を呈したと報告している．症例 NK は低頻度語の呼称，聴理解に障害を示した．音読では，仮名文字列であれば，ひらがな語，カタカナ語，漢字語をひらがな書きした同音擬似語，ひらがな非同音非語とも成績は 100%であったが，1～3文字の漢字語の成績は 80%程度で，漢字に特異的な障害を示した．

　さらに Patterson ら[76]は症例 NK に対し，一貫性と頻度（高頻度語，低頻度語）を操作した刺激リストで音読検査を行った．彼女らは，音読みをひとつもつだけの漢字があること，音読みと訓読みをもつ漢字も熟語中では音読みされる場合が多いことに注目し[77]，熟語を (a) 音読みの一貫語（例：資格），(b) 音読みの非一貫語（例：家屋），(c) 訓読みの非一貫語（例：毛糸），(d) 熟字訓（例：雪崩）に分類している．(a) は，読みがひとつしかない熟語である．(b)，(c) では熟語の構成文字それぞれに音読みと訓読みがあるが，(b) の熟語では音読みが，(c) の熟語では訓読みが，熟語中の文字の読みとなる．したがって，われわれの用語でいえば，(a) は一貫語，(b) は典型語，(c) および (d) は非典型語となる．また症例 NK の追跡検査をした Patterson ら[78]では，一貫語，典型語，非典型語という用語を用いているので，ここでは簡便のため，これらの用語を用いて記述を進める．

　実験の結果，(i) 一貫語や典型語に比べ，非典型語の成績が悪い一貫性効果，(ii) 頻度効果，および，(iii) 頻度×一貫性の交互作用があった．とくに，一貫語や典型語の誤読率は，高頻度語で 10%以下，低頻度語でも 20%前後であるのに対し，非典型語の誤読率は高頻度語でも 40%前後，低頻度語では 80%に及んだ．さらに誤読の大半は音価選択の誤りであった．これらのことから，表層性失読例 NK は漢字に特異的な障害を示すがこの障害は表記に依存する障害ではなく，非典型語（この症例の場合は訓読み熟語や熟字訓）の障害と考える方が的確であることがわかる．

　古典的二重経路モデルで症例 NK の症状を説明するためには，「漢字文字列，仮名文字列

とも，単語は語彙経路と非語彙経路の双方で処理され，非語は非語彙経路で処理される」と考える必要がある．仮名語，仮名非語，一貫語，典型語は非語彙経路で正しく処理できるが，非典型語は語彙経路でしか正しく処理できない．したがって，語彙経路の損傷で症例NK[76]の症状が説明できると考えられる．

一方，トライアングル・モデルで考えると，(i) 低頻度非典型語は文字→音韻の効率が悪い（図10）．したがって，(ii) これらの熟語の音読には，文字→意味→音韻，あるいは文字→音韻→意味→音韻における意味→音韻の寄与が重要となる（伏見ら[31,32]の漢字熟語の音読における意味の関与に関する研究，104頁を参照）．(iii) 症例NKは低頻度語の理解や呼称の障害を示している．これらのことから，意味レベルそのものの損傷で症例NKの症状が説明できると考えられる．

一方，漢字非語の音読は意味→音韻の寄与の影響を受けないはずである．したがって，表層性失読が意味レベルそのものの損傷であるなら，「満送」などの漢字非語の音読は保たれているはずである．残念ながら，Pattersonらの研究では漢字非語については検討されていない．しかし，煙草→/eNsoo/など，単語をあたかも非語のように読む音価選択の誤りがあることから，漢字非語の音読は保たれていると推測される．もし，症例NKで漢字一貫語，典型語，非語が保たれ，非典型語が障害されるのであれば，症例NKの症状を漢字特異的な障害ということはできないであろう．同様な症例は近年，中村ら[79]によっても報告されている．

この他にも仮名の音読が良好で漢字の音読に特異的な障害を示す失書をともなう失読例は報告されているが，音価選択の誤りは必ずしも多くない．このような症例としては，笹沼[80,81]の症例KK（中等度ウェルニッケ失語，左側頭葉に病巣），笹沼[82]の症例7（重度ウエルニッケ失語，左側頭・頭頂部に病巣），Sasanuma[83]の症例SU（ウエルニッケ失語，角回・縁上回含む左側頭葉〜頭頂葉〜後頭葉に病巣），Sasanuma & Monoi[84]の症例MU（語義失語ないし超皮質性感覚失語，シルビウス溝内に広範な血腫）があげられる．症例KK，症例7では，漢字語における錯読の大部分は新造語（乗物→/keNmo/）であった．また，症例SU，症例MUでは，刺激語に無関係な単語（無関係語）や迂回反応が多く，意味性錯読も観察されている．残念ながら，これらの症例では一貫性や音訓が操作された刺激リストが用いられておらず，詳細な検討が困難である．

4) 日本語話者の表層性失読のシミュレーション

漢字語音読のシミュレーション実験（97頁を参照）から，並列分散処理型モデルは英語のみならず漢字語にも適用可能であり，言語や書字形態が異なっても文字符号から音韻符号を計算する原理は共通していることが示唆された[26]．それならば，漢字語にも仮名語にも同じ計算原理が働くと考えられる．そこでわれわれは，PMSP-Sim.4-2（図14）で用いられた擬似的意味情報を付与したネットワークを構築し，漢字語と仮名語の音読を学習させた．次に，意味の損傷を想定し，このネットワークから擬似的意味情報を取り除き，日本語話者の表層性失読を再現することができるか否かを検討した[85]．シミュレーションの対象は表層性失読

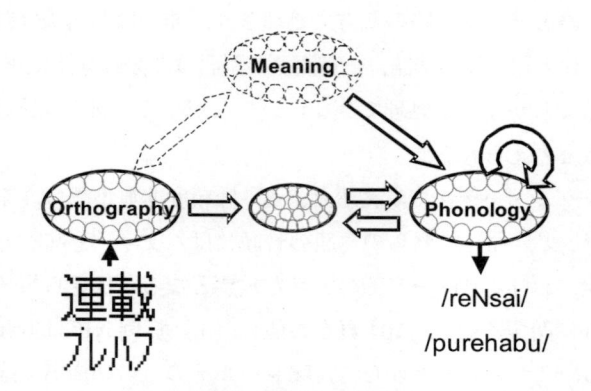

図 15 伊集院ら[85]の表層性失読と音韻性失読をシミュレートするネットワークの構造

PMSP-Sim.4-2 と異なり，出力層から中間層，および出力層から出力層への再帰性結合が存在する．なお，図の点線で描かれている部分は，構築されていない．

例 NK[76]（112 頁を参照）である．

　学習に用いる単語は，各文字の読みが2拍で単語全体では4拍の漢字2字熟語 5,078 語と，1～4字のカタカナ語 2,013 語の計 7,091 語である．単語の頻度は国立国語研究所[21]を参照し，頻度値のない単語に関しては，1～4 の値をランダムに割り当てた．漢字語の入力表現は，一文字あたり 16×16 ドットのグリッド・パターンを用いた．一方，カタカナ語では，一文字あたり 8×16 ドットのパターンを用いた．出力表現は，各文字に対応する読みを音素記号で表した．

　図 15 にネットワークの構成を示す．漢字語音読のネットワーク（図 8）との構造上の違いは，音韻層と中間層の間，および音韻層と音韻層の間に再帰性結合が組み込まれている点である．また PMSP-Sim.4-2 と同様の擬似的意味情報を音韻層に付加入力として与えた（109 頁を参照）．学習には，再帰性結合のあるネットワークの結線の強度を変化させるアルゴリズムである通時的誤差逆伝搬学習法（back-propagation through time）[86]を用いた．また，結線の強度の変化量は各単語の出現頻度に比例させた．ここで重要なことは，漢字語も仮名語も文字レベルでは 512 個の同じユニットを使って符号化されることである（図 15）．また，文字層，中間層，音韻層間の結線も，すべて漢字語と仮名語で共通のものが使われる．つまり，漢字語あるいは仮名語にのみ用いられる構造はどこにもないのである．

　140 回学習した後のネットワークは，学習単語 7,091 語中，6,858 語に対し正しい音韻符号を出力した（正答率 96.7%）．さらに学習が終了したネットワークに，さまざまな文字列を入力し評価を行った．その結果を表 4 に示す．評価に用いた語は，(i) 漢字語 80 語，(ii) カタカナ語 80 語と，これらの語の文字を入れ換えることにより作成した (iii) 漢字非同音非語 80 語と (iv) カタカナ非同音非語 80 語，また，漢字語をカタカナ書きした (v) カタカナ同音擬似語 80 語，計 400 語である．この評価用のリストを以下，漢字・仮名リストと呼ぶことにす

表 4　学習後のネットワークの成績

	正答率 (%)		
	単語	同音擬似語	非同音非語
漢字	98	-	11
カタカナ	100	89	71

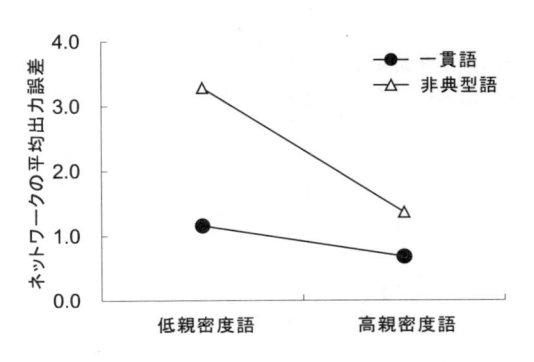

図 16　学習後のネットワークによる漢字語の単語属性効果
ネットワークの平均出力誤差は，Cross Entropy[14]で定義．

る．漢字語，カタカナ語は学習単語中に含まれているが，非語は含まれていない．また評価の際，単語と同音擬似語には意味情報が付加入力として与えられた．同音擬似語にも擬似的意味情報を与えたのは，文字→音韻→意味→音韻を想定したからである．表から，学習単語に関してはほぼ正解しているが，漢字非語はほとんど誤読していることがわかる．一方，カタカナ非語に関しては，カタカナ非同音非語もカタカナ同音擬似語も漢字非語に比べ正答率が高い．漢字語のシミュレーション実験[26]で述べたように，漢字非語が読めないのは，学習語の少なさによると考えられる（101頁を参照）．このため以下では，漢字非語を分析，考察の対象から外し，漢字語とカタカナ語，カタカナ非語，カタカナ同音擬似語を対象に議論を進める．

　表層性失読のシミュレーションについて述べる前に，まず，このネットワークが，健常成人にみられる単語属性効果を示すかどうかを確認する．図16は，ネットワークに，親密度と一貫性を操作した漢字語を入力した際の出力誤差である．刺激リストは，伏見ら[31]の漢字熟語の音読研究（104頁を参照）で用いたものから，各文字の読みが2拍となるものを選び出すことにより作成した．その結果，漢字語のシミュレーション実験[26]と同様（図10），ネットワークの出力誤差に，(i) 一貫性効果，(ii) 親密度効果，および (iii) 親密度×一貫性の交互作用があった．出力誤差が小さいほど音読潜時が短いとみなせば，Fushimiら[19]による人間の漢字語音読潜時の結果（図7）と一致している．

　また，表5にネットワークに漢字・仮名リストのカタカナ文字列を入力した際の出力誤差を示す．表から，単語（例：セロハン），同音擬似語（例：セキタン），非同音非語（例：セロ

表5 学習後のネットワークによるカタカナ文字列の成績

	平均出力誤差
単語	0.33
同音擬似語	1.53
非同音非語	4.46

ネットワークの平均出力誤差は, Cross Entropy[14]で定義.

表6 意味の損傷を想定して, 擬似的意味情報を削除した障害ネットワークにおける各語の成績 (誤読率)

		誤読率 (%)		
		単語	同音擬似語	非同音非語
漢字	損傷前	2	-	-
	損傷後	51	-	-
カタカナ	損傷前	0	11	29
	損傷後	3	34	29

イド) の順で, 出力誤差が大きくなることがわかる. この結果は, Besner & Hildebrandt[17]の結果 (94頁を参照) とよく一致している.

次に, 意味の損傷を想定した場合, 表層性失読例NK[76] (112頁を参照) と同様の症状を呈するか否かを検討した. 表6は, 擬似的意味情報を取り除いたネットワークに, 先の漢字・仮名リストを提示した際の誤読率である. カタカナ語や非同音非語の成績に変化は認められなかったが, 擬似的意味情報がなくなるため同音擬似語の誤読率は20%程度上がった. 一方, 漢字語の成績は非常に悪くなり, 刺激語の半数以上を誤読するようになった. 表6からは, 一見, 損傷により漢字語に強い障害が生じたように見える. しかし, 漢字語を親密度と一貫性で操作したリスト[32]を提示すると, 漢字語の成績を下げているのは図17に示すように, とくに低親密度非典型語であることがわかる. これらの結果は, 症例NKの症状とよく一致した.

このネットワークでは, PMSP-Sim.4-2 (図14) と同様に, 文字→音韻と擬似的な意味→音韻における分業がある. 文字→音韻の計算が容易な仮名語や漢字の一貫語では, 学習の早い時期から正しい音韻符号が計算されるようになるため, 意味→音韻の影響は小さい. 一方, 漢字の非典型語では文字→音韻が難しいため, 正確な音韻符号の計算には意味→音韻が大きく寄与するようになる. このため, 学習が終了したモデルから意味→音韻を除いてしまうと, 非典型語はその助けを失い, 表層性失読が生じるのである.

以上の結果から, 意味レベルそのもの, あるいは意味レベルから音韻レベルへの計算過程の損傷により表層性失読が生じるという仮説は, 日本語話者の症例のシミュレーションでも支持されたといえる.

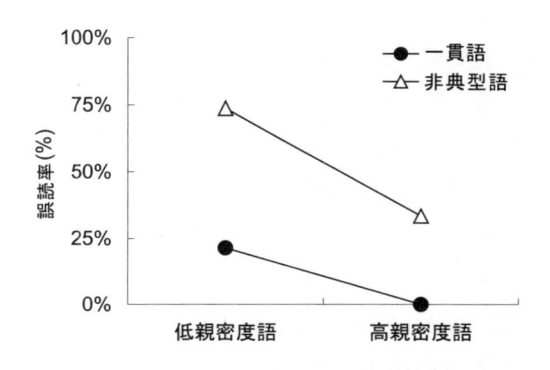

図 17　意味の損傷を想定して，擬似的意味情報を削除したネットワークにおける漢字語の単語属性効果

3.2. 音韻性失読

1）印欧語話者の音韻性失読

　二重経路モデル（図2）では，語彙経路は，規則語，例外語とも単語なら処理できるが，非語を処理できない．一方，非語彙経路は規則語，非語なら処理できるが例外語を処理できない．したがって，語彙経路が保たれたまま非語彙経路が損傷されると規則語，例外語とも単語なら読めるが，非語の音読に障害を示す音韻性失読になる．

　図2には明記されていないが，非語彙経路の処理には，(a) 文字列を書記素に分解する過程（Graphemic parsing: 例：SHOCK → SH O CK），(b) 書記素を音素に変換する過程（例：Phoneme assignment: SH →/S/, O →/o/, CK →/k/)，および (c) まとまった音声を発話するために，変換された音素を結合する過程（Phoneme blending: 例：/S/ /o/ /k/→/Sok/）の3過程が存在するといわれる[87,88]．これまでに，以下に示すように，各過程の存在を反映する症例が報告されている．なお音韻性失読の病巣については印欧語圏でもまとまった報告がないため，各文献よりわかる範囲で症例ごとに記載する．

　Derouesné & Beauvois[87] の音韻性失読例 LB（フランス語話者，右中大脳動脈領域に病巣）は，TEUL /tœl/などの CVC 非語や TAEL /tael/などの CVVC 非語において，EU や AE の音素数が問われる書記素同定課題に障害を示した．また TIKO /tiko/など文字数と音素数が一致する非語に比べ，AUFO /ofo/など文字数と音素数が一致しない非語の音読に強い障害を示した．しかし単独で呈示された書記素（例：T, EU, AIN）に対応する音素を言う書記素－音素変換課題には障害を示さなかった．このため，症例 LB では，(a) 書記素分解は損傷されているが，(b) 書記素－音素変換は保たれていると考えられる．

　これに対し，Denes ら[89] の症例 ML（イタリア語話者，左中大脳動脈領域に病巣）は，T →/t/などアルファベット1文字を用いた書記素－音素変換課題に障害を示した．症例 ML の単音節非語の音読は，SPO /spo/など文字数と音素数が一致するもの，SCA /Sa/など文字数と

音素数が一致しないものとも良好であった．症例MLでは，(a) 書記素分解は保たれているが，(b) 書記素－音素変換は損傷されていると考えられる．また，書記素に比べ単音節非語の音読が良好なのは，非語彙経路にGPC規則以外の規則が存在するからかもしれない[50]．

Dérouesné & Beauvois[90]は，(a) 書記素分解や(b) 書記素－音素変換は保たれているが，(c) 音素結合に損傷があると考えられる症例MF（フランス語話者），症例RG（フランス語話者，左頭頂－後頭部に血腫）を報告している．症例MF，RGの非語の音読成績は，文字数と音素数の一致に左右されなかった．これらの症例では，同音擬似語（英語で例えれば，BRANEはBRAINの同音擬似語）の障害が非同音非語（英語で例えればFRANE）より軽度で，同音擬似語効果があった．同音擬似語も非同音非語も文字入力辞書には記載がないため，(a) 書記素分解，(b) 書記素－音素変換を経る．同音擬似語の障害が軽度な症例では，(a)，(b) は保たれていると考えられる．また，ここまでの過程には同音擬似語，非同音非語に差を生じせしめる要因はない．音韻辞書に記載された音韻形態が，(c) 音素結合に影響を及ぼすため同音擬似語に利点が生じる．音素結合に損傷があるとこの利点が顕著に現れると考えられる．

またPattersonら[91]の報告した音韻性失読例6例は，いずれも文字を用いない音素結合課題で，単語に比べ非語に強い障害を示した（統計的有意差があったのは4例）．この課題は間隔をおいて継時的に提示された音素または音素列を聴取し，ひとまとまりの発話として産出する課題である（例：/k@/と/æg/を聞き/kæg/と言う，あるいは/k@/, /æ/, /g@/を聞き/kæg/と言う．ただし@はあいまい母音を表す）．また6例のうち5例では同音擬似語効果が検討され，いずれも非同音非語に比べ，同音擬似語の音読が良好であった（統計的有意差があったのは4例）．これらの症例も，(c) 音素結合に損傷があると考えられる．

音韻性失読では，一般的に，音読に比べ非語の復唱は良好であるが，Farahら[92]は，複数の単語，あるいは複数の非語を復唱させると非語に強い障害を示す音韻性失読例がいると報告している（症例JB：前頭－側頭部に病巣）．症例JBも，(c) 音素結合に損傷があると考えられる．

ところで，近年，音韻性失読例のほとんどが音読のみならず聴覚的音素結合課題や復唱など，文字を用いない音韻課題でも単語に比べ非語に強い障害を示すことが指摘されている[93]．さらに，音韻性失読における非語の障害は，全般的な音韻障害から派生する二次的な障害であり，非語彙経路のような音読に特化した処理過程の損傷とは考えない説も提言されている[91,92]．二重経路モデルで，上記の現象を説明しようとする場合，(a)，(b)，(c) のうち，(c) が損傷されやすいとしなけれならないがモデルからその理由を説明することはできない．

一方，トライアングル・モデル（図3）では，単語も非語も同じ原理で文字符号から音韻符号が計算される．モデルに文字列が入力されると，文字→音韻，文字→音韻→意味→音韻，文字→意味→音韻などが働く．入力された文字列が単語である場合，いずれの過程も正しい音韻符号を計算する．一方，入力された文字列が非語の場合，正しい音韻符号を計算するのは文字→音韻だけである．したがって，文字→音韻が損傷されれば非語に特異的な障害が生

じることになる.しかし,この仮説では,多くの症例で同音擬似語の障害が軽度なことを説明できない.同音擬似語の場合も,音韻符号の正しい計算には文字→音韻が必須だからである.また,この仮説では,ほとんどの症例が文字を用いない音韻課題でも非語に強い障害を示すことも説明できない.したがって,音韻性失読の成立機序は音韻レベルそのものの損傷にあると考えられる[12].

それではなぜ,音韻レベルの損傷があると非語に特異的な障害が生じるのであろうか.図3には明記されていないが,トライアングル・モデルでは同じレベルのユニット間にも双方向的結合があることが想定される.たとえば,音韻レベルに双方向的結合があれば,音韻符号から音韻符号を再帰的に計算する過程(音韻→音韻)が生じる.単語では,この再帰的計算は,(i)復唱における音韻→音韻,(ii)聴理解における音韻→音韻→意味,(iii)自発話(意味に対応する音声を発する)における意味→音韻→音韻,(iv)音読における文字→音韻→音韻,(v)読解における文字→音韻→音韻→意味などにおいて日常的に学習され,効率化される.一方,非語にはこのような学習の機会はない.非語の音韻符号が計算されるのは,音読,復唱,音素結合などの課題を行うときだけであり,計算効率も悪い.また,単語では,これらの課題において音韻→意味→音韻の寄与があるが,非語にはそれがない.したがって,効率が悪く意味からの寄与がない非語の音韻符号の計算が音韻レベル,すなわち音韻→音韻の結線の損傷にもっとも脆弱となる.

「音韻レベルそのものの損傷により音韻性失読が生起する」と提言するトライアングル・モデルは,音韻性失読の症状と整合する.ただし,この仮説で,(a)書記素分解課題の障害や文字数と音素数の一致の効果,(b)書記素—音素変換課題の障害を説明できるか検討する必要もある.

2) 英語話者の音韻性失読のシミュレーション

英語圏において,トライアングル・モデルに基づいた音韻性失読のシミュレーション研究には,発達性の音韻性失読(developmental phonological dyslexia)を扱った Harm & Seidenberg[68] と,後天性音韻性失読(acquired phonological dyslexia)を扱った Harm & Seidenberg[94] がある.本章では後天性音韻性失読を扱うが,ここでは,後述するシミュレーション(123頁を参照)と関連の深い前者の研究を紹介する.

発達性失読とは,十分な知能があり学習の機会が与えられているにもかかわらず,年齢に相応した読みのスキルを獲得できない障害を指し,脳損傷の結果生じる後天性失読とは区別される.発達性失読にはふたつのサブ・タイプがあり,各症状はそれぞれ後天性の表層性失読と音韻性失読に対応している[95].しかし,後天性の音韻性失読と異なり発達性の音韻性失読は,一般的に,非語ばかりか例外語の音読にも障害を示す[96].

人間の場合,音読の学習以前にすでに音韻的知識を獲得している.この知識は音読の学習の際,非常に重要な役割を果たすと考えられる.音読に関する従来の並列分散処理型モデルでは,音韻に関する知識をあらかじめ与えることなくいきなり文字符号から音韻符号への計

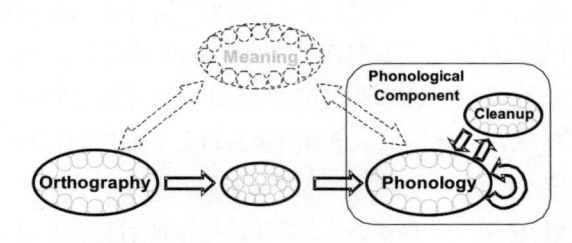

図 18 音韻性失読をシミュレートするネットワークの構造
図の Phonological Component の部分で，音韻に関する知識が読みに先立って学習される．なお，図の点線で描かれている部分は，構築されていない．Harm & Seidenberg[68] を修正．

算を学習させていた．Harm & Seidenberg[68] は，音読の学習に先立って音韻の知識を獲得するネットワークを構築した．そして，この音韻的知識を表現している部分を損傷させた後に，文字符号から音韻符号への計算を学習させ，ネットワークが非語と例外語の音読に障害を示すようになるか検討した．

彼らは初めに，健常な音読発達過程のシミュレーションを行った．図18に彼らのモデルを示す．まず，図の Phonological Component と書かれた部分について述べる．音韻層では，単語の音韻形態を CCVVCC の6つのスロットからなる形式で表現した（例：pot ならば，_po_t_，blade ならば，_bleid_）．各スロットには11の音素特徴（例：唇音，咽頭音，共鳴音など）ユニットがあり，各音素をこれらの活性化パターンで表現した．ネットワークの音韻層には再帰性結合があり，これには音素特徴ユニット（図の Phonology 内の円）が直接に相互結合しているものと音素特徴ユニットが整理ユニット（図の Cleanup 内の円）を介して間接的に結合しているものがあった．

ネットワークは，はじめに音読に先立つ音韻的知識の学習として，Phonological Component 部分のみを用いて単語の音韻形態を学習した．この学習では入力された音韻符号から時間的減衰に逆らって，入力と同じ音韻符号を再生することが求められた．そのため，これは復唱の学習に相当すると考えられる．ネットワークは，3,123 の単音節語の音韻形態を延べ100万語学習することで，与えられた音韻符号を再生できるようになった．

次に，音韻的知識を獲得した後の音読の学習のため，図18にあるようにすべてのユニットをつないだネットワークが構築された．ネットワークへの入力は8文字以内の単音節語であり，文字層では各文字位置に26のアルファベットを表現するユニットを用意して文字形態を符号化した．文字層は100ユニットからなる中間層を介して音韻層に結合された．学習には3,123語を用い，学習全体の80%は文字符号から音韻符号への計算，つまり音読の学習に当て，残りの20%は先の音韻部分だけの計算，つまり復唱の学習に当てた．

延べ1,000万語の提示（音読の学習：延べ800万語，復唱の学習：延べ200万語）でネットワークの学習は終了した．すべての学習が終了したネットワークの音読の正答率は98%であり，誤読語には，CHOIR のような低頻度例外語や MYRRH のようにあまり使われない文

字の並びをもつ低頻度語が多かった．また，このネットワークに354の非語を提示した際の正答率は79%であった．

発達性音韻性失読のシミュレーションでは，すでに復唱の学習を終えたネットワークの Phonological Component 部分に損傷を加えたのち，ネットワーク全体の音読の学習が行われた．つまり，発達性音韻性失読とは「音韻レベルの損傷をもったまま，音読の学習をすることにより生じる」と仮定したことになる．Phonological Component への損傷の与え方は，(i) 軽度：ユニットの状態変化中に各結線の強度値を一定の値で減衰させる，(ii) 中等度：(i) に加えて整理ユニットを削除し，音素特徴ユニット相互間の結線を50%削除する，(iii) 重度：各結線の強度値にノイズをかける，の3通りであった．ネットワーク全体の学習が，延べ150万語に達した時点で，非語の成績は，それぞれ，(i) 65%，(ii) 58%，(iii) 24%であった．また，例外語の成績はそれぞれ，(i) 68%，(ii) 60%，(iii) 18%であった．この結果から，ネットワークは例外語と非語の音読に同等の障害を示し，Manis ら[96]が報告した発達性音韻性失読例と同じ傾向を示した．

このネットワークは，発達性音韻性失読を対象としている．後天性音韻性失読のシミュレーションでは，音読まで学習が終了したネットワークの音韻レベルに後から損傷を加えることになる．その場合，非語に特異的な障害が生じるであろうか．この問題は，123頁で検討する．

3) 日本語話者の音韻性失読

仮名は文字と読みの対応が規則的なため，仮名単語は英語の規則語に，仮名無意味綴りは英語の非語に相当すると考えられる．したがって，仮名無意味綴り（仮名非語）の音読に特異的な障害を示すのが日本語話者の音韻性失読とされるようである．90年代になって，わが国でも音韻性失読例が報告されようになった[8,9,97-99]．

いずれの症例も漢字，仮名にかかわらず単語の音読は良好で，仮名非語の音読に特異的な障害を示した．前川ら[97]の症例 HN は中等度～重度のウェルニッケ失語から伝導失語に移行した症例で，左側頭葉から頭頂葉にわたる中大脳動脈領域に病巣があった．症例 HN は，深層性失読（130頁を参照）から音韻性失読に移行した症例と考えられる．また，松田ら[98]の症例は左基底核，頭頂葉皮質に病巣があり，症例 HN 同様，深層性失読から音韻性失読に移行したものと考えられた．水田ら[99]の症例は伝導失語と考えられる交叉性失語で，右中大脳動脈領域に病巣があった．Patterson ら[8]の症例 KT は失名辞失語で左中大脳動脈領域に病巣があった．Sasanuma ら[9]の症例 TY は左側脳室前角周辺に病巣があった．

英語圏の二重経路モデルでは，非語彙経路の処理に (a) 書記素分解，(b) 書記素－音素変換，(c) 音素結合の3つが想定される．仮名および日本語の音韻を考慮した場合，これらは (a) 仮名分解，(b) 仮名－拍変換，(c) 拍結合の3つで記述されるべきであろう．

仮名は拗音以外は1文字1拍のため，(a) 仮名分解では，「しゃ」を2拍として読むような誤りが起こりうる．残念ながら，上記の症例で拗音を含む仮名非語と，含まない仮名非語の音読を系統的に比較した報告は見あたらなかった．

一方，(b) 仮名－拍変換は，仮名1文字，あるいは「しゃ」など拗音を含む文字列の音読に相当する．仮名1文字の音読の成績（正答率）は，症例KTが30～40％程度，水田らの症例が80％程度，症例TYが90％程度で，症例HNおよび松田らの症例は100％であった．

　(c) 拍結合については，聴覚的に，継時的に提示された拍，ないし拍列を結合して発話する拍結合課題がある（例：/ka/と/mera/を聞いて/kamera/と言う，あるいは/ka/，/me/，/ra/を聞いて/kamera/と言う）．症例KT，症例HN，症例TYでは，拍結合課題の結果が報告されているが，いずれも単語は100％の成績であるのに非語の成績はそれぞれ，57％，75％，95％であった．

　また復唱については，水田らの症例では2～5拍の単語，非語の成績がそれぞれ40％，35％であった．その他の症例では単語の成績は100％であったが（ただし症例KTについては記載なし），非語の成績は症例HNは3～5拍で75％，症例TYは3～5拍で85％以上，症例KTは2～3拍で95％，松田らの症例では100％（ただし拍数不明）であった．

　94頁で述べたように，通常とは異なる表記で書かれた単語は同音擬似語と呼ばれ，音韻性失読例は同音擬似語効果を示す可能性がある．症例HNの非同音非語の成績は2～5文字で60～70％程度であったが，カタカナ語をひらがな書きした同音擬似語の成績は90％以上であった．また症例TYの非同音非語の成績は3～5文字で平均40％程度であったが，(i) 漢字語をひらがな，カタカナ書きで呈示した場合，(ii) カタカナ語，ひらがな語を，それぞれ，ひらがな書き，カタカナ書きした場合，(iii) カタカナ語，ひらがな語をカタカナ・ひらがな混合で呈示した場合は，いずれの成績とも80％以上であった．

　さらにPattersonら[8]は，親密度（高親密度語，中親密度語，低親密度語）と具象性（具象語，抽象語）を操作した漢字語リストを作成し，それぞれを，ひらがな書きした同音擬似語を症例KTに呈示した．その結果，(i) 高親密度語を仮名書きしたものに比べ低親密度語を仮名書きしたものの成績が悪く（親密度効果），(ii) 具象語を仮名書きしたものに比べ抽象語を仮名書きしたものの成績が悪く（具象性効果），(iii) 親密度効果は具象語で，具象性効果は高親密度語で顕著であった（親密度×具象性の交互作用）．症例KTの2文字以上の非同音非語の音読成績は0％なので，同音擬似語効果にもとの単語の親密度や具象性が影響したといえる．症例KTではこの傾向がきわめて顕著で，高親密度具象語を仮名書きしたもの（例：しんぶん）の成績は97％で仮名語と変わらないのに対し，低親密度語を仮名書きしたもの（例：うんでい）の成績は10％で，仮名非語に近かった．

　上述したように，日本語話者において，仮名単語に障害がなく，仮名非語に特異的な障害を示す音韻性失読例が存在することから，二重経路モデルで考えた場合，従来からよくいわれる「漢字は語彙経路，仮名は非語彙経路で処理される」とする二重経路モデルは誤りであることがわかる．音韻性失読にみられる仮名単語と仮名非語の乖離（および表層性失読の漢字熟語の音読にみられる一貫語・典型語と非典型語の乖離）を説明するには，「漢字文字列，仮名文字列とも，単語は語彙経路と非語彙経路の双方で処理され，非語は非語彙経路で処理される」とする必要がある．非語彙経路が損傷されると，仮名非語に特異的な障害を示す音

韻性失読になると考えられる．

　しかし，トライアングル・モデルに基づく説明も可能である．その場合，119頁で述べたように，文字→音韻の損傷を想定するよりは音韻レベル，すなわち音韻→音韻の損傷を想定するのが妥当であろう．なぜなら，上記の5症例中3例が拍結合課題ないし復唱で単語に比べ非語に強い障害を示しており，また，同音擬似語の音読が検討された3症例のいずれもが同音擬似語効果を示しているからである．同音擬似語の音読が良好な症例では文字→音韻は保たれていると考えられる．また音韻→音韻に損傷があれば，音読，復唱，拍結合課題などにおいて音韻→意味→音韻の寄与が顕著に現れると予測できる．同音擬似語の音読に具象性効果を示した症例KTの結果は，この予測にかなり合致する．今後，復唱あるいは拍結合課題における意味変数の効果を検討する必要がある．

　さらに，音韻性失読が音韻レベルの損傷であるとすれば，仮名非語に限らず漢字非語，漢字仮名混じり非語にも障害を示すはずである．さらにこれらの非語においても同音擬似語効果が認められると予測される．たとえば，「応援」という漢字語を当て字で表記することにより，「応演，央演，応えん，央えん」などの同音擬似語を作成することができる．これらは「応営，央営，応えい，央えい」などの非同音非語より音読が容易であろう．伏見ら[32]は症例KTにおいてこのような同音擬似語効果を報告している．

4) 日本語話者の音韻性失読のシミュレーション

　トライアングル・モデルの立場では，音韻性失読は，音韻レベルの損傷によって生じると解釈できる．先に，日本語の表層性失読をシミュレートするネットワーク（図15）を示したが，このネットワークでは音韻レベルに再帰的結合を与えている．先には詳しく説明しなかったが，この音韻レベルに関与するネットワーク部分には音読の学習に先立ち，復唱によって単語の音韻形態を学習させた．正確に音韻符号が出力できるネットワークが完成したところで，次に，ネットワークをすべてつなげてカタカナ語，引き続き漢字語の読みをカタカナ語と併せて学習させた．音読の学習がすべて終了したネットワークは健常成人における漢字語の親密度・一貫性効果（図16），および仮名文字列における文字形態の語彙性効果，同音擬似語効果（表5）を再現した．さらに，意味レベルからの擬似的入力を除去したところ表層性失読の症状を呈した（表6，図17）．ここでは，このネットワークの音韻レベルに損傷を与えることにより，日本語話者における音韻性失読を再現できるか否かを検討した[85]．

　シミュレーションでは，音韻レベルの損傷として図15の音韻ユニットからそれ自身への再帰性結合と，音韻層から中間層への再帰性結合のそれぞれ20％を切断した．音韻層から中間層への結線を純粋に音韻レベルの結線といえるか否かには問題があるが，少なくとも音韻が関与する結線であると考えられる．表7は，損傷されたネットワークに，先の漢字・仮名リストにある漢字語，カタカナ語，カタカナ同音擬似語，カタカナ非同音非語を提示した際の誤読率である．この時，擬似的意味情報は単語とカタカナ同音擬似語に限って与えた．単語の成績は漢字語，カタカナ語とも損傷前と大きく変わらないが，カタカナ非同音非語の結果

表7 音韻システム部分に損傷を与えたネットワークにおける各語の成績（誤読率）

		誤読率（%）		
		単語	同音擬似語	非同音非語
漢字	損傷前	2	-	-
	損傷後	16	-	-
カタカナ	損傷前	0	11	29
	損傷後	4	21	59

は損傷前に比べ約30％も悪くなった．これに対し，漢字語をカタカナ書きしたカタカナ同音擬似語の成績の低下は10％と少なく，明らかな同音擬似語効果が認められた．この結果は音韻性失読例と一致している．

　図15のネットワークでは音韻符号の計算に，(i) 文字→音韻，(ii) 音韻→音韻，(iii) 意味→音韻（擬似的意味情報）が関与する．表層性失読のシミュレーション実験（113頁を参照）で述べたように，(iii) の損傷では表層性失読が生じる．また，図15のネットワークの (i) を損傷し，漢字・仮名リストを読ませたところ，非同音非語のみならず同音擬似語，単語の成績までも低下した．したがってシミュレーション実験からも，(ii) 音韻レベルに関与している再帰性の結線群に損傷を与えることで音韻性失読が生じることが示されたといえる．

　ここで，ふたつの失読を再現するためにこれまでわれわれが用いてきたネットワーク（図15）について注意すべき点をいくつかあげておく．まず，図15のネットワークは，トライアングル・モデルの一部を実現しているにすぎないということである．文字→意味，音韻→意味などは実現されていないし，意味→音韻も擬似的なものである．しかも，意味→音韻の計算は単語や同音擬似語に対してのみ行われ，非語に対しては行われていない．これは，非語に対応する意味はないため意味→音韻は音韻レベルの計算に影響を与えないという前提に立っての操作である．しかし，トライアングル・モデルではすべての文字列が同じように処理されると仮定する．したがって，モデルに非語が入力されれば単語と同じように，文字→意味→音韻，あるいは文字→音韻→意味→音韻が働く．これらの過程は，非語の正しい音韻符号の計算には寄与せず，むしろ妨害的な働きをすると考えられる．このような点も今後，考慮していかなければならない．

　また，図15のネットワークの入出力表現や構造も他にいく通りも考えられる．たとえば今回，入力となる文字列の符号化にグリッド・パターンを用いた．これは，文字あるいは文字列間の視覚的類似性を保つために便宜上用いたにすぎない．このことは，出力となる音韻列にもいえることであり，音素記号ではなく，Seidenberg & McClelland[7] や Harm & Seidenberg[68] のように，音素特徴の組み合わせで音韻列を表現する方法も考えられる．また，モデルの構造にしても中間層に用いるユニットの数や中間層自体の数，あるいは再帰性結合のパターンにさまざまな変形が想定できる．これらの点についても今後，充分検討する必要がある．

3.3. 深層性失読

1) 英語話者の深層性失読

　古典的二重経路モデルで考えた場合，語彙経路は規則語，例外語とも単語なら処理できるが非語は処理できない．したがって，語彙経路が保たれたまま非語彙経路が損傷されると非語に障害を示す音韻性失読が生じる．ところが，第3節の冒頭（105頁を参照）で述べたように，非語が読めないもうひとつの失読症に深層性失読（deep dyslexia）がある[39]．深層性失読は（1）非語が読めないばかりか，（2）単語の音読にも障害を示し，（3）特に抽象語で視覚性錯読（visual error, 例：LIFE →/waIf/）をする，（4）意味性錯読（semantic error, 例：ACT →/pleI/）をする，（5）派生語の誤り（derivational error, 例：CLASSIFY →/clas/）や機能語の誤り（例：FOR →/ænd/）をする，など多彩な症状を示す．

　図2のアラビア数字つきの影の部分でおおまかに示すように深層性失読では，語彙経路，非語彙経路の双方に損傷があり，（1）書記素－音素変換の損傷により非語が読めなくなり，（2）バイパス経路と（3–5）意味経路の複合損傷により単語が読めなくなると考えられる．また意味経路では，（3）抽象語の意味の損傷により視覚性錯読が出現し，（4）音韻出力辞書の損傷により意味性錯読が生じ，（5）統語機能の損傷により派生語や機能語の誤りが生じると考えられる[6]．

　また（3）に関連し，抽象語の成績が具象語の成績より悪い具象性（ないし心像性）効果があり，（5）に関連し，名詞，形容詞，動詞，機能語の順で成績が低下する品詞効果（part-of-speech effect）がある．さらに SHIRT →/sk@rt/のように視覚性錯読と意味性錯読の混合型の錯読（visual-and-semantic error），SYMPATHY →/orkestra/のように視覚性錯読（SYMPATHY → SYMPHONY）と意味性錯読（SYMPHONY →/orkestra/）が継続して起こったと考えられる視覚性→意味性錯読（visual-then-semantic error）なども呈する．

　Marin[100]によれば，深層性失読は左半球のブローカ野，上側頭回皮質下，縁上回，角回など外側溝周辺の広範な病巣を示すことが多い．そのため深層性失読の音読は左半球の残存された機能ではなく，右半球の言語機能を反映しているとする説もある[101]．しかし深層性失読例の音読時の脳賦活量を PET で調べた Price ら[102]の研究では，左半球にも広範な賦活が観察され，右半球代償仮説は必ずしも支持されなかった．

　上記のような多彩な症状を説明するためには二重経路モデル（図2）のように，細分化されたモジュールと連絡路が必須であるように思える．たとえば，意味モジュールは具象語を処理する部分と抽象語を処理する部分に分割されている．一般的に深層性失読は，具象語に比べ抽象語の音読に強い障害を示す（症例 PW[103]）．ところが逆に，抽象語に比べ具象語の音読に強い障害を示す症例も報告されている（症例 CAV[104]）．この機能的二重乖離を説明するには意味モジュールを具象語部分と抽象語部分に分割しなければならない．

　ところが細分化ゆえに生じる問題もある．Coltheart ら[105]は文献上の30以上の深層性失読

例を検討し，どの症例でも視覚性錯読と意味性錯読が共起するが，どちらか一方の錯読のみを示す症例がいないことを指摘した．二重経路モデル（図2）によれば，視覚性錯読は（図中の番号3）意味モジュールの損傷，意味性錯読は（図中の番号4）音韻出力辞書の損傷で生じるので，少なくともこのふたつのモジュールの損傷は必ず共起することになる．図2のモデルからは共起の理由を説明できないので意味モジュールと音韻出力辞書は脳のごく近いところに位置しているなど，解剖学的な理由づけが必要となる．

また深層性失読と音韻性失読の関係からも問題が提起される．深層性失読と異なり，音韻性失読は単語の音読で意味性錯読を示さない．一般的には意味性錯読の有無が深層性失読と音韻性失読の判別規準とされるが，音韻性失読でも機能語や抽象語の音読に若干の障害を示す症例がいる[106,107]．また深層性失読から音韻性失読に移行する症例も報告されており，深層性失読を音韻性失読の重度タイプと考える説もある[108,109]．さらにFriedman[108]は深層性失読から音韻性失読への回復過程で，(i) 意味性錯読の消失がもっとも初期に起こり，ついで (ii) 心像性効果，(iii) 品詞効果が順次消失し，さらに，(iv) 視覚性錯読や派生語の誤りが消失し，(v) 非語の障害は最後まで残存する傾向が認められることを指摘した．二重経路モデル（図2）では，(4) 音韻出力辞書の損傷が最初に回復し，引き続き，(3) 意味モジュール，(5) 統語機能が損傷が順次回復し，(1) 非語彙経路の損傷はなかなか回復しないことになるが，回復順序の根拠を説明することができない．

一方，トライアングル・モデルのように，細分化した構造をもたない並列分散処理型の認知モデルが，深層性失読のような複雑な症状やその回復過程を説明できるかどうかは大いに疑問である．しかし，モデルの説明力は意外に高いばかりかモジュール型モデルがもっている問題点を解決することすらある．

2) 英語話者の深層性失読のシミュレーション

英語圏では，深層性失読に関する並列分散処理型モデルの研究は，他のふたつの失読症に比べてかなり早い時期から進められていた[69-72]．ここでは，その集大成ともいえるPlaut & Shallice[72]の研究を紹介する．彼らは図19に示すように，まず単語の文字符号から意味符号を介して音韻符号を計算するネットワークを構築し，その後，ネットワークのさまざまな部位を損傷させることで深層性失読のシミュレーションを行った．もちろん，このネットワークはトライアングル・モデルにおける文字→意味→音韻の計算過程に対応している．なお，非語を音読できないという深層性失読の症状から文字→音韻の計算過程は完全に損傷されているものとみなされた．

ネットワークが学習するのは4文字の単音節語，40語（具象語，抽象語各20語）であった．文字層における文字の表現には各アルファベット文字を8つの特徴で符号化したものを用い（例：A: 01010110, B: 10111001），32ユニットで1単語を表現した．意味の表現には98の意味属性（例：足がある，堅い，行為を表す，状態を表す）に対応するユニットを用意し，これらのユニットの活性化パターンにより単語の意味を符号化した．ここでは，具象語と抽

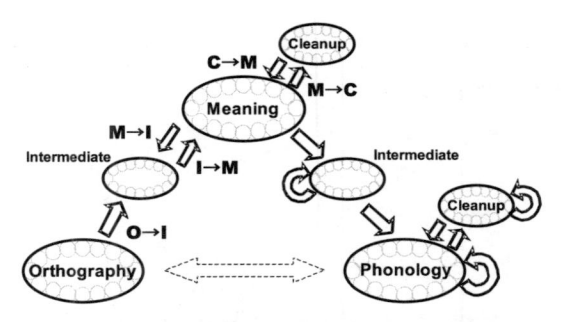

図 19 文字符号から意味符号を介して音韻符号を計算するネットワークの構造

Intermediate は中間層，Cleanup は整理層を表す．ユニット間の結合の名称は，略号で表現（例：O→I は，Orthography から Intermediate への結合）．なお，すべての音韻ユニットは，相互に結合されている．また，図の点線で描かれている部分は構築されていない．Plaut & Shallice[72] を修正．

象語を符号化に用いる意味属性の数で区別した．つまり，意味符号においては具象語の方が抽象語より多くの意味属性をもつと仮定した[110]．出力となる音韻符号は PMSP-Sim.2 で使われたものと類似した 61 の音素ユニットで表現した（表 1 を参照）．学習が終了したネットワークはすべての単語に対して正しい意味符号と音韻符号を出力した．

深層性失読のシミュレーションで損傷が加えられた箇所は，(i) 文字層から中間層への結線（図 19 の O→I），(ii) 中間層から意味層への結線（I→M），(iii) 意味層から中間層への結線（M→I），(iv) 意味層から整理層への結線（M→C），(v) 整理層から意味層への結線（C→M）のいずれかである．具体的には，(i) ～ (v) のそれぞれで結線の何％かをランダムに選んで切断した．

ネットワークに損傷を加えた結果，いずれの損傷部位でも，視覚性錯読と意味性錯読，および両者の混合型の錯読が出現した．また，視覚性→意味性錯読（例：PLAN（→FLAN）→/tart/）も出現した．次に，具象語と抽象語の成績を比較すると，O→I や I→M を損傷した場合には具象語の成績が抽象語の成績を上まわり，M→C や C→M を強く損傷した場合には，逆に，抽象語の成績が具象語の成績を上まわった．これは，深層性失読症例が抽象語に強い障害を示すこと，Warrington[104] が報告した症例 CAV（125 頁を参照）が具象語に強い障害を示すことにそれぞれ対応している．

これらの結果を理解するための重要な概念がアトラクタ（attractor）と呼ばれるものである．ネットワークでは 98 の意味属性を表すユニットの活性状態で単語の意味符号が表現されている．したがって，各単語の意味は，98 次元空間（意味空間）上の 1 点としてとらえることができる．また，意味空間上では BED と COT のように意味が類似する単語は近接していると想定される．

さて，ネットワークにひとつの単語が入力されると，単語の文字符号は意味空間上のある

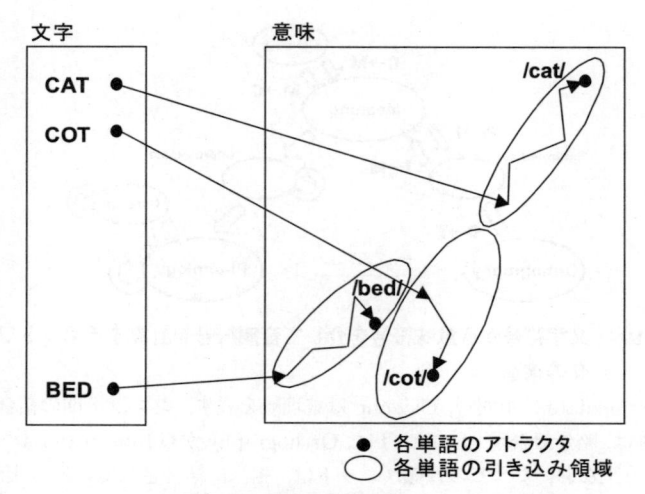

図 20 文字空間から意味空間への写像の模式図
Plaut & Shallice[72]を修正.

点に写像される．しかし，文字空間から意味空間への初めの写像点は，正確な語の意味を表す点と全く異なる位置に置かれる可能性がある．たとえば，図20に示すように，意味は類似するが綴りの異なるBEDとCOTの初めの写像点が互いに遠く離れてしまったり，意味は異なるが綴りが類似するCATとCOTの初めの写像点が近くなる場合がある．ネットワークの O→I，I→M は，似通った入力パターンを近い位置に写像する性質を持つからである．

この時，ネットワークは，I→M，M→I，M→C，C→M の再帰計算によって，初めの写像点を正しい位置へと徐々に移動させる．この最終的な落ち着き先を各単語のアトラクタと呼ぶ．それぞれのアトラクタの周辺には引き込み領域（basin）が形成され，最初に写像された点が引き込み領域内にあればその点は最終的にアトラクタに移動される．図20のように各アトラクタの引き込み領域が大きければBEDとCOTのように意味は類似するが綴りが異なる単語の初めの写像点が互いに遠くても，近接するそれぞれのアトラクタへ移動できる．また，CATとCOTのように意味は異なるが綴りが類似する単語の初めの写像点が互いに近くても，離れた位置にあるそれぞれのアトラクタへ移動できる．こうしたアトラクタや引き込み領域は，再帰性結合をもつネットワークの学習によって形成される．

なぜ，損傷されたネットワークでは，その損傷部位にかかわらず視覚性錯読と意味性錯読が共起するのであろうか．ネットワークが損傷を受けた場合，意味空間上では，(i) O→I，I→M の損傷により，文字空間から意味空間への初めの写像点が適切なアトラクタの引き込み領域に入らなくなることがあり得る．また，(ii) I→M，M→I，M→C，C→M の損傷により，各アトラクタの引き込み領域そのものも変化し得る．(i) により CAT の最初の写像点が COT の引き込み領域に入ってしまえば視覚性錯読が生じ，COT の最初の写像点が BED の引き込み領域に入ってしまえば意味性錯読が生じることになる．一方，(ii) により，各アトラクタの引き込み領域が変化すると，図21に示すように損傷前の CAT の引き込み領域に

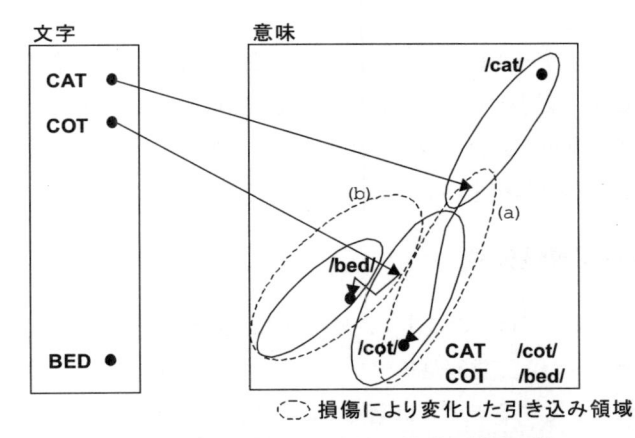

第3章 並列分散処理モデルによる読みの障害へのアプローチ

図 21　意味空間が損傷された場合の単語の読み
引き込み領域が，a のように変化すれば，視覚性錯読（CAT →/cot/）が，b のように変化すれば，意味性錯読（COT →/bed/）が生じる．
Plaut & Shallice[72]を修正．

損傷後の COT の引き込み領域の一部が入ってしまう場合（図中の a）や，損傷前の COT の引き込み領域に損傷後の BED の引き込み領域の一部が入ってしまう場合（図中の b）が想定される．これらの場合にも視覚性錯読や意味性錯読が生じることになる．

このように，ネットワークのどの部分を損傷しても視覚性錯読と意味性錯読が同時に出現することになる．図2に示したモジュール構造を持つ二重経路モデルではふたつの錯読の共起現象を説明することが難しかったが，図 19 のネットワークではアトラクタの性質によって共起現象をうまく再現することができる．さらに，視覚性→意味性錯読（CAT（→COT）→/bed/）もネットワークの損傷によって最初の写像点や引き込み領域が変化した結果生じると解釈できる．

また，損傷実験の結果から，意味レベルに抽象語，具象語のそれぞれに特化した部位を設定しなくても損傷される結線の違いにより，抽象語と具象語の機能的二重乖離が再現された．具象語も抽象語も同じ計算原理により処理されているにもかかわらず両者の差が生じるのは，双方の単語の意味符号における属性の数に違いがあるからである．M→CやC→Mでは意味レベルから意味レベルが再帰的に計算されるが，具象語は抽象語に比べて意味属性の数が多くなるように符号化されている（平均属性数：具象語 18.2，抽象語 4.7）．よって，ある具象語（例：鹿）を表現するひとつの属性（例：足がある）の活性値が弱くても他の多くの属性（例：動く，森にいる，首がある，走る，哺乳類である，など）からの再帰性入力の助けにより，弱い活性値を回復させることが容易になる．そのため具象語では，M→CやC→Mが有効に働く．一方の抽象語は，意味属性の数が少ないためにM→CやC→Mより，むしろO→IやI→Mに強く依存して処理が行われる．このため，O→IやI→Mの損傷によって具象語の成績が抽象語を上まわり，M→CやC→Mの重篤な損傷によって具象語の成績が抽象語より悪くなるという結果が生じる．この2種類の損傷により具象語と抽象語の間に二

重乖離が生じる．

以上の結果から，モジュール型モデルにみられるような細分化した構造をもたない並列分散処理型のモデルでも，深層性失読例が呈する複雑な症状をうまく説明できることがわかる．さらに，並列分散処理型モデルはモジュール型モデルでは説明できない視覚性錯読と意味性錯読の共起現象にも自然な解釈を与えることが可能であった．

3） 日本語話者の深層性失読

日本語話者の研究に関しては，ここまで，健常成人，表層性失読，音韻性失読について述べてきた．これらのデータから二重経路モデルを考えた場合，(a)「漢字は語彙経路，仮名は非語彙経路で処理される」とするモデルは適切ではなく，(b)「漢字文字列，仮名文字列とも，単語は語彙経路と非語彙経路の双方で処理され，非語は非語彙経路で処理される」とするモデルを想定する必要があることが示された．

ここでは仮名非語ないし仮名1文字の音読に障害を示し，なおかつ，意味性錯読を示す症例を深層性失読として概観し，二重経路モデルによりその症状を説明する．後述するように，日本語話者の深層性失読は上記の (b) に述べた二重経路モデルに対し，大きな問題を提示する．そのため各症例，漢字語，仮名語，仮名非語の音読正答率などを記述し，これらの乖離に注目する．そして，その問題に対してトライアングル・モデルによる説明を試みる．

笹沼[80,81]の症例YH（中等度～重度ブローカ失語，左頭頂・側頭および左前頭葉下部に病巣）の音読成績は，具象語では漢字語38％，仮名語5％，抽象語は漢字語，仮名語とも0％であった．仮名非語は0％であった．仮名非語ではすべてが無反応であったが，仮名語でわずかに視覚性錯読があった．漢字語では多くの錯読があり，そのすべては意味性錯読（山→/mori/，演奏→/oNgakukai/）であった．そのなかには動詞を名詞化する誤り（飲む→/mizu/）もあった．また具象語に比べ抽象語，動詞，形容詞の成績が悪かった．

笹沼[82]の症例5（ウェルニッケ失語，左側頭－頭頂葉に病巣）の音読成績は漢字語で54％，仮名語で8％で，仮名1文字の音読は不可能であった．漢字語では意味性錯読，音韻性錯読があり，仮名語では新造語，視覚性錯読，音韻性錯読があった．

Hayashiら[111]の症例TO（中等度～重度ブローカ失語，左被殻・内包～上側頭回～角回皮質下に病巣）の音読成績は，漢字語で20-40％，仮名語で0％であった．仮名1文字の音読には強い障害を示した．仮名語ではすべて無反応であったが漢字語では錯読がみられた．漢字語の錯読では意味性錯読がもっとも多かったが，視覚性錯読なども若干あった．また名詞に比べ動詞・形容詞の成績が悪かった．

浅野ら[112]の症例（シルビウス溝周辺を中心に左前頭・側頭・頭頂葉～後頭葉の一部にかけての病巣）の音読成績は具象語では漢字語が95％，仮名語が85％で，抽象語では漢字語が40％，仮名語が20％であった．仮名非語は15％，仮名1文字は57％であった．漢字を含む単語では意味性錯読が優位であったが，視覚性錯読もあった．仮名語では単語の一部の省略や，視覚性錯読ないし意味性錯読と考えられる錯読が優位であった．また，具象名詞に比べ動詞，

形容詞の成績が悪かった．

ここでまず注意を払うべきは錯読の分類である．漢字語では明らかに意味性錯読の場合（例：山→/mori/, 演奏→/oNgaQkai/），明らかに視覚性錯読の場合（例：他→/ike/, 応接→/ooeN/, 克服→/yoohuku/），視覚性錯読か意味性錯読か判断しかねる場合（例：森→/hayasi/, 銅貨→/giNka/, 迫る→/hakurjoku/, 病→/yamai/），さらに視覚性錯読，意味性錯読，音価選択の誤りのいずれともとれる場合（例：殺生→/saQSou/）がある．仮名語では視覚性錯読か音韻性錯読か判断しかねる場合が多い（例：おくび→/akubi/, つもり→/cumari/, おでん→/odeko/, たらい→/taira, tarako/）*4．錯読の多少を論じる前に分類規準を明確にしなければならないが，必ずしも容易なことではない*5．

また検査リスト中の単語の通常表記や頻度にも注意を払う必要がある．まずリスト中の漢字語は通常表記が漢字であり，仮名語は通常表記が仮名でなければならない．たとえば，「けじめ，つむじ」など通常仮名で書かれる単語に比べ，「せいぎ，みずぎ」など通常漢字で書かれる単語を仮名書きしたものは難易度が高い．これらは，同音擬似語だからである．したがって，仮名語リストのなかに同音擬似語が混入していた場合，仮名語の成績が過小評価される恐れがある．また，漢字語，仮名語の成績を比較するには頻度や具象性を操作（ないし統制）した検査リストを用いるべきである．名詞に注目すれば平均出現頻度は仮名語より漢字語の方が高く[21]，不用意に漢字語，仮名語を選んだ場合，漢字語に比べ仮名語の頻度が低くなる恐れがある．

今後，以上の点を充分に検討する必要があるが，現段階では上述の症例の記述を眺めてみると，(i) 仮名非語あるいは仮名1文字の音読成績が悪い，(ii) 漢字語，仮名語の双方に障害を示すが，漢字語に比べ仮名語の成績が悪い，(iii) 意味性錯読と視覚性錯読の双方を示すが，漢字語では意味性錯読が，仮名語では視覚性錯読が優勢である，(vi) 具象語より抽象語の成績が悪い，(v) 具象名詞に比べ，動詞，形容詞の成績が悪い，という特徴が浮かび上がる．

上記のうち，漢字語と仮名語の乖離を示す (ii) と (iii) は「漢字文字列，仮名文字列とも，単語は語彙経路と非語彙経路の双方で処理され，非語は非語彙経路で処理される」とする二

---

*4 英語圏の研究における視覚性錯読とは，(i) 文字の形態的類似に基づく読み誤り（例：wine → wire における n → r），(ii) 1文字の置換（例：wife → life），(iii) 文字列の置換（例：crocus → crocodile），(iv) 文字（列）の付加（例：but → butter），(v) 文字（列）の削除（例：proof → roof）を指し，文字の特徴（物理的特性）レベルの誤りのみならず，文字列（綴り）レベルの誤りも含む．一方，日本語では，(i) に対応する (a) 文字の特徴レベルの錯読（例：「つまり」→「つもり」，「クマ」→「タマ」，「百日」→「白日」）だけを視覚性錯読ということが多い．しかし，英語圏の視覚性錯読の多様な定義を考慮すれば，(b) 部首レベルの錯読（例：「他」→「池」，「応接」→「応援」，「銅貨」→「銀貨」）や，(c) 文字レベルの錯読（例：「おでん」→「おでこ」，「克服」→「洋服」）も視覚性錯読と考えることができる．同様に，「病」→「病院」も文字の付加と考えれば視覚性錯読の一種とみなせる．これと似たタイプの錯読は，健常成人にもみられ，たとえば，低頻度語である「貢」/micugi/や「賄」/makanai/などでは，1文字単語の読みより，「貢献」/kookeN/や「賄賂」/wairo/など熟語の読みが先に想起されることがある．このような視覚性錯読の多様な定義を考慮しなければ，とくに漢字語の読み誤りの大半が意味性錯読に分類されることになる．

*5 もちろん，構音障害をともなう症例の場合，発話の歪みを考慮したうえで誤反応を分類することもできるが，このような症例は，本章のように文字符号から音韻符号を計算する処理過程を対象とする研究には不向きであると考えられる．

重経路モデルでは説明できない現象である．一方，「漢字は語彙経路，仮名は非語彙経路で処理される」とする二重経路モデルは，非語彙経路の強い損傷に語彙経路の弱い損傷が加わると深層性失読になると仮定すれば，漢字語と仮名語の乖離を説明できる．しかし，このモデルでは前述のように表層性失読および音韻性失読の症状を説明することができない．

この矛盾を解決するには，(a) 漢字文字列，仮名文字列とも，単語は語彙経路と非語彙経路の双方で処理され，非語は非語彙経路で処理される，(b) 語彙経路の処理効率は仮名語より漢字語の方がよく，非語彙経路の処理効率は漢字より仮名の方がよい，(c) 非語彙経路の強い損傷に語彙経路の弱い損傷が加わると深層性失読になる，と仮定する必要がある．しかし，この二重経路モデルでは表記によって各経路の処理効率が異なる理由を説明しなければならない．

一方，日本語話者の深層性失読における漢字語，仮名語の乖離をトライアングル・モデルで説明するためには，図3のように，3つの語彙レベル間に結線のあるネットワークを構築する必要がある．そして，(a) 漢字文字列，仮名文字列とも，文字→音韻，文字→意味→音韻などで音韻符号が計算され，文字→意味，文字→音韻→意味などで意味符号が計算される，(b) 文字→意味の効率は仮名語より漢字語の方がよく，文字→音韻の効率は漢字語より仮名語の方がよい，(c) 文字→音韻の強い損傷に，文字→意味の弱い損傷が加わると，深層性失読になる，と仮定する．トライアングル・モデルでは学習により結線の強度が決まるため，表記によって計算効率に違いが生じる過程をうまく説明できる可能性がある．

ここで，トライアングル・モデル（図3）のひとつとして意味層と音韻層の間に双方的な結合をもち，文字層から意味層，文字層から音韻層に一方向的な結線をもつネットワークを考えてみる（図22）．このネットワークでは聴理解にかかわる計算（音韻→意味），自発話（意味に対応する音声を発する）にかかわる計算（意味→音韻）を学習した後に，音読や読解にのみかかわる計算（文字→音韻，文字→意味）が学習される．音声言語の学習は文字言語の学習に先行すると考えられるからである．したがって，文字言語処理の学習の初期段階から音読には文字→音韻のみならず文字→意味→音韻の寄与があり，読解には文字→意味のみならず文字→音韻→意味の寄与があることになる．このため，音韻レベルでは文字→音韻と意味→音韻の分業により音読が成立し（109頁を参照），意味レベルでは文字→意味と音韻→意味の分業により読解が成立する．深層性失読における漢字・仮名の乖離を説明するキー・ポイントは，意味レベルにおける分業にあると考えられる．

伊集院ら[85]）のシミュレーション実験（113頁を参照）から，文字→音韻の学習は仮名語がもっとも容易で，次に一貫語，非典型語の順で困難になる．したがって，漢字語に比べ仮名語では，学習初期に文字→意味による意味符号の計算が不十分であっても，文字→音韻→意味により正しい意味符号が計算される．そのため，意味レベルでは意味符号の誤差が小さくなり，文字→意味の学習は停滞する．一方，仮名語に比べ漢字語では文字→音韻→意味により正しい意味符合が計算されるようになるまでに多くの学習を要する．そのため，漢字語では文字→意味の学習の停滞は少ない．以上の結果，文字→意味の効率（文字→意味の結線だ

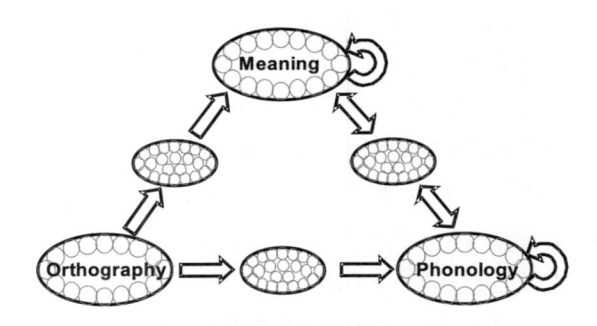

図22 本邦の深層性失読を説明できるネットワークの例

けで意味符号を計算したときの誤差の小ささ）は，文字→音韻の効率と逆で，漢字語より仮名語の方が悪くなると予想できる（表記によって計算効率に違いが生じる過程は，他にも考えられる）．

　学習完了後のネットワークに文字→音韻に強い損傷，文字→意味に弱い損傷を与えれば，残存する文字→意味における漢字語の優位性が現れ，日本語話者の深層性失読の症状が生じると予測できる．このようなネットワークは，われわれもまだ予備的に検討している段階で予測通りに動作するかわからない．また漢字語で意味性錯読が，仮名語で視覚性錯読が優勢となるかも不明である．しかし，「漢字文字列，仮名文字列とも，同じ構造と計算原理によって，文字符号から音韻符号と意味符号が計算される」とするトライアングル・モデルによって，日本語話者の深層性失読の症状が説明できる可能性は残されており，今後，充分，検討する必要がある．

　ここで日本語話者の深層性失読と音韻性失読の関係にふれておく．日本語話者の音韻性失読例の紹介（121頁）で述べたように，英語話者の症例と同じく深層性失読から音韻性失読に移行する症例がある[97,98]．すなわち深層性失読が軽減しても非語の障害は残存する．したがって，深層性失読と音韻性失読には非語の障害という共通基盤があり，深層性失読にも音韻レベルそのものの損傷を想定する必要があるかもしれない．さらに音韻レベルそのものの強い損傷だけで深層性失読を説明できる可能性もある．しかし，深層性失読は単語にも障害を示し，なおかつ意味性錯読を示すことから音韻レベルのみならず，文字→音韻，文字→意味にも損傷があると想定するのが現段階では妥当と思われる．

4. 並列分散処理モデルと機能的二重乖離

　モジュール型モデルでは，機能的二重乖離を説明するのに機能の異なるモジュール，あるいはモジュール群を想定する．たとえば，表層性失読と音韻性失読における例外語と非語の機能的二重乖離を説明するため，二重経路モデルは例外語を処理できない非語彙経路と，非語を処理できない語彙経路を想定した．また深層性失読と症例CAV[104]（125頁を参照）にお

ける抽象語と具象語の機能的二重乖離を説明するため，意味モジュールを抽象語を処理する部分と具象語を処理する部分に分けた．

一方，並列分散処理型モデルを基礎とするトライアングル・モデルでは，例外語，非語，抽象語，具象語とも同じ構造と計算原理で文字符号から意味符号と音韻符号が計算される．モデルのなかにこれらの語のいずれかに特化した構造や計算原理は存在しない．しかし語の属性が違うとモデル内の各計算の寄与が学習の過程で異なってくる．そのため，損傷部位により機能的二重乖離が生じると考えるのである．

このように，モジュール型モデルと並列分散処理型モデルでは機能的二重乖離の解釈が大きく異なる．ここでは並列分散処理型モデルと機能的二重乖離の関係ついて若干の補足的議論をする．

4.1. 漢字・仮名の機能的二重乖離

漢字・仮名という観点から見れば，表層性失読は仮名語より漢字語に強い障害を示し，深層性失読は漢字語より仮名語に強い障害を示す．したがって，表層性失読と深層性失読では見かけ上，漢字語，仮名語の機能的二重乖離が成立している．たとえば，音読成績をみると，前述の表層性失読例KK[80]（113頁を参照）は漢字語4%，仮名語82%で，深層性失読例の症例5[82]（130頁を参照）は漢字語54%，仮名語8%であった．このデータは同一の刺激リストを用いた検査結果である．

機能の局在を前提とするモジュール型モデルに基づけば，この機能的二重乖離から漢字語モジュールと仮名語モジュールのふたつを想定できる．具体的な認知モデルとしては，(a)「漢字は語彙経路，仮名は非語彙経路で処理される」とする二重経路モデルが考えられる．

しかし，これまで述べてきたように，多くの現象を説明するには(a)のモデルでは不充分であり，(b)「漢字文字列，仮名文字列とも単語は語彙経路と非語彙経路の双方で処理され，非語は非語彙経路で処理される」と想定する，(c)「語彙経路の処理効率は仮名語より漢字語の方がよく，非語彙経路の処理効率は漢字語より仮名語の方がよい」という仮定を(b)に加える，などの修正が必要となる．さらに，図22に示したように，(d)「漢字文字列，仮名文字列とも同じ構造と計算原理によって文字符号から音韻符号と意味符号が計算される」とするトライアングル・モデルでも，漢字語と仮名語の機能的二重乖離を説明できる可能性がある．

図22の文字→意味→音韻を語彙経路，文字→音韻を非語彙経路とすれば，(a)〜(d)のモデルに大差はないとする考えもあるかもしれない．しかし，モデルの一部を損傷したときの予測は(a)〜(d)で大きく異なる．(a)では表層性失読や音韻性失読の症状を，(b)では深層性失読の症状を説明できない（損傷に関する(c)と(d)の違いを示唆するデータは4.2項で述べる）．

このように，モジュール型モデルを前提とした場合と並列分散処理型モデルを前提とした場合では，漢字語と仮名語の機能的二重乖離の解釈が大きく異なる．また，仮に，病巣と症

状の二重乖離から漢字障害，仮名障害の責任病巣がわかったとしても，(a)～(d)のいずれの認知モデルを選ぶかによって病巣がもっていた心的機能について異なる推定が得られるのである．

4.2. モデルの損傷部位と症状との関係

神経心理学では，ある限局した病巣をもち，特定の機能が低下している純粋例の存在は病巣と症状との対応関係を論じる際の非常に強力な証拠となる．しかし，症例間で，(a) 病巣は異なるのに同じ症状が現れる，あるいは，(b) 病巣は同じなのに異なる症状が現れる，といった現象が生じる場合がある．ここでは，上のふたつの現象について病巣と症状の関係を，認知モデルにおける損傷部位と症状とにおきかえて考えてみる．

モジュール型モデルは，(a) 損傷されるモジュールが異なるにもかかわらず，同じ症状が発現することを説明できる．たとえば，106～107頁で示したように，表層性失読の成立機序を二重経路モデルで考えた場合，語彙経路の損傷パターンは複数あるがどの損傷パターンでも例外語が読めなくなると予測できる．一方，並列分散処理型モデルでも，(a) の現象は説明可能である．たとえば，108～110頁で述べたように，軽度表層性失読例 MP の症状は文字→音韻の損傷でも，意味→音韻（ないし意味レベルそのもの）の損傷でも説明できる．また，127頁で示したように，図19の深層性失読のモデルではどの結線を損傷させても，視覚性錯読と意味性錯読が共起した．

一方，モジュール型モデルでは，(b) 損傷されるモジュールが同じであるにもかかわらず，異なった症状が発現する場合を説明するのは非常に難しい．各モジュールは独立した固有の機能に対応しているため，同一モジュールが同程度に損傷された場合，同一症状が出現する以外には考えにくい．しかし並列分散処理型モデルではこの現象を確率的に再現できる．Plaut[113]は，深層性失読のモデル（図19[72]）を用い学習が終了したネットワークの O→I，M→C を，それぞれ1,000通りのパターンで損傷した．個々の損傷パターンでは切断する結線（ランダムに選択される）が異なる．そして，各損傷パターンでの具象語と抽象語の成績を比較した．これは，O→I，M→C に損傷をもつ，それぞれ1,000症例の成績を検討することに相当する．その結果，O→I の損傷では具象語と抽象語の平均正答率（1,000の損傷パターンの成績）はそれぞれ52.4%，28.4%であったが，1,000の損傷パターンの4.2%では逆に，抽象語の成績が具象語を上まわった．一方，M→C の損傷では平均正答率は具象語で25.4%，抽象語で42.7%であったが，損傷パターンの7.9%では逆に具象語の成績が抽象語の成績を上った．この結果から，モデルを質的・量的にほぼ等価に損傷しても確率に依存して全く逆のタイプの症状が生じうることが示される．このように，並列分散処理型モデルでは「病巣は同じなのに異なる症状が現れる」という現象をうまく再現することができる．

5. おわりに

　読みに関する認知モデルや脳内機構を検討するうえで例外語と非語，具象語と抽象語，漢字語と仮名語などにおける機能的二重乖離が果たす役割はきわめて大きい．モジュール型モデルは機能的二重乖離を説明し，機能の局在を追求するうえで非常に有効なものである．しかし，これまで述べてきたように機能局在を前提としない並列分散処理によっても，機能的二重乖離が再現できる可能性は高い．しかも，学習を旨とする並列分散処理型モデルは，機能的二重乖離が発現しうる心的メカニズムが構築される過程についての知見も提供しうる．

　並列分散処理型モデルに基づく読みの研究の歴史は浅く，今後，検討すべき問題も多い．しかし，明らかに，モジュール型モデルは機能的二重乖離を説明する唯一のモデルでなくなりつつある．それならば，機能的二重乖離に基づき機能の局在を追求するだけでは心的機能を充分に理解できるとは限らない．同じように，症状と病巣の二重乖離に基づき脳における機能局在を追求するだけでは，脳機能を充分に理解できるとは限らないであろう．

引用文献

[1] Coltheart M: Modularity and cognition. *Trends in Cognitive Science* 3: 115–120, 1999.
[2] Foder JA: The moduarity of mind. Cambridge, MA: MIT Press, 1983.
[3] Rumelhart DE, McClelland JL, & the PDP research group eds.: *Parallel Distributed Processing: Explorations in the microstructure of cognition. Volume 1: Foundations.* Cambridge, MA: MIT Press, 1986.
[4] McClelland JL, Rumelhart DE, & the PDP research group eds.: *Parallel Distributed Processing: Explorations in the microstructure of cognition. Volume 2: Psychological and biological models*, Cambridge, MA: MIT Press, 1986.
[5] Taraban R & McClelland JL: Conspiracy effects in word recognition. *Journal of Memory and Language* 26: 608–631, 1987.
[6] Morton J & Patterson P: A new attempt at an interpretation, or, an attempt at new interpretation. Coltheart M, Patterson K, & Marshall JC eds.: *Deep Dyslexia*, pp.91–118, London, Routledge & Kegan, 1980.
[7] Seidenberg MS & McClelland JL: A distributed, developmental model of word recognition and naming. *Psychological Review* 96: 523–568, 1989.
[8] Patterson K, Suzuki T, & Wydel TN: Interpreting a case of Japanese phonological alexia: The key is in phonology. *Cognitive Neuropsychology* 13: 803–822, 1996.
[9] Sasanuma S, Ito H, Patterson K, & Ito T: Phonological alexia in Japanese: A case study. *Cognitive Neuropsychology* 13: 823–848, 1996.
[10] Coltheart M, Curtis B, Atkins P, & Haller M: Models of reading aloud: Dual route and parallel-distributed-processing approaches. *Psychological Review* 100: 589–608, 1993.
[11] Coltheart M & Rastle K: Serial processing in reading aloud: Evidence for dual-route models

of reading. *Journal of Experimental Psychology: Human Perception and Performance* 20: 1197–1211, 1994.

[12] Plaut DC, McClelland JL, Seidenberg MS, & Patterson K: Understanding normal and impaired word reading: Computational principles in quasi-regular domains. *Psychological Review* 103: 56–115, 1996.

[13] Rumelhart DE, Hinton GE, & Williams RJ: Learning representations by back-propagating errors. *Nature* 323: 533–536, 1986.

[14] Hinton GE: Connectionist learning procedures. *Artificial Intelligence* 40: 185–234, 1989.

[15] McCann RS & Besner D: Reading pseudohomophones: Implications for models of pronunciation and the locus of the word-frequency effects in word naming. *Journal of Experimental Psychology: Human Perception and Performance* 13: 14–24, 1987.

[16] Hino Y & Lupker SJ: The effects of word frequency for Japanese kana and kanji words in naming and lexical decision: Can the dual-route model save the lexical-selection account. *Journal of Experimental Psychology: Human Perception and Performance* 24: 1431–1453, 1998.

[17] Besner D & Hildebrandt N: Orthgraphic and phonological codes in the oral reading of Japanese kana. *Journal of Experimental Psychology: Learning, Memory, and Cognition* 13: 335–343, 1986.

[18] Glushko RJ: The organization and activation of orthographic knowledge in reading aloud. *Journal of Experimental Psychology: Human Perception and Performance* 5: 674–691, 1979.

[19] Fushimi T, Ijuin M, Patterson K, & Tatsumi IF: Consistency, frequency, and lexicality effects in naming Japanese Kanji. *Journal of Experimental Psychology: Human Perception and Performance* 25: 382–407, 1999.

[20] 西尾 実, 岩淵悦太郎, 水谷静夫編: 岩波国語辞典第四版. 岩波書店, 1986.

[21] 国立国語研究所: 電子計算機による新聞の語彙調査 (Report No. 37). 秀英出版, 1970.

[22] 金田一京助, 柴田 武, 山田明雄, 山田忠雄: 新明解国語辞典 第四版. 三省堂, 1989.

[23] 天野成昭, 近藤公久: NTTデータベースシリーズ『日本語の語彙特性』. 三省堂, 1999.

[24] Wydell TN: What matter in kanji word naming: Consistency, regularity, or On/Kun-reading difference? *Reading and Writing: An interdisciplinary Journal* 10: 359–373, 1998.

[25] Kondo T & Wydell TN: Sub-word (character) level of processing during kanji word naming. (in submission).

[26] Ijuin M, Fushimi T, Patterson K, & Tatsumi IF: A connectionist approach to Japanese Kanji word naming. *Psychologia* 42: 267–280, 1999.

[27] Seidenberg MS & McClelland JL: More words but still no lexicon: Reply to Besner et al (1990). *Psychological Review* 97: 447–452, 1990.

[28] Pavio A, Yuille JC, & Madigan SA: Concreteness, imagery, and meaningfulness values for 925 nouns. *Journal of Experimental Psychology Monograph Supplement* 76: 1–25, 1968.

[29] Strain E, Patterson K, & Seidenberg MS: Semantic effects in single-word naming. *Journal of Experimental Psychology: Learning, Memory, and Cognition* 21: 1140–1154, 1995.

[30] Hino Y & Lupker SJ: Effects of polysemy in lexical decision and naming: An alternative to lexical accounts. *Journal of Experimental Psychology: Human Perception and Performance* 22: 1331–1356, 1996.

[31] 伏見貴夫, 伊集院睦雄, 佐久間尚子, 田中正之, 辰巳 格, 近藤公久, 天野成昭: 漢字熟語の音読における親密度・一貫性・心像性効果. 日本心理学会発表論文集 62: 712, 1998.

[32] 伏見貴夫, 伊集院睦雄, 辰巳 格: 漢字・仮名で書かれた単語・非語の音読に関するトライアン

グル・モデル (1). 失語症研究 20: 115-126, 2000.
- [33] 近藤公久, 天野成昭: 認知科学研究のための日本語の特性に対する主観的評価値データベース. 日本認知学会第 14 回大会発表論文集 72-73, 1997.
- [34] 佐久間尚子, 田中正之, 伊集院睦雄, 伏見貴夫, 辰巳 格, 近藤公久, 天野成昭: 文字呈示による日本語約 5 万語の心像性評価. 日本心理学会発表論文集 62: 711, 1998.
- [35] Hino Y, Lupker SJ, Sears CR, & Ogawa T: The effect of polysemy for Japanese katakana words. *Reading and Writing: An Interdisciplinary Journal* 10: 395-424, 1998.
- [36] 日野泰志: カナ単語とそのひらがな表記の音読における多義性効果. 日本心理学会発表論文集 62: 727, 1998.
- [37] Behrmann M, Plaut DC, Nelson J: A literature review and new data supporting an interactive account of letter-by-letter reading. *Cognitive Neuropsychology* 15: 7-51, 1998.
- [38] Plaut DC: A connectionist approach to word reading and acquired dyslexia: Extension to sequential processing. Christiansen MH and Chater N eds.: *Connectionist Psycholinguistics*, Norwood, NJ: Ablex (in press).
- [39] Marshall JC & Newcombe F: Patterns of paralexia: A psycholinguistic approach. *Journal of Psycholinguistic Research* 2: 175-199, 1973.
- [40] Beauvoir MF & Derouesné J: Phonological alexia: Three dissociations. *Journal of Neurology, Neurosurgery, & Psychiatry* 42: 1115-1124, 1979.
- [41] Vanier M & Caplan D: CT scan correlates of surface dyslexia. Patterson K, McCarthy R, Marshall C, & Coltheart M eds.: *Surface Dyslexia*, pp.511-525, Lawrence Erlbaum, London, 1985.
- [42] Shallice T & McCarthy R: Phonological reading: From patterns of impairment ti possible procedure. Patterson K, McCarthy R, Marshall C, & Coltheart M eds.: *Surface Dyslexia*, pp.361-397, Lawrence Erlbaum, London, 1985.
- [43] Bub D, Cancelliere A, & Kertez A: Whole-word and analitic translation of spelling to sound in a non-semantic reader. Patterson K, McCarthy R, Marshall C, & Coltheart M eds.: *Surface Dyslexia*, pp.15-34, Hillsdale, NJ: Erlbaum, 1985.
- [44] Berhmann M & Bub D: Surface dyslexia and dysgraphia: Dual routes, single lexicon. *Cognitive Neuropsychology* 9: 209-251, 1992.
- [45] McCarthy R & Warrington EK: Phonological reading: Phenomena and paradoxes. *Cortex* 22: 359-380, 1986.
- [46] Patterson K, Seidenberg MS, & McClelland JL: Connections and dissociations: Acquired dyslexia in a computational model of reading processes. Morris RGM eds.: *Parallel Distributed Processing: Implications for Psychology and Neuroscience*, pp.131-181, London: Oxford University Press, 1989.
- [47] Goldblum MC: Word comprehension in surface dyslexia. Patterson K, McCarthy R, Marshall C, & Coltheart M eds.: *Surface Dyslexia*, pp.175-205, Lawrence Erlbaum, London, 1985.
- [48] Kay J & Patterson K: Route to meaning in surface dyslexia. Patterson K, McCarthy R, Marshall C, & Coltheart M eds.: *Surface Dyslexia*, pp.79-104, Hillsdale, NJ: Erlbaum, 1985.
- [49] Kremin H: Routes and strategies in surface dyslexia and dysgraphia. Patterson K, McCarthy R, Marshall C, & Coltheart M eds.: *Surface Dyslexia*, pp.105-136, Lawrence Erlbaum, London, 1985.
- [50] Shallice T & Warrington EK: Single and multiple component central dyslexic syndromes. Coltheart M, Patterson K, & Marshall JC eds.: *Deep Dyslexia*, pp.119-145, London: Routledge & Kegan, 1980.

[51] Coltheart M, Masterson J, Bying S, Prior M, & Riddoch J: Surface dyslexia. *Quarterly Journal of Experimental Psychology* 35A: 469–495, 1983.

[52] Bub D, Black S, Hampson E, & Kertesz A: Semantic encodeing of pictures and words: Some neuropsychological observation. *Cognitive Neuropsychology* 5: 27–66, 1988.

[53] Schwartz MF, Saffran EM, & Martin OSM: Fractionating the reading process in dementia: Evidence for word-specific print-to-sound associations. Coltheart M, Patterson K, & Marshall JC eds.: *Deep Dyslexia*, pp.259–269, London: Routledge & Kegan, 1980.

[54] Ciplotti L & Warrington EK: Semantic memory and reading abilities: A case report. *Journal of the International Neuropsychological Society* 1: 104–110, 1995.

[55] Lambon-Ralph MA, Ellis AW, & Franklin S: Semantic loss without surface dyslexia. *Neurocase* 1: 363–369, 1995.

[56] Patterson K, Plaut D, Seidenberg M, Bermann M, & Hodges J: Connection and disconnections: A connectionist account of surface syslexia. Reggia J, Berndt R, & Ruppin E eds.: *Neural Model of Cognitive and Brain Disorders*, pp.179–199, New York: World Scientific, 1996.

[57] Snowdon JS, Goulding PJ, & Neary D: Semantic dementia: A form of circumscribed cerebral atrophy. *Behavioral Neurology* 2: 167–182, 1989.

[58] Tulving E: Elements of episodic memory. Clarendon Press, 1983.

[59] Hodges J, Patterson K, Oxbury S, & Funnell E: Semantic dementia. *Brain* 115: 1783–1806, 1992.

[60] Hodges J, Patterson K, & Tyler L: Loss of semantic memory: Implications for the modurarity of mind. *Cognitive Neuropsychology* 11: 504–542, 1994.

[61] Mesulam MM: Slowly progressive aphasia without generalized dementia. *Annals of Neurology* 11: 592–598, 1982.

[62] Hodges J, Graham N, & Patterson K: Charting the progression in semantic dementia: Implications for organisation of semantic memory. *Memory* 3: 463–495, 1995.

[63] Hodges J & Patterson K: Nonfluent progressive aphasia and semantic dementia: A comparative neuropsychological study. *Journal of International Neuropsychological Society* 2: 511–524, 1995.

[64] Mummery CJ, Patterson K, Wise RJS, Vandenbergh R, Price CJ, & Hodges JR: Disrupted temporal lobe connections in semantic dementia. *Brain* 122: 61–73, 1999.

[65] Patterson K & Hodges J: Deterioration of word meaning: Implications for reading. *Neuropsychologia* 30: 1025–1040, 1992.

[66] Graham K, Hodges J, & Patterson K: The relationship between comprehension and oral reading in progressive fluent aphasia. *Neuropsychologia* 32: 299–316, 1994.

[67] Graham K, Hodges J, & Patterson K: Progressive pure anomia: Insufficient activation of phonology by meaning. *Neurocase* 1: 25–38, 1995.

[68] Harm MW & Seidenberg MS: Phonology, reading acquisition, and dyslexia: Insights from connectionist models. *Psychological Review* 106: 491–528, 1999.

[69] Hinton GE, McClelland JL, & Rumelhart DE: Distributed representations. Rumelhart DE, McClelland JL, & the PDP research group eds.: *Parallel Distributed Processing: Explorations in the microstructure of cognition. Volume 1: Foundations*, pp.77–109, Cambridge, MA: MIT Press, 1986.

[70] Hinton GE & Shallice T: Lesioning an attractor network: Investigations of acquired dyslexia. *Psychological Review* 98: 74–95, 1991.

[71] Plaut DC: Connectionist neuropsychology: The breakdown and recovery of behavior in lesioned attractor networks. *Technical Report CMU-CS-91-185*, 1991.

[72] Plaut DC & Shallice T: Deep dyslexia: A case study of connectionist neuropsychology. *Cognitive Neuropsychology* 10: 377–500, 1993.

[73] Plaut DC: Structure and function in the lexical system: Insights from distributed models of word reading and lexical decision. *Language and Cognitive Processes* 12: 767–808, 1997.

[74] 井村恒郎: 失語: 日本語における特性. 精神神経誌 47: 196–218, 1943.

[75] 柏木あさ子・柏木敏広: 失語症患者の音読における漢字の音価選択の障害. 神経心理学 4: 56–64, 1988.

[76] Patterson K, Suzuki T, Wydel TN, & Sasanuma S: Progressive aphasia and surface alexia in Japanese. *Neurocase* 1: 155–165, 1995.

[77] Wydell TN, Butterworth B, & Patterson K: The inconsistency of consistency effects in reading: The case of Japanese Kanji. *Journal of Experimental Psychology: Learning, Memory, and Cognition* 21: 1155–1168, 1995.

[78] Patterson K, Okada S, Suzuki T, Ijuin M, & Tatsumi I: Fragmented words: A case of Late-stage progressive aphasia. *Neurocase* 4: 219–230, 1998.

[79] 中村　光・中西雅夫・浜中淑彦・仲秋秀太郎・吉田伸一: 表層失読（surface dyslexia）からみた単語認知. 失語症研究 20: 136–144, 2000.

[80] 笹沼澄子: 失語症患者の単語の読みについて. 神経内科 10: 524–531, 1979.

[81] Sasanuma S: Acquired dyslexia in Japanese: Clinical features and underlying mechanisms. Coltheart M, Patterson KE, & Marshall JC eds.: *Deep Dyslexia*, pp.48–90, London: Routledge & Kegan, 1980.

[82] 笹沼澄子: 失語症における漢字・仮名問題. 神経内科 13: 206–212, 1980.

[83] Sasanuma S: Surface dyslexia and dysgraphia: How are they manifested in Japanese. Patterson K, McCarthy R, Marshall C, & Coltheart M eds.: *Surface Dyslexia*, pp.225–249, Hillsdale, NJ: Erlbaum, 1985.

[84] Sasanuma S & Monoi H: The syndrome of Gogi (word meaning) aphasia: Selective impairment of Kanji processing. *Neurology* 25: 627–632, 1975.

[85] 伊集院睦雄, 伏見貴夫, 辰巳　格: 漢字・仮名で書かれた単語・非語の音読に関するトライアングル・モデル（2）. 失語症研究 20: 127–135, 2000.

[86] Williams RJ, & Zipser D: Gradient-based leaning algorithms for recurrent networks and their computational complexity. Chauvin V & Rumelhart DE eds.: *Backpropagation: Theory, architectures, and applications*, pp.434–486, Hillsdale, NJ: Lawrence Erlbaum Associates, 1995.

[87] Derouesné J & Beauvois M -F: The "phonemic" stage in the non-lexical reading process: Evidence from a case of phonological alexia. Patterson K, McCarthy R, Marshall C, & Coltheart M eds.: *Surface Dyslexia*, pp.399–457, Lawrence Erlbaum, London, 1985.

[88] Coltheart M: Cognitive neuropsychology and the study of reading. Posner MI & Marin OMS eds.: *Attention and Performance. Vol. XI*, Hillsdale, NJ: Lawrence Erlbaum Associates Inc, 1985.

[89] Denes G, Ciplotti L, & Semenza C: How does a phonological dyslexic reads words she has never seen ? *Cognitive Neuropsychology* 4: 11–31, 1987.

[90] Dérouesné J & Beauvois M -F: Phonological processing in reading: Data from alexia. *Journal of Neurology, Neurosurgery, & Psychiatry* 42: 1125–1132, 1979.

[91] Patterson K & Marcel A: Phonological ALEXIA or PHONOLOGICAL alexia ? Alegria J,

Holender D, de Morais JJ, & Radeau M eds.: *Analytic Approaches to Human Cognition*, pp.259–274, Elsevier Science Publisher, BV, 1992.

[92] Farah M, Stowe RM, & Levinson KL: Phonological dyslexia: Loss of a reading-specific component of the cognitive architecture? *Cognitive Neuropsychology* 13: 849–868, 1996.

[93] Coltheart M: Phonological dyslexia: Past and future issues. *Cognitive Neuropsychology* 13: 749–762, 1996.

[94] Harm MW & Seidenberg MS: Are there Orthographic Impairments in Phonological Dyslexia? *Cognitive Neuropsychology* 18: 71–92, 2001.

[95] Castle A & Coltheart M: Variety of developmental dyslexia. *Cognition* 47: 149–180, 1993.

[96] Manis FR, Seidenberg MS, Doi LM, McBride-Chang C, & Petersen A: On the bases of two subtypes of development dyslexia. *Cognition* 58: 157–195, 1996.

[97] 前川眞紀, 金子真人, 新貝尚子, 永見亜希子, 種村　順: Phonological dyslexia と考えられた1例の仮名音読過程. 失語症研究 19: 114–121, 1999.

[98] 松田　実・鈴木則夫・小林由美子・水田秀子: Phonological alexia —— 仮名無意味綴り音読障害の機序 ——. 神経心理学 9: 172–180, 1993.

[99] 水田秀子, 松田　実, 藤本康裕: Phonological alexia の一例 —— 右利き交叉性失語例における音韻と意味の乖離 ——. 神経心理学 8: 232–238, 1992.

[100] Marin OSM: CAT scans of five deep dyslexic patients. Coltheart M, Patterson K, & Marshall JC eds.: *Deep Dyslexia*, pp.452–453, London: Routledge & Kegan, 1980.

[101] Coltheart M: Functional architecture of language-processing system. Coltheart M, Sartori G, & Job R eds.: *The Cognitive Neuropsychology of Language*, pp.1–25, Hillsdale, NJ: Lawrence Erlbaum Associates Ltd, 1987.

[102] Price CJ, Howard D, Patterson K, Warburton EA, Friston KJ, & Fracowiak RS: A functional neuroimaging description of tweo deep dyslexic patients. *Journal of Cognitive Neuroscience* 10: 303–315, 1998.

[103] Patterson KE & Marcel AJ: Aphasia, dyslexia and the phonological coding of written words. *Quarterly Journal of Experimental Psychology* 29: 307–318, 1977.

[104] Warrington EK: Concrete word dyslexia. *British Journal of Psychology* 72: 175–196, 1981.

[105] Coltheart M, Patterson KE & Marshall JC: Deep dyslexia since 1980. Coltheart M, Patterson KE, & Marshall JC eds.: *Deep Dyslexia*, pp.407–451, London: Routledge & Kegan, 1987.

[106] Funnell E: Morphological errors in acquired dyslexia: A case of mistaken identity. *Quarterly Journal of Experimental Psychology* 39A: 497–539, 1987.

[107] Patterson KE: The relation between reading and phonological coding: Further neuropsychological observations. Ellis AW ed.: *Normality and Pathology in Cognitive Functioning*, pp.77–111, London: Academic press, 1982.

[108] Friedman RB: Recovery from deep alexia to phonological alexia: Points on a continuum. *Brain and Lauguage* 52: 114–128, 1996.

[109] Glosser G & Friedman RB: The continuum of deep/phonological alexia. *Cortex* 26: 343–359, 1990.

[110] Jones GV: Deep dyslexia, imageability, and ease of predication. *Brain and Language* 24: 1–19, 1985.

[111] Hayashi MM, Uratowska H, & Sasanuma S: Subcortical aphasia with deep dyslexia: A case study of a Japanese patient. *Brain and language* 25: 293–313, 1985.

[112] 浅野紀美子, 滝沢　透, 波多野和夫, 濱中俊彦: Deep Dyslexia の症状を呈した一症例についての検討. 神経心理学 3: 209–215, 1987.

[113] Plaut DC: Double dissociation without modularity: Evidence from connectionist neuropsychology. *Journal of Clinical and Experimental Neuropsychology* 17: 291–321, 1995.

第 4 章

全失語から言語治療を考える

―― 臨床の基本的前提へ ――

●中西之信

思いがけないものを思うてみるものよ
さもなくば決して見つかるまいに
近づけぬ、探れぬその道も

ヘラクレイトス[1]

1. はじめに

　本稿では全失語の言語治療について考察する．そしてその検討を踏まえて，全失語のみではなく失語症一般の臨床における基本的な前提は何かという問題に若干言及したい．

　まず私自身が体験したひとつのエピソードを紹介しよう．もうだいぶ前だが，ある失語症講習会で一人の講師が語ったことで，今でも忘れない言葉がある．その講師は全失語の言語治療についてつぎのように話し始めた．「全失語は訓練対象とはなりません．試験的に訓練を試みて効果がないのなら，その後マネジメントを行います．」そして，ある全失語患者の妻に対して訓練や今後のことなどを説明する場面を録音したテープが流された．それは「訓練の効果は残念ですが期待できません．今後は家庭での過ごし方が大切になってきます」というような内容であった．講師の声の厳かな調子は，主治医が患者の家族に不治の病であることを宣告しているような場面を連想させた．その講師はもちろん真剣である．しかし私はこうした説明に"何かが違うのではないか"と感じたのをよく覚えている．

　家族はこのような説明に本当に合点がゆくのだろうか．「訓練対象にならない」という，その訓練自体は妥当なものか．訓練とマネジメントというきっぱりとした二分法でよいのか．失語症は身体的な不治の病と同じではない，なぜ宣告するような形の説明の仕方になるのか．そもそも患者自身や家族が何をどのように感じ考えているのか，それが問題にされていないではないか．あの時感じた釈然としない気持ちは，以上のような疑問としていい表わすことができるだろう．

　一般的に，全失語や重度失語という状態が発症後数ヵ月にわたり持続すれば，その後も完全

治癒はもちろんのこと,「言語症状」が大きく軽減したり,あるいは「代替的なコミュニケーション」が実用的に十分活用できるまでに改善することは難しい.これは経験的にも事実であり,言語治療が初めから抱えている大きな難問である.全失語,重度失語という存在はいわば,「言語機能の改善」や「実用的コミュニケーション能力の促進」[*1] ということを言語治療の柱とする考え方に対する脅威だといえよう.しかし,この脅威の意味・由来を探り言語治療そのもののあり方が問い直されることは残念だがあまりない.たとえば「言語機能」,「実用的コミュニケーション能力」(以下,単にコミュニケーション能力とする)などの概念は私たち ST の領域ではあまりにも自明なものとされており,それらの問題性について論じられることも少ない[5-8].

しかし,たとえば全失語の臨床に実際に携わってみれば,これらの概念から出発する方法に明らかな限界があるのはすぐにわかることである.だから「訓練の対象になりにくい」といわざるを得なかったのであろう.だがこのような解決の仕方に納得がゆかなければ,言語機能,コミュニケーション能力という視点とは別のところから全失語の臨床を見直せばよいではないか.ST の側が発想を変れば,別の考え方に辿り着けるのではないか.私はこんなふうに思いながら来たような気がする.本稿では全失語の事例を紹介しながら,その時々において生じてきた問題点を取り上げて検討したい.

でははじめに本稿の内容について簡単に紹介しておこう.

第2節　「言語機能」・「コミュニケーション能力」"以前"に注目する
第3節　コミュニケーションの"感覚"をみる
第4節　"訓練的にかかわること"には限界がある
第5節　患者の話を聞くことから始まる
第6節　失語症臨床の基本的前提は何か

私が全失語の臨床に関して抱いた最初の疑問は,「全失語は訓練対象にならない」というのは本当なのか?というものであった.そして,ある"最重度"の全失語患者との経験から得られた私なりの答えは"否"であった.患者が変わらないのであれば,ST が動けばよい.たとえば,意図的に行わせがちになる言語機能やジェスチャー,視覚的シンボルなどに注目した課題やコミュニケーションにこだわらなければよいのである.情緒的な交流や,目的的な行為,物によるやりとりなど,言語機能・ジェスチャー"以前"の行為・コミュニケーショ

[*1] ここでいう「言語機能」とは,つぎの説明における「特殊な符号体系」としての言語の働きとする:「ヒトの大脳半球には言語野と呼ばれる領域があり,概念や思考内容を言語という特殊な符号体系に変換し(符号化),逆にこの符号体系から特定の意味内容を抽出(解読または復号化)する働きを営んでいる」[2].また「実用的コミュニケーション能力」とは,つぎのような非言語的アプローチにおけるコミュニケーション能力のこととする:綿森ら[3],綿森[4] は非言語的アプローチについて,「情報伝達できたかどうか」という「実用性」重視のアプローチの一種として「言語による伝達にこだわることなく,描画,ジェスチャーなど非言語手段を含め,コミュニケーション能力全体の向上に目標をおく」と述べている.

ンに注目してゆけば，患者の変化をつかむことができる．全失語も十分訓練対象になり得る．この事例によりそう確信できたのである（**第2節**）．

しかしそうした言語機能・ジェスチャー"以前"の行動ややりとりに注目するにせよ，何らかの行為やコミュニケーションに関する機能・能力を患者の内部に想定し，それらを改善・変容させようとする方法ではうまく行かない場合がある．たとえば，自らの再帰性発話への困惑から抜けられない全失語患者を経験した．この事例の場合そうした機能や能力の障害には目を向けず，何か言おうとすると再帰性発話になってしまう，という困惑・苦しみ（主観的違和感）を問題に注目し，その違和感を軽減させること，それもなるべく自然に緩和できるような方法を工夫した．そして患者の抱えていた違和感は実際に緩和され，結果的に機能，能力も若干改善したのであった．

この経験から私たちはコミュニケーションの「感覚」というものに着目するようになった．機能や能力の改善という，先延ばしされた目標を設定する治療・訓練の方法は，いわば将来のために"今"を禁欲せよと要求する方法にみえてくる．多くの患者はこのような方法を私たちSTほどは信じていないのではなかろうか[*2]．患者およびSTがリアルタイムに経験するコミュニケーションの感覚（主観的な異和感，不快，快感，達成感など）は，患者との実際の臨床においては，「機能」「能力」より"先に"，あるいは同時に注目するべきものと考えたのである（**第3節**）．

しかしさらに次のような疑問が生じた．機能・能力を改善させるにせよ，あるいは感覚に注目するにせよ，ST側が治療・訓練を予め構成して患者へ何かを提示してゆくという方法が本当に臨床の出発点なのだろうか．もしそうではないとしたら，"訓練的にかかわる"ことは私たちSTにとり必須の仕事だとされており，治療・訓練を抜きにして患者とどのようにかかわることができるのだろうか．

これはある全失語の患者との経験において私に迫ってきた決定的な疑問であった．しかし日常の経験を振り返ってみると，重度失語症患者に限らず失語症患者全般にいえることだが，"訓練的にかかわる"ことと患者の固有な生・生活との間にほとんど接点が生じないことがあるのは，臨床上決してめずらしくはない．それでも私たちSTは，なんとか訓練を続けようとしてしまう．しかしこのような時，患者のほうが率直である．訓練的かかわりに意味が見出せないことを患者は直感的に知るのだろうか．「失語症となった患者は失語症の訓練をしなければならない」という常識的な見方に反して，彼は言語訓練のために言葉を使う"暇"は持ち合わせていないということがあるのだ．このようなことを考えさせられた事例をとりあげる（**第4節**）．

ここまで来て，私は出口を見つけることがなかなかできなかった．全失語に限らず，失語症の臨床において何が第一の前提であるのか，STは何をして，何をしてはならないのか……

[*2] 信じていないにもかかわらず，この方法に適切に距離をおける患者には，STが"助けられている"ことも多い．また逆にSTの"親切"によって患者の方が絡めとられ，その方法を信じ切るしかないという不幸な場合もある．

見当がつかない…….

　……やがて次のようなことを経験するようになった．失語患者の話そうとするところを，会話の能力がどの程度あるかを評価しようという態度ではなく，何を言わんとしたいのか，何を求めているのかという姿勢で聞いてゆく．すると患者が「言語訓練」そっちのけで，きわめて具体的，個人的な事柄を語り出すことがごく普通に認められるのであった．さまざまな話題のもとに悲嘆，苦痛，疑念，怒り，諦め，希望などが話し続けられる．やがてはその語り口や言動が変化し，患者はひとつの精神的な区切りに辿り着く．そして，こうしたとき失語症状が軽減している場合も多いのである．

　患者が話し続けながら求めるのは，言葉が良くなることであっても，言語訓練そのものではないであろう．しかもその時の患者は，良くなることを願う気持ちのさらに背後にある「何か」に動かされているのではないか．「話すこと」により失語症状は顕在化し，彼が失語症であることが露呈するわけだが，同時に「話すこと」は失語症には遮られない，ある力も持っている．この力は何によって生じるのだろうか．私たちSTの仕事は，そのような力の動きを妨げないように患者の話を聞くことではないか．「訓練的にかかわること」も実は本来的に，このように"話す・聞く"ということの中に包括されるかかわりなのではないか．重度の失語症患者の場合でも，こうしたことは基本的には変わらない．そう私に確認させた全失語の事例を検討する（**第5節**）．

　最後の節では以上論じてきたことを踏まえて，全失語に関するひとつの臨床論理を提出する．そして全失語に限らず失語症一般の臨床において，STは何を基本的な前提とすべきかという問題について言及したい（**第6節**）．

2.「言語機能」「コミュニケーション能力」"以前"に注目する

　この節では，全失語は「訓練の対象にはなりにくい」という考えに対する反証として，"最重度"の全失語患者A氏の事例を紹介する[*3]．A氏の言語訓練過程で注目したのは，言語症状の改善や情報伝達の能力ではなく，むしろ行動一般や情緒的，非言語的・非記号的やりとり[*4]という側面である．言語機能は変化せず，実用的な情報伝達能力といった点でもきわめて限られた改善しか認められなかったが，これらの側面では段階的な変化が認められ，患者と妻とのコミュニケーションもそれなりに安定しスムーズなものとなった．

[*3] 以下のA氏についての記述は，中西，橋本[9]からの転載を中心とした．文献に古いものがあるが，内容的にはいまだ妥当だと考え，そのままとりあげた．
[*4] ここでは，言語，ジェスチャー，視覚的シンボルなど表現の形式性が高いものを「記号的」といい，身体を直接使う（例：手渡す，受け取る，他者の肩を手で叩いて何かを知らせる，など）コミュニケーション行為を「非言語的・非記号的」とする．

A氏という最重度の全失語患者の事例から明らかにできたのは,「言語機能」や「コミュニケーション能力」という概念を出発点としなければ,全失語の場合でもことさら「訓練の対象にはなりにくい」と考えなくてもよいということである.つまり行動一般や情緒的,非言語的・非記号的なコミュニケーション行為という面に注目することにより,それらの概念を相対化できると考えられる.

2.1. 現病歴

A氏は70代後半の男性で,脳梗塞.CTでは左中大脳動脈領域に広範な低吸収域を認める.しかし明らかな脳室拡大・脳萎縮の所見はなかった(図2).発症後ほぼ3ヵ月経過した時点で当院に入院となった.入院時の主な神経学的所見としては重度右片麻痺,右半側の重度知覚障害,右半側無視の傾向が認められた.意識の覚醒レベルの低下および把握反射・吸啜反射は認めなかった.

2.2. 入院時ST評価

言語機能をほぼ完全に喪失していることから,全失語と判断した.観念失行,観念運動失行,口腔失行が疑われた.さらに課題場面などの状況理解は悪く,一般的行為のレパートリーもきわめて限られていた.しかし注意・集中力は,ST室での40分ほどの課題場面などにも応じることができ,基本的には問題ないと考えられた.

以下に評価の詳細を述べる.

1) 聴理解

実物の1/2選択課題で,課題には応じる態度を示したが,ポインティング動作自体は全く行わず,課題達成自体が不可能であった.Yes-No疑問文による日常的な質問も全く理解できず,単に軽く微笑むなどの情緒的応答のみであった.

2) 発話

日常場面でも残語,偶発語は全くない.復唱・音読は全く不可能であった.興奮した時に発するうなるような声,相槌の時に軽く出す声などの情緒的な発声のみであった.系列語の斉唱も全くできず,歌の斉唱ではいくつかの音節のみ可能であった.なお舌,口唇など構音器官に麻痺は認められなかった.

3) 読解

漢字提示による実物の1/2選択課題も全くできなかった.

4) 書字

自発書字，写字は不可能であった．たとえば自分の名前の写字でも，単に丸の形を何度か繰り返して書くのみであった．

5) ジェスチャーなど

ジェスチャーの模倣では無反応であり，手を取って教えた後でも模倣できなかった．実物を提示した場合では，煙草は口元へ持っていく動作が一応可能だったが，櫛，湯飲みではSTが手に持たせても，ながめるだけであった．また舌を出す，頬をふくらます，吹くなどの模倣も全くやらずにうなずくのみであった．コース立方体テストを入院後7ヵ月，11ヵ月時点で施行したが，どちらの場合も例題のみが2度目の試行で可能なだけであった．

6) 日常コミュニケーション，日常生活行為（ADL）

病棟の日常生活での人とのやりとりでは，A氏は自ら他者へ直接働きかけることは，声・動作でも全く見られなかった．PTでのROM訓練での痛みや尿便意の訴えも周囲の者へは直接表現できず，声をあげ興奮するという情動的な表出のみであった．つまり状況の中で自然に表出される，こうした声・顔の表情を受け手側が読み取るという形でのコミュニケーションが中心である．

ADLはほぼ全介助であった．すなわち日常の生活行為のレパートリーはきわめて限られ，食事動作が一部介助で可能なだけである．

2.3. 治療

1) 方針

スタッフ全体の方針としては，家族の意向を確認し家庭復帰が目標となった．STの具体的な治療方針ははじめから決めたわけではない．当初は通常の聴理解や読解などの言語訓練も試みたが継続困難であった．その後に試行錯誤的ではあったが，患者にとり比較的困難ではない情緒的あるいは非言語的なコミュニケーション行為（以下，COM行為）やそれ以前の一般的行為という側面に注目して訓練を進める，という方向に決まっていったのである[*5]．なお付き添い者である妻に対しても，患者理解や患者とのよりスムーズなやりとりを目的に，訓練に同席させたり，患者の様子についての情報交換などを適宜行った．

[*5] この過程で私が驚嘆したのは，A氏が重篤にもかかわらず，「言語機能」や「ジェスチャー」"以前"のこれらの側面では段階的で着実な変化を示したことであった．そしてこのことから，A氏の状態は後述するように脳血管性痴呆や前頭葉症候群ではなく，"最重度"全失語とみなせるのではないかと考えた．

2) 経過

改善経過は質的に変化したと思われた時期を主な目安として，5つの時期に分けられる．各時期の質的特徴は状況理解，一般的行為（移動行為，道具の使用など），COM 行為（直接他者を志向する対人的な行為）という3つの範疇から整理できる．便宜上はじめに，その5つの時期の特徴を概括しておく．なおこの質的変化は予め想定できたものではなく，治療過程の進行や A 氏の変化から次第に見えてきたものである．

第 I 期（入院後 0〜1 ヵ月）：《習慣的行為・情緒的 COM 行為期》
- 状況理解：現前する場面を分節的に理解しているとはいえず，場面に対して全体的・情動的に反応している印象で，状況理解はきわめて制限されていた．
- 一般的行為：食事摂取行為など基本的な習慣的行為のレベルに限られていた．
- COM 行為：微笑む，興奮するなどの情動的表出をこちら側が読み取るというコミュニケーションや，こちら側の働きかけに笑顔になるなどの応答的な情緒的やりとりが成立するのみであった．

第 II 期（入院後 2〜3 ヵ月）：《応答的行為・応答的 COM 行為期》
- 状況理解：現前する場面を分節的に理解し始め，他者の意図の理解（応答的意図性）ができ始めた．
- 一般的行為：現前の状況下での他者の意図を理解し，限られてはいるが応答的行為が可能となった．
- COM 行為：他者の発した COM 行為に対して，応答することが出現した（応答的 COM 行為）．

第 III 期（入院後 4〜6 ヵ月）：《能動的行為期 1》
- 状況理解：現前しない物・場面を予測して理解でき始め，したがって現前の状況と現前しない場面とを統合することで，自らの意図を立てること（能動的意図性）もでき始めた．
- 一般的行為：能動的な意図の形成により，自ら開始する行為が可能となった（能動的行為）．
- COM 行為：コミュニケーション行為としては，能動的に直接他者へ意図を伝達しようという行為は見られなかった．

第 IV 期（入院後 7〜8 ヵ月）：《能動的行為期 2》

この時期は，質的には第 III 期と同じで，量的に拡大した時期である．

第 V 期（入院後 9〜13 ヵ月）：《能動的 COM 行為期》
- 状況理解：第 III，IV 期と同じ．
- 一般的行為：第 III，IV 期と同じ．
- COM 行為：第 IV 期までは見られなかった，他者を直接志向した能動的な COM 行為が初めて出現した時期，つまり自らの意図を単に自己の行為において達成するのではなく，他者へ意図を伝達しようという行為が見られ始めた（他者志向性の出現，能動的行為）．

以下に各々の時期における訓練内容と経過について，具体的に述べる．なお訓練は個人訓練を4〜5回/週，グループ訓練を1〜2回/週のペースで行った．

第Ⅰ期：≪習慣的行為・情緒的COM行為期（入院後0〜1ヵ月）≫

この時期には，意図的なやりとり以前の情緒的コミュニケーションと目的的な行為自体の活性化が必要であると判断し，その目的が達成しやすい場面の設定が可能なグループ訓練を中心に行った．具体的には前頭葉損傷患者，重度失語症患者ら4人で，挨拶などのやりとり，"ジャンケン・手たたき"ゲーム，などを行った．"挨拶"は互いに相手を意識化させるために，各人が可能なやり方で挨拶するというものである．"ジャンケン・手たたき"ゲームはジャンケンで負けた順序に上から手を重ね，一番勝った者がその上から手をたたくというものである．

経過 こうしたグループ訓練で，A氏はSTや妻の指示には全く従えず，挨拶やジャンケンなども自分からは全くできず，"手とり足とり"の介助が必要であった．また自ら他患者に積極的に関心を示すことはなく，状況を分節的に理解しているとは考えられなかった．しかしゲーム中にグループ全体が盛りあがった時などは歓声をあげたり，またSTが声をかけると笑い顔で応じたりという情緒的な応答が見られることがあった．

第Ⅱ期：≪応答的行為・応答的COM行為期（入院後2〜3ヵ月）≫

患者に施行可能と思われた課題を導入し，課題場面という現前する場面における状況理解，他者の意図理解を目指した．具体的には個人訓練では妻も参加させ，手渡し形式でのマッチング課題，グループ訓練ではカラーボールの受け渡しゲームなどを実施した．

経過 マッチング課題では初め，実物と絵カードの両方を見くらべることさえ困難で課題に従えなかったが，徐々に実物と実物のマッチングができる場合が出てきた（状況の分節的理解の出現）．グループ訓練では，まだまだ随意的に行う動作には制限があったが，STの指示に従いボールをバケツから取り出して，他患者へ手渡すことが自分でできるようになった．つまり他者の意図を理解し，応答的に行為することが可能となり始めた（応答的意図性，応答的行為の出現）．表情も豊かになり，適切に笑ったり，困った顔をしたり，大きくうなずいたりということが多くなった．

日常的にもPT，OT訓練で指示に応じて，よりスムーズに訓練動作が行えるようになり，またSTに対して模倣だが，手をあげて，さよならの身振りができる場合がでてきた（応答的COM行為の出現）．

第Ⅲ期：≪能動的行為期1（入院後4〜6ヵ月）≫

第Ⅱ期と同様の目的で，個人訓練では主に分類課題（上位概念による）などを実施した．また行為レベルでの"次"の予測が必要な自発的な行為を促す課題として，グループ訓練で風船バレーボール（患者2人ずつが一本の紐をネットとして互いに向き合い風船をバレーボー

ルのように突き合う）を行った．

経過 分類課題では絵カードで，果物－野菜，人間－動物などの分類（3枚 vs. 3枚）がほぼ可能になった．風船バレーボールでは徐々にさまざまな手つきで風船が打てるようになり，相手の受けにくいような所へ風船を打つといった態度も見られはじめた．

ADLでの変化としては，初めて自分から車椅子でポータブルトイレのそばへ行き，ズボンをおろそうとするしぐさが認められた．また昼食時などには自分で食堂のほうへ行こうと車椅子を動かしだす場合が見られ始めた（自らの意図形成および能動的行為の出現）．

第IV期：≪能動的行為期2（入院後7〜8ヵ月）≫

第II・III期で課題場面という現前場面の理解は比較的良好となってきたので，この期には非現前的な場面の想起を必要とする課題を工夫し，状況理解の質的な拡大を目指した．

入院生活でのいくつかの日常生活場面を分節的に想起・意識化せざるを得ないような課題，たとえば，患者に非現前場面を想起させるのに利用可能な手段として写真を考えた．具体的には訓練場面や病棟場面などの場面に関係する，場所・人物・使用道具の写真（ex. PT場面の場合なら，PT訓練室，担当PT，訓練器具であるターンバックル，の3枚の写真）をマッチングさせる課題を行った．また妻を指導して，実際に訓練室へ行く際にも，その方向など患者自身に判断させ，車椅子の操作をさせるようにした．

経過 ST室での写真マッチング課題では，訓練室と担当スタッフなどの"場所と人物"のマッチングは当初から可能になったが，"人物と使用道具"，"場所と使用道具"のマッチングは不可能であった．そこで次の1週間は実際の場所，たとえば各訓練室において，その場所，担当スタッフ，使用道具と各々の写真とのマッチング訓練を行った．その後，ふたたびST室で訓練を行ったが，全ての組合わせでマッチングが可能となり，3枚の写真を一度にマッチングすることも可能となった（非現前場面の理解が可能）．

これとほぼ同時期に，ADL的にもPT室，ST室へはエレベータを降りた所からは独りで車椅子をこいで行けるようになり，また自ら病室を出て，洗濯場にいる妻の所へ行くなど能動的な行為が若干増えてきた．しかし近くへ行くだけで，直接妻に何かを訴えるなどの能動的なCOM行為はまだ見られなかった．また日常場面での電気ひげそり，歯ブラシ，スプンの使用は第III・IV期頃から，少しずつうまくなり，またこのIV期にはテレビのチャンネルを切り替えるリモコン操作ができる場合があった．

第V期：≪能動的COM行為期（入院後9〜13ヵ月）≫

この期にはマッチングの課題による訓練を実施した．その結果，実物を絵カードに，ついで絵カードを実物にマッチングさせることが可能となった．さらにADLに直接結びつくような形でのマッチング課題が有効と考え，"syntagmatic matching"（湯飲みと急須，ホチキスとその針など，連辞的関係にある物品同士のマッチング）を実施した．当初は歯ブラシと歯磨きチューブ，湯飲みと急須という互いに独立した物品同士のマッチングが困難だったの

で，電気カミソリとそのケース，体温計とそのケースといった，物品とそのケースの関係に注目して，ケースに物品を入れる行為やそれらのマッチングを行った．そしてこれらがある程度可能となってから，初めの湯飲みと急須などのマッチング訓練を行ったが，退院時には3組で施行した12試行中9回正答であった．

　日常場面でも，妻が電気カミソリを見せて，テーブルにあるそのケースを「取って」と言うと妻に手渡すといった行為ができるようになってきた．また急須と湯飲みを用意してあげれば，湯飲みにお茶を注ぐ動作ができる場合がでてきた．

　またこれまで全く認められなかった行為が初めて出現した．グループ訓練で引き続き行っていた風船バレーボールにおいて，自分が取った風船を隣の患者へ，その目を見ながら渡そうとしたり，肩を叩いて受け取るよう促そうとするなど，他者を明瞭に意識したCOM行為が出現した．日常場面でも，うたた寝している妻の手をたたいて，起こそうとする行為が初めて見られた（他者志向性および能動的COM行為の出現）．

3） 退院時評価

退院に至った経緯

　入院期間は途中，右下肢の内転筋断裂や，腫れ・痛みなどの問題のため数ヵ月延長せざるを得ず，ほぼ1年に及んだが，歩行は室内介助歩行が下肢装具と4点杖にてなんとか可能となり，また基本的なADLは軽介助となった．言語訓練・治療の面では，①言語的あるいは非言語的・記号的COM行為は依然ほとんど不可能な状態だが，これらの前段階としては最高の能動的COM行為の出現というレベルまで改善した．②それにつれて，病棟での患者と妻とのコミュニケーションや生活もそれなりに，より落ち着いた感じとなってきた．③しかし，今後現在以上のレベル，すなわち言語的あるいは非言語的・記号的コミュニケーション行為が実用域に達することは，それまでの訓練経過から不可能と判断された．以上から入院での言語治療は終了とし，入院後ほぼ1年で自宅退院となった．

退院時評価

　《聴理解・読解》は実物の1/3選択課題でchance levelを超える反応が得られる場合がでてきたが，SLTAでは単語の聴理解，漢字単語の読解共に正答なしであった（ポインティング動作自体は可能となった）．《発話》は入院時とほとんど同じ状態であり，うなずく時などに"声の表情"が豊かになった程度であった．またジェスチャー模倣や物品使用の課題も入院時とほとんど変わっておらず，課題場面における観念失行・観念運動失行的な症状も変わらなかった．

```
段階1：習慣的行為と情動的表出・情緒的 COM 行為の段階
        ↓
〈現前場面の分節的理解，他者の意図理解〉の出現
        ↓
段階2：応答的行為と応答的 COM 行為の段階
        ↓
〈非現前の場面理解，自らの意図形成〉の出現
        ↓
段階3：能動的行為の段階
        ↓
〈他者志向性〉の出現
        ↓
段階4：能動的 COM 行為の段階
```

図1　A 氏の改善経過

2.4. 事例の考察

1) 改善経過について

　A 氏の改善経過の特徴はつぎの3点にまとめることができる．第1は，改善が認められたのは COM 行為のみではなく，むしろ一般的行為のレベルでの改善が中心であり，しかもそれらの改善経過が着実に進行し，しかも段階的な質的変化を示したという点である．この段階的な質的変化は，4段階にまとめられる（図1）．図1の各段階の間に括弧（＜＞）で示した各契機が次の段階へ移行するのに必要であり，それらが媒介となり質的な変化をもたらしたと考えられる．第2の特徴は，発症後1年経過しても言語機能自体の改善がほとんどなく，指さし・ジェスチャーなどの非言語的・記号的な伝達手段も全く見られず，また声を呼びかけなど，自発的に他者へ向けて使うことが全くなかった点である．したがって第Ｖ期に能動的 COM 行為が出現したといっても，直接他者の肩を触ったり，手を叩いたりという動作によるものであった[*6]．第3の特徴は質的改善が認められたにもかかわらず，各々の段階での行為のレパートリーの量はきわめてわずかであった点である．たとえば第III期以降可能となった能動的行為にしても，先に述べたエピソード以外に2，3付け加えられる程度であった．

　A 氏の改善経過は以上のような特徴を示したが，ここでは特に，他の全失語の訓練経過の

[*6] たとえ自分の上肢という身体の"直接的な使用"によるにせよ，自ら他者へ働きかける行為が認められた時，私たちは驚嘆し，強い印象を受けた．それまでの A 氏の段階的な変化が，ついに能動的なコミュニケーション行為の段階にまでに至ったことを目の当たりにしたのであった．

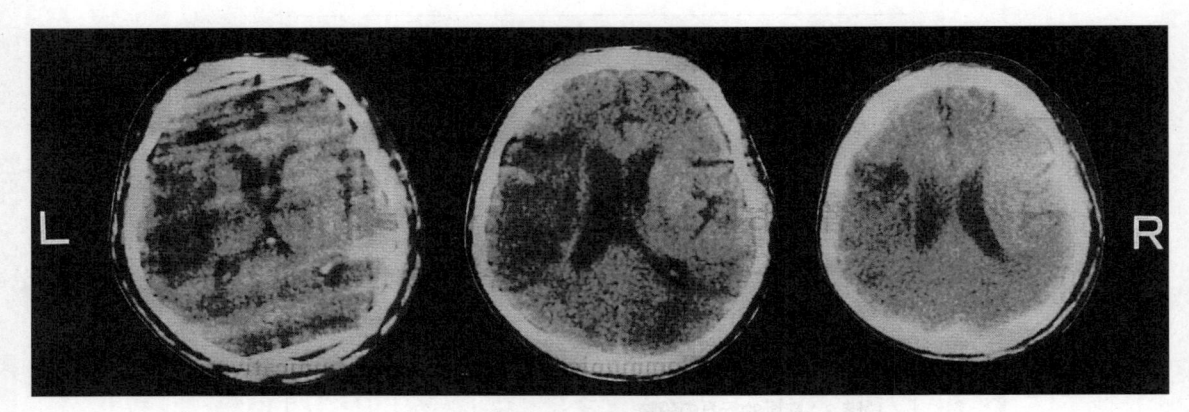

図2　A氏のCT像（発症後1ヵ月半）

報告と比較し，A氏の事例の臨床的意義について考えてみよう[*7]．全失語の訓練で中心的なのは，ジェスチャーや視覚的シンボルを用いたものであり，各々一定の成果が報告されている[10,11]．そして効果のあった全失語患者をみると，ほぼ全ての症例がわずかな言語機能，つまりある程度の聴理解・読解や残語・偶発語などを有しているケースであったり，また絵と実物のマッチングが可能であり，WAISの動作性テストも施行可能で，しかもそのPIQが比較的良好なケースである[12,13]．したがってA氏の場合のように，ほぼ完全に言語機能を喪失していたり，絵と実物のマッチングが不可能な患者などははじめから訓練対象から除外されている場合がほとんどである[14]．

しかしA氏では，視覚的シンボルやジェスチャーなどのレベル以前のCOM行為や一般的行為のレベルでの着実な段階的改善が認められた．このことは視覚的シンボルやジェスチャーの訓練の対象とならないような，いわば"最重度"の全失語患者でも改善の余地があり，また訓練の対象となりえることを示している．

2) 障害構造について

A氏の障害構造に関して神経心理学的に考察する．CT所見（図2）では中大脳動脈の広範な低吸収域を示しており，特に前頭葉の低吸収域はBroca領域のみならず，その前部および上部を含んだ前頭前野の穹窿領域に及んでいた．なお眼窩回付近は含まれていなかった．また後方は頭頂葉・下頭頂小葉からWernicke領域を含む上側頭葉に低吸収域が認められた．

Luria[15]によれば前運動領域と前頭前部領域（特に優位半球）の病変は，一般に運動と行為の構成の明瞭な障害，運動プログラムの崩壊などの障害を引き起こし，また展開的で自発的な発話の不可能性，つまり「前頭性力動失語」と表現される特有の型のことばの過程の不活動性が出現することが指摘されている．そして頭頂下部領域は皮質の第3次領域と呼ばれ，情

[*7] なお中西[9]では，象徴（記号）機能の重篤な障害という観点や，Wallonの発達段階との対比という点からも考察している．

報の最も複合的な型の加工を保証する認知過程の脳的基盤とされている．

　A氏の障害は，CT所見および，一般的行為の重篤な障害をも示した臨床症状から考えて，全失語に加え前頭前野の穹窿領域の損傷による行為障害や，さらに側頭・頭頂領域の損傷による認知過程の障害や観念失行・観念運動失行的症状などが合併したものと推測できる．全失語については，自発的に発話しようとは全くしなかった点から考えると上述の力動失語（あるいは超皮質性運動失語）を含んだ全失語といってよいかもしれない．また本事例で情緒的なやりとりが当初から比較的保たれており，訓練の出発点となり得たのは，全般的な脱抑制と情動過程の著明な変化を引き起こすとされる前頭葉の基底領域（眼窩領域）[15]が，本事例では損傷を免れていたことに対応すると考えられる．

3）他の症候との違いについて

　次にA氏の臨床像と他の症候との違いについて考察する．第一に前頭葉症候群との違いだが，こうした患者では食事動作という基本的な行為さえ発動性低下のため不可能で，頻回の促しが必要な場合が多い．また情緒的なやりとりの面では，無表情あるいは多幸的であるとされている[16,17]．しかしA氏はこれらの面は当初から基本的に良好であった．第二に脳血管性痴呆との相違についてだが，A氏では訓練過程で一度可能になった課題は安定し，着実といってよい学習力により段階的改善が認められた．このような改善の仕方は症状に動揺性の見られる脳血管性痴呆[18]では考えにくい．また脳血管性痴呆にはよく見られる感情失禁，易刺激性，意欲障害はA氏には認められなかった．以上から，A氏の示した臨床像は，前頭葉症候群や脳血管性痴呆のそれとは明らかに異なっているといえよう．

2.5. おわりに

1）全失語は「訓練対象になりにくい」ことはない

　A氏は，慢性期に至ってもほぼ完全に言語機能を喪失し，視覚的シンボルやジェスチャーによる訓練の導入も不可能な，いわば"最重度"の全失語であった．このA氏から示唆されるさまざまなことの中で，本稿の主旨にとり最も重要なことは，「言語機能」や「コミュニケーション能力」"以前"に注目すれば，ことさら「全失語は訓練対象になりにくい」という必要はない，ということである．

　いわゆる復唱や呼称，聴理解などの形式を中心とする訓練や，ジェスチャー・描画・視覚的シンボルなどの非言語的なコミュニケーション手段の訓練という視点からみると，「言語機能」・「実用的コミュニケーション能力」をほぼ喪失している全失語は，そうした訓練の適用になりにくく，どうしても否定的にのみ捉えられてしまう．しかしA氏との経験から明らかになったことは，情報伝達を念頭におく形式的・規範的なコミュニケーション（例：言語，ジェスチャーなど）ではなく，コミュニケーションにおける情緒的な面，あるいは身体を直接的に使うやりとり（例：風船バレーのゲームや，物品の受け取り・手渡し，など），一般的な行為

(例：移動行為や物品の使用など)に目を向ければ，全失語患者の場合でも十分訓練的にかかわることができ，限りはあるものの一定の意義を認めることができるということであった[*8]．

2) "すでにしてしまっている"あるいは"しそうな"コミュニケーション

このような非言語的・非記号的なコミュニケーション行動や行動一般に注目する方法は，「"すでにしてしまっている"コミュニケーションが出発点だ」という発想を思いつかせる．A氏は入院時から，こちらからの問いかけに，正確にyes-noで答えられず，pointing動作もできないが微笑みを返し，また何か品物を受け取ることは彼が"すでにしている"ことであった．これを他の全失語患者たちとグループ訓練の形でやってみよう，そうすればSTと1対1でやるより，"より自然に""面白く"できるのではないか．こんな発想からジャンケン＝手たたきゲーム，カラーボールの受け渡しゲーム，風船バレーなどをやってみたのである．患者の失敗や理解の悪さは，個人訓練では患者，ST双方にとって緊張を生みやすいが，グループ訓練では，失敗も場を盛り上げる重要な契機となる．うまくいかない患者本人も周囲も，それを大いに笑い合えるのである[*9]．このようなグループ訓練の雰囲気の中から，次第に"次にしそうな"新たなコミュニケーション行動が芽生えるのだと考えられる．風船バレーでA氏は最初は，自分のところに来た風船をたまたま受けるような格好をしているだけであった．しかし回を重ねるうちに，次第に打ち返すことをし始め，ついで自分が取った風船を隣の患者へその目を見ながら渡そうとしたり，ついには肩を叩いて受け取るよう促すコミュニケーションが見られたのである．

"すでにしてしまっている"あるいは"しそうな"コミュニケーションにおいて患者とかかわることは，患者自身そして周囲の者，STを安心させ，次のやりとりが生まれやすく，つながってゆく．逆に，たとえば絵カードを使ってなんとか言葉を思い出そうとさせる訓練では，"やがてできるはずのコミュニケーション"をひそかに期待しつつ（誰が？），患者は苦悩しSTも緊張し，次のやりとりへの展開が起こらず，呼称という場面のみが孤立してしまうことが多い．対照的である．

「言語機能」や「実用的コミュニケーション能力」という概念から始める方法は，体も心もとかく"硬く"なりやすい．"すでにしているコミュニケーション"をするのではなく，"しなければならない（していたはずの）コミュニケーション"をさせよう（しよう）としがちになるからである．こうした方法がどのような場合に妥当となるのか，理論的にも再考する必要があろう．

[*8] 中西，橋本[14]は全失語の言語治療について総説的に述べている．
[*9] 事例B氏の場合（158頁）も参照．

3. コミュニケーションの感覚に注目する

　この節では，実際にコミュニケーションしている，その時にその当事者において生じると考えられる主観的な"感覚"というものをとりあげる[*10]．このコミュニケーションの"感覚"という概念も，「言語機能」や「コミュニケーション能力」という概念を前節とは異なった視点からではあるが，やはり相対化すると思われる．このようなことに目が向くきっかけとなったのは，再帰性発話から抜けられなかった全失語のB氏との経験であった．

　B氏は人に何かを伝えられずにいらいらするというより，何かを言おうとすると「おいしい」の連発になってしまい，そこから抜け出せないことに何よりも困惑していた．B氏の場合は，いわば再帰性発話を「すでにしてしまって」いたのである．そこで言語機能や実用的コミュニケーション能力ではなく，この"現在進行形"である主観的な困惑という感覚をまず問題にすべきであると考えたのである．具体的には，B氏の意識を対話者の方へ向け，自らの再帰性発話に意識が向かないよう工夫し，それにより再帰性発話が自然に軽減してゆくような方法を試みた[20-23]．ではそのB氏の事例を紹介しよう．

3.1. 現病歴

　B氏は60代前半の男性である．右上下の麻痺，言語障害などの症状が出現し，某院にて脳梗塞と診断され，2ヵ月間入院，保存的に加療される．その後当院に転院となり，PT，OT，STが実施され，5ヵ月半後に退院となる．なお4年前にも脳梗塞にて右片麻痺が出現したが，ほとんど後遺症なく軽快している．CTでは，左中大脳動脈領域に広範な低吸収域を認め，また左視床・尾状核頭・右内包には陳旧性の小さな低吸収域が認められた．

3.2. 入院時ST評価

1) 聴理解

　SLTAで単語1/10とchance level以下であった．日常会話でのyes-no判断・応答もあいまいであった．

[*10] ここで，感覚という言葉を使う意図を説明しておきたい．臨床（やりとり）とは，患者－ST間で情報を伝達するだけではなく，その都度ある関係が生成する場である．この関係するという事態は，患者もSTもそれを反省的に認識する以前に，いわば心身全体で感じてしまうところがある．この特徴に注目するために，その表現として"感覚"という言葉を選んだのである．これは，たとえば「＜体性感覚＞的統合」「共通感覚」（中村雄二郎『共通感覚論』）[19]などの概念が意味するものに近い．

2) 読解

SLTA で漢字単語 1/10，仮名単語 0/10 と不可能であった．

3) 発話

発話しようとすると，ほとんど「おいしい，おいしい」という再帰性発話になってしまう．他にも「おー」「えーと」などに限られており，いわゆる意味ある言葉は全く認められなかった．復唱，音読も全く不可能であった．

4) 書字

自発書字，書き取りとも全くできなかった．写字もごく簡単なもののみ可能な場合がある，という程度であった．

5) 非言語面

指さしの理解は保たれていた．指さしの表出は課題場面ではスムーズではないが，病室での生活場面では眼前の尿瓶を指さして，尿意を知らせる場合がある．ジェスチャーの理解は不良であり，表出は模倣でも不可能であった．その他，観念運動失行，観念失行，構成失行，口腔失行が疑われた．

以上から全失語症と判断し，入院時の問題点は再帰性発話に固執していることだと考えた．身体の活動性は比較的活発で，日常場面では指さしの行動も認められた．しかし対人の場面で何か意図的に言おうとすると「おいしい」になってしまい，それを克服しようと発話するとまた「おいしい，おいしい」となり，この再帰性発話から抜けられないのであった．自分自身の中だけで"空回り"し，とまどい困惑しているような状態である．その結果，こちらからの問いかけにも応じられず，対話の相手と何かをコミュニケートしようという姿勢自体が希薄になり，また相手のほうも対応にとまどってしまうのであった．

3.3. 治療

1) 治療方針・訓練内容

初期には ST 室や病室内でのマッチング・指さしの訓練を施行し，指さし行動は拡大した．しかし依然として「おいしい」を繰り返してしまうことには変わりなく，周囲の人の話しかけを聞こうとする姿勢は不十分のままであった．

そこで私たちは治療の方針を変更し，この時の B 氏にとり先ず必要なのは他者へ向かう姿勢を取り戻すことだと判断した．しかし B 氏の再帰性発話を直接意図的に抑えるような方法はとらなかった．むしろ B 氏ができるだけ意図的にならずに，より自然に他者とやりとりを

してしまうという経験を積み重ねられる場面設定を考えた．そうしたやりとりをB氏が繰り返し経験することにより，"知らず知らずのうちに他者へ向かう姿勢が優勢となる．そして結果的に彼の再帰性発話が減少し，それへのとらわれや困惑も軽減し他者とのコミュニケーションがよりスムーズになるであろう"との仮説を立てたのである．

具体的には，B氏ともう1人の全失語患者の2人による「デュオ訓練」と称する「対話場面」を設定した．彼ら2人が「主人公」で，ST2人が場を「演出」しながら，各々の妻と共に「共演者」，「黒子」あるいは「観客」としても参加する（計6名となる）というような方法を試みた[*11]．当のB氏たちが発話でやりとりしないですみ，しかも意図的にならずに比較的自然に行えると考えられた行動を通して，やりとりの「パフォーマンス」を行うのである．たとえばB氏たち2人は握手による挨拶，物の受け取り・手渡しという行動，物を介してのやりとり（例：実際の徳利とお猪口で酒を酌み交わす場面のやりとり）などを行う．STはそれらの行動の正誤や適切さにのみ注目しその場を緊張させてしまうようなことを避け，やりとりしている最中に思わず笑い合う，夢中になってしまう，脱線して妻たちがいろいろな話を始めてしまう，STも適当に冗談を言い皆を笑わせる，というように場が醸し出すリラックスした雰囲気や情緒的なものを大切にした．たとえば，徳利で相手の患者に酒をつぐ場面では，B氏は観念失行のため徳利を持っても，相手が差し出す猪口へ注ぐまでがなかなかスムーズにいかない．これがもし失行の評価場面であれば，患者は緊張しできないことに苛立ち，STは観念失行があると判断するだけで終わってしまうのが普通であろう．しかしこの時は全く違う状況が生まれた．つまり徳利で相手の猪口へ注ぐまでのB氏のぎこちない独特の仕草に皆思わず笑い出し，どっと盛り上がったのである．B氏はさらに今度は皆を笑わせようと，わざと自らおかしなふりをしてみせたりする．いわばB氏は観念失行を演じたのである．観念失行的な行為でも場面が異なれば，その意味や価値も全く変わることを示す格好の例である[*12]．

2) 経過

このような場での経験を積み重ねるうち，B氏の様子は私たちが仮説した通りに変化していった．やりとりの最中に相手の目をきちっと見て，確認するような態度が見られ始めたのである．それとほぼ平行して「おいしい」という再帰性発話は自然に目立たなくなり，それにこだわることが少なくなってきた．挨拶がスムーズになり，相手に自ら握手を求めたり，またyes-no応答も正確さを増してきた．別のグループ訓練の際に遅れてきた患者に，空いている場所を指さして教えるという行動も見られるようになった．日常の場面でも変化が認められた．身振り・指さしも多くなり，コミュニケーションの時の態度や表情は落ち着き，妻との関係もより"安定"したものとなってきたのである．

[*11] これらの内容は，A氏（第2節）のグループ訓練で行ったことが基本になっており，それをB氏に対して応用したものといえる．
[*12] 事例A氏の場合（156頁）も参照．

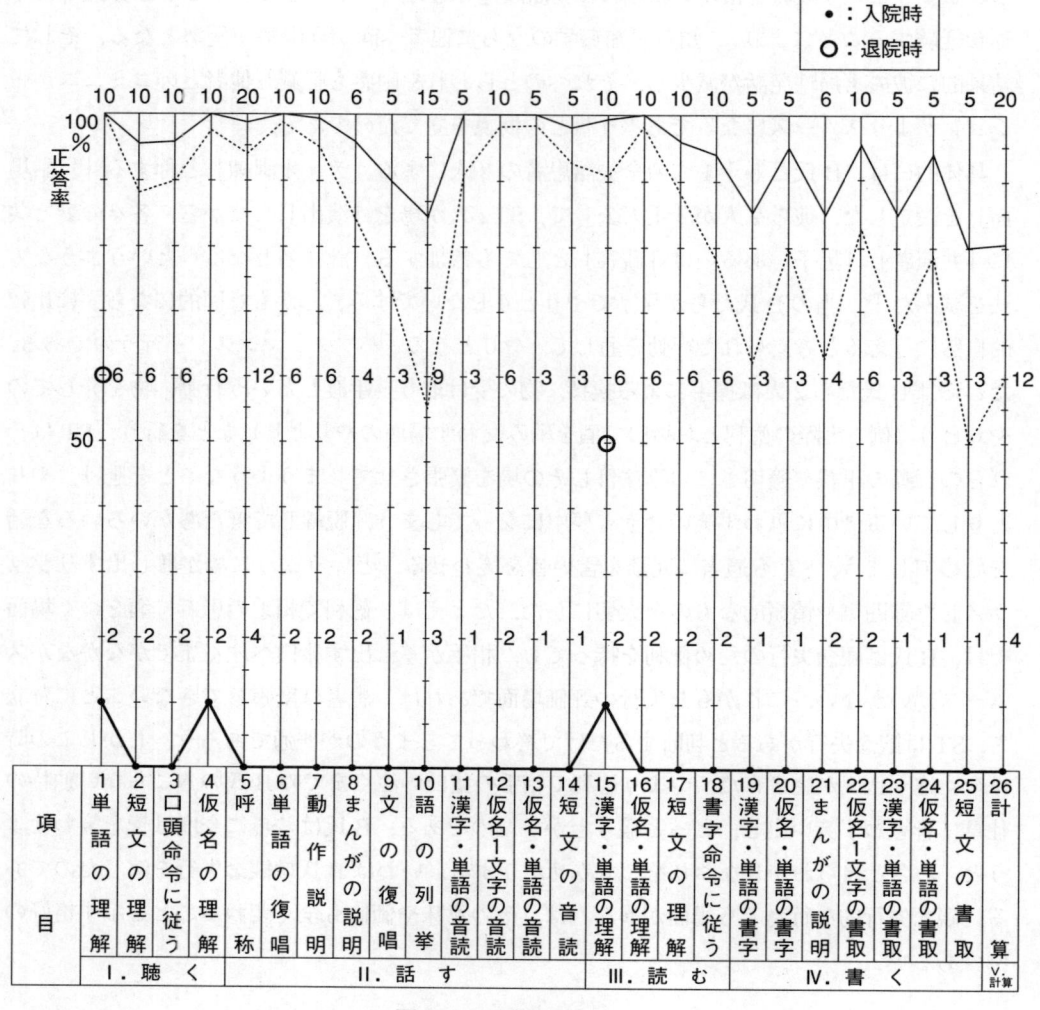

図3 B氏のSLTA

なお退院時のSLTAでは，単語の聴理解と漢字単語の読解のみが50％程度正答できるようになった（他の項目では依然全く正答なし）（図3）．また観念運動失行，観念失行，構成失行も若干だが改善した．

3.4. 事例の考察

B氏は相手に内容が伝わらない，情報伝達できないことに苛立つ以前に，何か言おうとすると「おいしい，おいしい」という再帰性発話になってしまう自分に困惑している状態であった．そこでアプローチとして，客観的に示された「言語機能」や「コミュニケーション能力」の重度の障害には直接焦点を当てず，B氏の意識を対話者のほうへ向けることで，自分の再

帰性発話へのこだわり（主観的異和感）が自然に軽減してゆくような方法を考えたのである．B氏の場合も全失語であり，言語機能や非言語的コミュニケーションの改善を目的とすると，それは先延ばしにされたままになってしまうであろう．それよりも"今"患者が一番ひっかかっている問題に目を向ければ，患者もSTも何か手ごたえを得ることができるのではないか．そう考えて，再帰性発話により生じる困惑という主観的な"感覚"に注目したのである．

では，こうした主観的な違和感を軽減するにはどうしたらよいのか．そこで思いついたのが，"感覚は感覚をもって置き換えればよい"という考え方である．自分の中でのみ空回りしてしまう主観的な困惑（感覚）は，まず相手を意識せざるを得ないという間主観的な感覚によって置き換えることができるのではないか[*13]．このような発想で，「対話場面」という設定を行ったのである．

B氏の場合は，言葉によるコミュニケーションは，再帰性発話が出るという問題を引き起こす当の原因であると考えられるわけだから，言葉によるやりとりでは，当然B氏の中に間主観的な感覚を生じさせることはできない．したがって言葉を使わないですみ，しかもその時のB氏にとってやりやすい（してしまっている）コミュニケーションの形であれば，B氏の中に間主観的な感覚のほうが優勢になると考え，相手と握手したり，相手から物を受け取り，逆に相手へ物を手渡したり，相手と物を介してやりとりする，という方法を用いたのである．B氏はこのようなやりとりの経験を通じて，他者とのやりとりにおける達成感や快感などを味わっているうちに，自分の抱えていた主観的な違和感に自然に徐々にとらわれなくなったのだと考えられる．間主観的な感覚が，主観的な感覚を制したといえよう[*14]．

3.5. おわりに

この節では，実際にコミュニケーションしている際に生じる「感覚」を扱う方法を試みた事例を紹介し検討した．第2節の場合と同じように「言語機能」「コミュニケーション能力」を相対化しようとする考え方に基づいているが，その視点はA氏の時とは異なっている．つまりB氏の事例でもA氏と同じように非言語的・非記号的なコミュニケーション行動を利用して治療・訓練を進めたのだが，それらの行動の変容をめざしたのではなく，その行動をしている際の感覚のほうに注目したのである．

[*13] 間主観的な感覚という言葉は少し説明を要すると思う．私たちは独りでいる時には，自分だけで自由にいろいろなことを考えたり想像したりできる（主観的な感覚）．しかしひとたびそこに他者が現れると，そうはいかなくなる．他者も私と同様にいろいろなことを考えている人間なのだ，その他者を意識しながら私は振る舞い，考えなくてはならなくなる．この時生じているのが間主観的な感覚である．このように間主観的感覚は，他人によって制御される感覚だといえるし，同時に他人へ開かれた感覚だともいえよう[24]．
[*14] このB氏の事例は，いわゆるジャクソニズム（意図性／自動性，陰性症状／陽性症状という視点[25,26]）について考えさせられるきっかけとなった．ジャクソニズムは一般に個体レベル（症状レベル）において語られるが，B氏との経験をふまえると，それは個体レベルに限定せず，コミュニケーション行動のレベル（個体間レベル）にまで拡大して解釈すると，その考え方がより有効に生かせると思われる．私はこれを"拡大ジャクソニズム"と呼んだ[21]．

こうした「感覚をみてゆく」という経験は私たちにとてもも新鮮なものであった．臨床の場において，STも感覚をもった当事者として患者の内的な感覚を感じとりながら彼とかかわるという姿勢は，「言語機能」「コミュニケーション能力」という客観的に測定されるものから患者を捉えねばならないという態度を緩めるように作用する．話をする，やりとりすることの快感のようなものを，失語症患者そして私たちSTはもっと味わってよいのではないだろうか．あるいは患者がコミュニケーションの際に抱く不快や緊張に，STはもっと着目しなくてはならないと思う．こうしたことはA氏の事例において漠然とは感じたことであったが，B氏との臨床によってはっきりと経験できたのである．

4. "訓練的にかかわること"には限界がある

この第4節では"訓練的にかかわること"[*15]の限界という問題について検討する．第2節，第3節では「全失語は訓練対象にならない」という限定は本当か？という疑問から出発して，言語機能やコミュニケーション能力という概念を中心にしない方法を考えることにより，全失語も訓練対象になり得るのだとした．第2節では情緒的側面や非言語的・非記号的なコミュニケーション行為や一般的行動に注目すれば，"最重度"の全失語の場合から訓練的なかかわりが可能であると考えた．第3節では患者の行動変容に焦点を当てるのではなく，コミュニケーションしている時の"主観的な感覚"に注目した．この2つの節で述べてきた考え方や方法は，全失語の言語治療において，言語機能やコミュニケーション能力という概念を中心にしないほうがむしろ有効である，と主張するものである．こうした主張はSTが患者に対して「訓練的にかかわること」を基本姿勢にしている点では，言語治療の一般的な発想の枠内にある．訓練的にかかわることは，STにとっては自明の基本的な前提である．

しかし，そうした前提そのものを疑うべきではないか，次に紹介するC氏はそう考えさせた事例である[22]．

C氏もやはり全失語である．したがって私は彼に対してもA氏やB氏の場合のような発想により対応しようとした．しかし結局彼を"動かす"ことはできなかった．彼により訓練的なかかわり・コミュニケーションにはそもそも限界があるのだということを思い知らされたのである．

[*15]「訓練的にかかわる」とは，ここでは患者の「障害されている言語・コミュニケーション行動」をなんらかの方法により軽減，改善，変容させようとする姿勢を中心にして患者とかかわることだと定義する．

4.1. 現病歴

　C氏は全失語であり，60代前半の男性．職業は会社役員である．2度目の脳梗塞にて重度右片麻痺，失語症となる．発症の3週間前ほどから，まず声が出にくくなり，どうも変だと感じていたが仕事は続けていた．その後病院（前院）に入院した途端に突然麻痺も失語症も重くなった（妻談）．前院にて保存的に加療されリハビリテーションも開始されたが，訓練に対して拒否的であったため自宅への退院を余儀なくされた．前院での入院期間は1ヵ月半であった．自宅での1ヵ月ほどの生活を経て（したがって発症からは2ヵ月半経過した時点で），当院に入院となった．なお1年前の脳梗塞後にも右片麻痺となったが，この時は軽症であり独歩可能となり復職している．

4.2. 入院時ST評価

　失語症は全失語と判断できた．それに加え失声状態であった．STの課題場面の場合など，自ら意図的に行う必要のある状況に対しては拒否的で集中しない．以下に詳細を述べる．

1） 聴理解

　SLTAでは全く不可能であった．日常の簡単なyes-no質問に対する判断も，正確さに欠けた．

2） 発話

　SLTAでまったく不可能であった．声は失声状態である．現病歴からも気息性の嗄声が推測されるが，詳細は不明である．なお構音器官の麻痺はごく軽度であり，いわゆる構音障害はほとんどないと思われた．

3） 読解

　SLTAでは漢字単語，仮名単語ともにchance level以下であった．

4） 書字

　全く不可能であった．写字もほとんど不可能であった（図4）．

5） その他

　STでの課題場面では，少し困難と思われる場合にSTが促すと，人さし指を振って拒否的な態度になる．表情も硬いことがほとんどで，リラックスすることがないという印象であった．実物同士のマッチング課題や指さし課題についてもスムーズに従えず，できたりできな

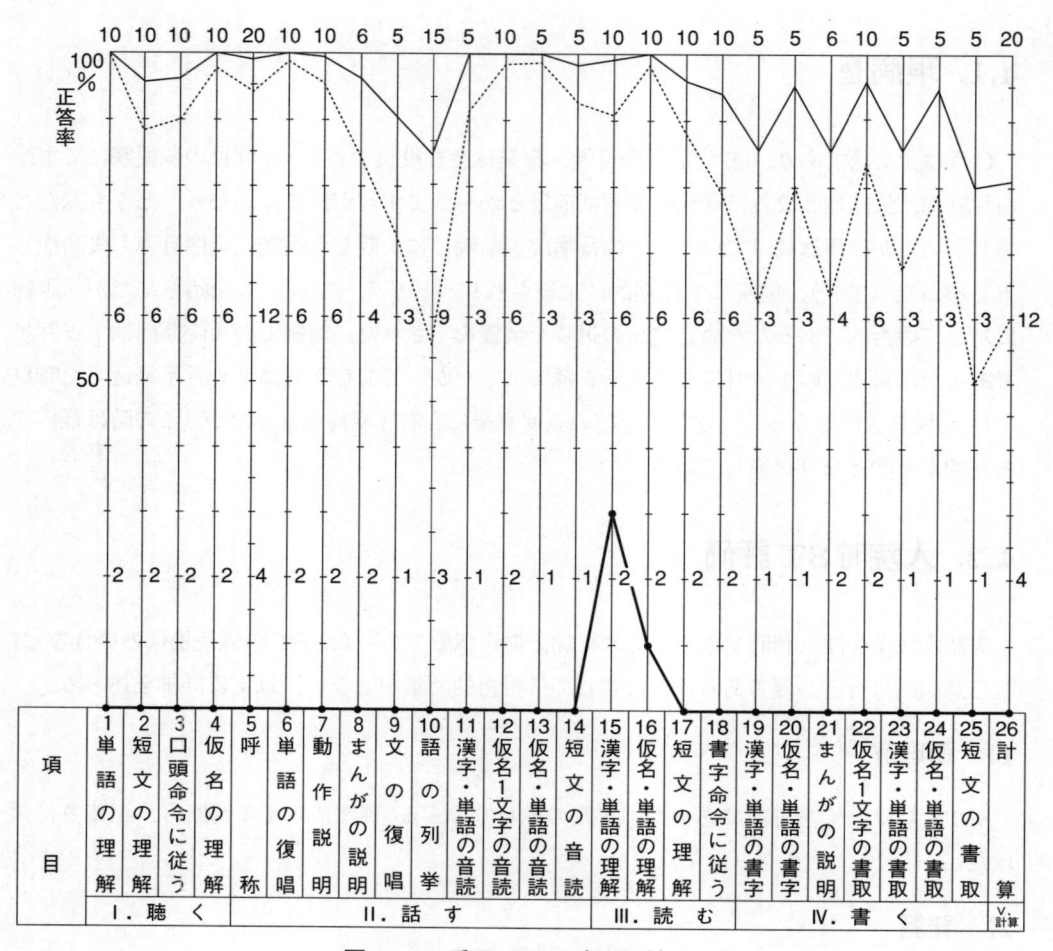

図4　C氏のSLTA（入院時）

かったりであった．なお失行については，口腔失行，観念運動失行が疑われた．またPT，OT訓練や看護での検温，入浴に対しても拒否的なことが多い．妻によると，自室ではトイレやテレビを指さして要求することがあるとのことであった．

4.3. 経過

1) 治療方針，訓練内容

先のA氏やB氏とは異なり，C氏は表情が硬く拒否的であった．したがって，まずC氏がよりリラックスでき，穏やかな感じを取り戻せることを念頭におきながら，対応することとした．具体的にはB氏の場合と同じように，非言語的・非記号的なコミュニケーション行動を用いてのデュオ訓練（第3節参照）やグループ訓練（3～4人程度）を中心にし，個人訓練も加え4回／週の訓練を実施した．

2) 経過

　デュオ訓練やグループ訓練では，当初から拒否的ではなく表情は穏やかで，たとえば相手の面白い仕草に微笑むこともしばしばあり，個人訓練では見られないリラックスした態度が認められた．しかしいわば"それっきり"という印象であった．失声については個人訓練の際に発声訓練を試みたが，著明な変化は得られなかった．

　その後拒否的態度は徐々におさまり，妻との関係は退院が近い頃にはそれなりに落ち着いてきたものの，C氏の態度，表情，醸し出す雰囲気にはそれほど変化が認められなかった．当院入院後8ヵ月にて他のリハ病院へ転院となり，そこで自宅の改築が完了するまで待つこととなった．なお退院時も全失語の状態はほとんど変わらず，失声の状態も小声だが有声化することが稀にあったが基本的には入院初期と同じ状態のままであった．

4.4. 事例の考察

　C氏の場合には，訓練的なかかわりに積極的な意味を見いだすことができなかった．しかし，だからといってどうすればよかったのだろうか．

　C氏にとり今回の脳梗塞は2度目であった．C氏はその発症のほぼ3週間位前から，声が出にくいことを自覚していた．その後会社役員として「会議中」に徐々に言葉の障害が出現してしまうという事態に遭遇した．そこで彼は会社の部下に必要な指示を与え，仕事を託してから，前院に入院したのであった．こうした経緯は，付き添っていた妻からおりにふれて聞いたものである．

　彼は今後は仕事に戻れないであろうことを十分予期したがゆえに，なんとか部下に託すことで"仕事のけり"をつけようとしたのであろう．このような形でけじめをつけてから前院に入院し，さらに当院に転院してきたのである．彼にしてみれば，すぐにまた"治療"という新たな舞台で"動く"ことなど到底考えられなかったのではなかろうか．

　しかし私のほうはC氏に出会った時点では，すでにA氏やB氏との経験により全失語についてはある程度，道筋はわかっていると思っていた．したがってC氏の場合にも，率直にいって，同じようにすれば"うまくゆくだろう"と考えた．だが実際にはそうは行かなかったのである．彼は個人訓練には拒否的なことが多かったが，B氏の場合のような"デュオ訓練"には比較的ほがらかに参加しているというところが見られた．私はそこに期待をかけた．しかし時が経過しても彼の態度はほとんど変わらなかった．訓練は訓練，俺は俺というのがC氏の取っている姿勢であった．C氏に対して訓練的にかかわることと，彼を頑なにさせている彼固有の内面あるいは歴史との間には本質的なところでほとんど接点が生まれなかったのだ考えられる．A氏やB氏の時には，言語訓練の過程と，彼らの内面的なものや行動が実際に変化してゆく経過とが対応していた．それで私たちも手応えを感じることができた．ところがC氏の場合はそうは行かなかった．C氏という存在が，訓練的にかかわることの意味

を問うてきたのである．しかしそうだとしても，訓練的なかかわり以外に一体どのように患者と相対する仕方があるのか．STとはそもそも何をする者なのだろうか……．

　今から振り返ると，次のようなことが想起される．妻の思いはその時々に聞くことはあったのだが，C氏本人とはごく一般的に趣味の話を聞いてみることはあっても，彼の思い・心境をめぐる話になってゆくようなことはなかったのである．たとえば，妻は「前院にいた時よりも，ずいぶん良くなっています．食事の介助もずっと楽になりました」「この先，言語はいかがでしょうか」「ここまでできるようになったのは，うぬぼれかもしれませんが私がいたからだと思っています」「多くは望んでいません．でも少しでも良くなれば」などと自分の思いを折りにふれ，私へ話しこむことがあった．こうした妻の話すところは聞いてゆかねばならないと私は考えたが，なぜかC氏との間では，妻の場合と同じように話をすることは思いもよらず，むしろ妻の思いを感じつつ，C氏の態度が少しでも変わってゆけばと期待し訓練的にかかわり続けたのである．C氏が何をどう感じ考えているのか，何を拒否しているのか，あるいは何かに巻込まれてしまっているのか．こうした問いは今から思い出してみると，当時私の頭の中を一瞬よぎったにせよ，それを抱きつづけることはなかったのであった．

　なぜC氏の思いをじっくり聞こうとしなかったのか．たとえそうしたとしてもC氏は口を閉ざしたままだったかもしれない．彼に直接聞かないにしてもなぜ私自身の中でこれらの疑問を抱き続けてC氏に相対しなかったのだろうか．全失語だから聞いても理解できず，話にならないと考えたのか．C氏が無表情なことが多いのは2回の脳梗塞という器質的な障害によるものだから，仕方ないと思ったのか．これらの要因のためにそうしなかった面も確かにあったかもしれない．しかしこれらが根本的な理由ではなかったと思うのである．なぜならこの当時，特にC氏の場合にだけ，患者の思うところを聞こうとしなかったわけではないからである．患者の内面，患者が内に抱えている言葉に着目すること，あるいはそこから何かを聞きとろうとすることなど，この時の私にはそもそも考えられなかったのである……．

5．患者の話を聞くことから始まる

　ここ数年の経験だが，失語症患者の話すがままを，あまり方向づけずに聞いてゆくと，彼らは失語症の重症度にあまりかかわりなく，また失語症状に妨げられながらも，自分の思いを，話さざるを得ないままに，あるいは知らず知らずのうちに話し継いでゆくという形になることが多い．そしてそうした経過の中で，新たに自己を確信するような言葉を患者自らが語りだすような時が訪れる．その頃には失語症状も緩和し，コミュニケーションの活動も促進されているということも多いのである[27-29]．

　本節では，全失語であるにもかかわらず，STへ向けて話し続けるという形で，ひとつの精神的な区切りに辿り着いた事例を紹介する．この事例の場合，初回の面接から退院まで私は彼の話すところを聞くこと以外に，ほとんど何もしなかった．しかしそこに一定の意義が見

出せると考えられた例である．

　D氏は全失語と思われた．D氏の発話は不明瞭な呟きの連続といえるジャーゴンで，言わんとする内容は全くわからない．あるいはそもそも伝えたい内容があるのかもはっきりわからない発話であった．こちらからの問いかけにもはっきり応じられない．にもかかわらずD氏の態度から何かを言いたい，何かを嘆いていると思われた．ここはそのD氏の思いを確かめることが先決であろうと私は考え，彼との治療関係を，訓練的なかかわりによってではなく，彼自らが話しているところを聞くという形から始めた．話を聞き続けているうちに，初めはどのような展開になるか漠然としていたが，次第に「D氏は私に懸命に話す，私はそれを確認しようとする」という形がはっきりし始め，やがて彼にとり一番大切な，ある「隠されたこと」をめぐるやりとりとなった．そして，ある日彼はこの核心の問題に対して，ひとつの辛い現実的な決断を下した．ここが大きな山場であった．その後D氏は早期退院を希望し，それに消極的だった家族も承諾し，2ヵ月間にわたる当院での入院生活に区切りをつけ退院となった．

5.1. 現病歴

　D氏は脳出血，70代前半の男性，職業は不動産業である．突然の意識障害，右上下肢の麻痺の出現にて発症．CTにて脳内出血（左被殻）と診断され血腫除去術が施行される．当院には発症後2ヵ月ほどで入院となる．

5.2. 初回面接でのST評価

　初回の面接時，D氏は妻を伴い，不安げな表情で入室してきた．D氏は嘆くような調子を帯びた声で何か言っているのだが，その内容は全くわからない．目も私と合わずうつろな感じである．妻に何かを言おうとするのでもなく，ただ妻の手をにぎりよせようとしたりする．しかし妻が私に彼の仕事，趣味，性格などに関する話をするのを聞いているうちに，彼は少しずつ落ち着いてきたようであった．こうした様子から，私はD氏と妻に「まず気持ちが少しでも落ち着けるように，いろいろな話を伺ったりしていきたい」というようなことを告げて，この初回面接を終えた．
　D氏の発話はほとんど語音として聞き取れない，マンブリングないしはジャーゴン様のはっきりしない不明瞭な呟きであり，何を訴えているのか全く了解できない．しかし何か不安で仕方がないというふうであった．こちらからの問いかけに対するYES-NOの判断・応答も確かではなかった．この初回面接だけでのごく限られた観察による判断だが，失語症はおそらく全失語か，混合型重度失語ではないかと考えた．

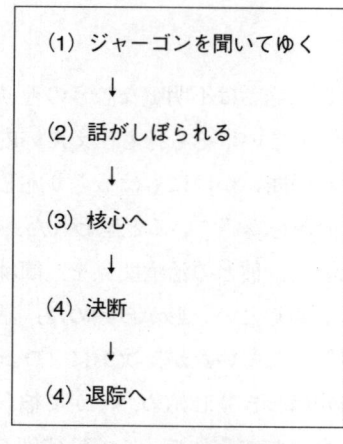

```
(1) ジャーゴンを聞いてゆく
        ↓
(2) 話がしぼられる
        ↓
(3) 核心へ
        ↓
(4) 決断
        ↓
(4) 退院へ
```

図5　D氏の経過

5.3. 治療

1) 方針

とりあえずの方針として，とにかくD氏の話（といっても，その具体的な内容は皆目わからなかったのだが）に耳を傾けることから開始した．大量の不明瞭なつぶやき（これを以下，ジャーゴンとする）ではあるが，彼が"すでに"何かを話しているのは確かなようである．であるならその"すでに"に着目し，D氏の言葉をまず聞くことが必要である，というように方針を定めた．

D氏のジャーゴン，それは怒っている調子ではなく，何か不安で哀願しているように聞こえる．話さざるを得ない，訴えざるを得ない状況にあるのか．何かがきっとそうさせているのであろう．この状況では，失語症検査などによる評価はおそらくスムーズには進まないだろうし，また検査によって評価すること自体にあまり意味がない，むしろマイナスであろうと判断した．言語の評価から訓練へという一般的な流れにとらわれる必要はないのである．

2) 経過（図5）

(1)"ほとんどわからない不明瞭なジャーゴン"を聞いてゆく（入院〜20日間）:

とりあえずの方針に従い，D氏のジャーゴンを4回／週ほどのペースで，聞くことから始めた．しかし彼が何を言いたいのか，あるいは何かはっきり言いたいことがあって，ジャーゴンで話そうとするのかよくわからなかった．しかし彼の何かを哀願するような様子は，私の中に聞かねばならないという緊張感を生じさせた．彼の多量のつぶやき声（お経のように聞こえることもある）の中に，ごくまれに「…なんで…」「…めんどうみて…」などの言葉が聞き取れる場合があった．私はこの時期について「何について嘆いたらいいのかわからないままに，漠然とした不安の中で嘆いてしまうのか，それともSTにはっきり見えないだ

第4章　全失語から言語治療を考える —— 臨床の基本的前提へ ——　　169

けなのか，まだよくわからない」と記している．なおD氏はPT，OTの訓練には拒否的で，休むことも多かったようだが，STへ来ないことはほとんどなかった．

　入院して2週間後，ST6回目の時，D氏はそれまでより，何かを訴えているという態度をはっきり示し，泣き出したりする．この時やはり多量のジャーゴンの中に「もういいよ」「これで十分」などの言葉があいまいだが聞きとれた．お経のようにしか思えなかった話し振りが少し変わり始め，わずかに聞き取れたこれらの言葉から，"何か"を思っているのではないかと推測できた．

　2日後の7回目の時，おそらく来室を拒んだのだろうか，D氏は担当のナースに連れられる形でSTへやって来た（このようなことはこの1回かぎりであった）．この時担当ナースは私に次のようなことを告げた：D氏には妻にはどうしても知られたくない，ある秘密があること．D氏の家族では娘だけがそれを知っている．昨日その秘密の鍵を握る人物M氏が尋ねてきたこと．

　私は直截にD氏に対して「昨日，その方が来たのですか？」と聞いてみた．D氏は少し照れたような顔をして微笑んだ．D氏は私の言葉を理解したのだろうか．「家に帰りたいのですか？」と問うと，彼ははっきりとうなずいた．十分ではないにしても，話を少しずつ確認しながら，進めることができそうである．彼はうなずいた後，私をはばかることなく，2度3度と大泣きした．……私が「そろそろ今日はおしまいにしましょうか」と言い席を立ちかけると，彼は私をひきとめジャーゴンなのだが"ここに居てくれ"と言ったように思えた．

　次の日ST8回目の時，D氏に付き添っている家政婦は私に「昨日，先生のところへ来たあと，部屋に帰ってからもずいぶん落ち着いた様子でした」とD氏の様子を教えてくれた．STのところで話すということが，彼にある安心感を与えるようである．

　この日のD氏は何かを言いたい，伝えたいという様子がよりはっきりしていた．彼が他の人間が聞いていないかというような目配せをしたので，私が大丈夫であることを告げると，彼はそれを了解したようであった．彼はかなり状況がわかっている．この日は彼のほうから話を切り出し，自分の口を触りながら，何かを私に訴える．「喋るのが困るのですか」と尋ねるとうなずく．「家に帰りたいのですか？」と聞いても，はっきりしない．やがて彼は泣き出し，しきりに喋り出す．ほとんどわからない．しかしそれらの多量の不明瞭な発話から，低い声だが「どうして」「なんの，なにを」「やんなっちゃう」「いえないよー」などの言葉がはっきりではないが聞き取れた．このような言葉は，D氏にしてみればほとんど無意識的に口からついて出たようなものだろうが，STへ向かって話しているうちに増えてきているのは確かだ．D氏の話しぶりは大きく2つに分けられた．私には向かわず自分の中で喋っているような場合と，はっきり私に向かって話す場合とである．

　以上の6，7，8回目で，D氏と私との関係はすでにはっきりしてきた．それは「話をしたい，せざるを得ない者と，それを聞こうとする者との関係」が成立したということであった．

表1　D氏のWAB

	入院3W後	退院時（入院後2ヵ月）
II. 話し言葉の理解		
A. "はい""いいえ"で答える問題	—	27/60
B. 単語の聴覚的認知	0/8	1/10
III. 復唱		4/18
IV. 呼称　A. 物品呼称	—	3/18
V. 読み D. 文字単語と絵の対応　漢字		4/6
仮名		1/6
VIII.–D. レーブン色彩マトリシス検査	—	24/37（34分）

(2) 話がしぼられてゆく（入院20日後〜1ヵ月）:

　その後のST9回から18回目までに，D氏と私との間で交わされる話題ははっきりとしぼられた．それはこの時点でD氏が何をどうしたいのか，ということであった．D氏とのやりとりは，私がいろいろ尋ねてそれにD氏がyes-no（首振り，表情）で答えるという形でD氏の気持ち・意向を確認しながら進めた．

　ST9回目，D氏は，入室しかけたところでいきなり私の手をにぎり泣き始めた．例によってほとんど意味不明のジャーゴンの中からたった一言確認できたのは，「……（意味不明）…わからない……（意味不明）」という言葉だった．それから私はいくつかのことを尋ねた．私「気になるのは全部？」〜D氏，うなずく．「話せないこと？」〜D氏，……（何も答えず）．「もう，いろんなことがいやになっちゃうのでしょうか？」〜彼は泣き出し，「……（意味不明のジャーゴン）…たいへん……（意味不明のジャーゴン）」という言葉が聞こえてきた．

　10回目．私「家に帰りたい？」〜D氏，うなずく．目をつぶって，何かを話す彼の声はお経のようであったが，何かを嘆いていることは確かであった．私「何もかもいいということ？　死んでもいいということ？」〜彼は，…はっきりうなずかなかった．彼は自分の麻痺した手を触り，何か私に話し始めた．「手も動かない？」〜「うーん」．「足も動かない？」〜「うーん」．「口もしゃべれない？」〜「うーん」．「……（ジャーゴン）……なーんだっていいよ」．WAB（失語症検査）のごく一部を施行してみたところ，D氏は応じた（表1）．

　ST11回目．この日も私はいくつかのことを尋ね，D氏の気持ち・考えを確認しようとした（首振りや声でyes-noの応答によって確かめられた（と思われる）内容であり，彼自身がそのように話したわけではないことを示すために［応答で］という言葉を文頭に挿入しておく．以下同様）．［応答で］体や口のことが心配．仕事のことは心配していない．「M氏のことが心配なのか？」「奥さんにわかってしまうことが心配？」と尋ねると，それにはうなずかず，何かを訴えるような調子でジャーゴンで話し，大声で泣いてしまう．「いろんなことが，ばしゃっと壊れてしまったような感じでしょうか？」の問いかけに，D氏ははっきりとうなずいた．

第4章　全失語から言語治療を考える──臨床の基本的前提へ──　171

　13回目．［応答で］とにかく退院したい．仕事のことが気になる．彼は私の問いかけに対して，「……う？」と聞き返すことが多くなる．相手の言葉に以前より鋭敏になり始めたことを示しているのであろうか．

（3）核心へ（入院後1ヵ月過ぎて）

　そしてD氏との対話の内容はさらにしぼられた．話は彼にとって"一番大切なこと"をめぐるものとなる．私もD氏の気持ちをしっかりと確かめたかった．

　14回目からは，「隠されたこと」が話題の中心となる．［応答で］奥さんにわかることが心配だ．入院しているどころではない．「とにかくそういう問題が解決しないと，リハビリどころではないということですね」〜D氏「そうそうそう」と自然な会話風になる．この日彼はしんみりと泣き，いろいろジャーゴンで訴える．その内容はまったくわからないのだが，私は「Dさんにも言い分があるわけですよね」と言うと，彼は「そうそうそうそう」と"そう"を4回も繰り返した．

　15回目．「Mさんと交渉できなくなると困るのですね？」〜D氏，「そうそうそう……ジャーゴン」．

　17，18回目．［応答で］ここにいると妻にわかってしまうのが心配．はやく帰りたい．妻に知られないですむのなら，M氏にすべて任せてもよい．M氏にはここにもう来ないでほしい．M氏にSTからそれを伝えてほしい．妻に心配かけたくない．彼が来なくなれば，まだ入院していてもいい．主治医にM氏のことを話してもよい，とのことであった．

　ここはひとつの「ヤマ」であった．D氏は私に対して，聞くことだけではなく，具体的な行動を依頼してきたのである．私は次のように対応し，D氏とM氏の間に入るような行動は取らなかった．主治医には，先のD氏の意向に基づき，STでのD氏との対話の経過を話し，主治医も"事情を知っている"人間として，今後D氏と対応すること（実際には主治医もすでに事情を承知していたのだが，STとの相談でこのような形を取った），そして主治医からは「事情を知っている」娘（娘によると，D氏は娘も知らないと思っているとのことであった．娘とM氏はすでに連絡を取り合っていた）に対して，「隠されたこと」を含めて今後の方向を，娘とD氏で相談するようにと伝えたのであった．つまりD氏の今後の生活などについては，あくまでも彼と家族が決める問題であるという線を崩さなかった．

（4）D氏の決断（入院後1ヵ月半ほどの時）：

　事態が動いたのはST18回目の次の日であった．この日，D氏は「隠されたこと」について，ひとつの重大な決断を下した．娘からの連絡を受けてM氏がD氏を尋ね来院して来たらしい．以下は，付き添っていた家政婦から後で聞いたその時のD氏の様子である．D氏はM氏に対して，いろいろジャーゴンで話したが，最後に「心配いらない」「もういい」とだけははっきり聞こえた．そしてM氏に対して"もう全て任せる"というように受け取れる仕草をした．M氏がやむなく泣きながら病院を去る時，D氏は彼女へ手をふりながら見送った．M氏が帰ったその日は悄然としていた．しかし次の日のリハビリ訓練にはいつもと違い毅然とした態度で臨んだのであった．

(5) その後，退院決定へ（入院後1ヵ月半～2ヵ月まで）：

「隠されたこと」について決断をし終えたD氏は，その後沈みがちではあったが，私との対話はそれまでと同じように続いた．彼にすれば，あとは早く退院したいということだけとなった．

19回目．[応答で]ごはんは少し食べた．○○○に帰りたい．○月までここにいなくていい．M氏にまかせた以上，もうここにいる必要はない．リハビリのほうは家に帰ってからやる．「もう心配はなくなりましたか」～D氏，うなずく．彼は思ったよりも落ち着いているように見えた．しかし午後のPT訓練途中に，何か言いたいことがあったのか，自分から車椅子を漕ぎ出してST室へ来る．その時私は他患者とのST中であり，後で病室を訪ねることを約束，彼は了承した．夕方病室を尋ねると，D氏はすでにベットに入っておりやや消沈した面持ちであった．[応答で]「隠されたこと」についてはもう気にしていない．妻に来てほしい．

20回目．[応答で]リハビリはやりたくない．やっても良くならない．家に帰ると治るのではないかという気がする．M氏が何かまた言ってくるのではないかと心配．だから家に早く帰りたい．

21回目．D氏が何かを私に尋ねてきた．その表情から彼は私に対して"妻にいろいろなことを言わないか？"と心配しているのではないかと私は考え「誰にも言うことはありません．安心してください」というように答えた．彼はほっとしたように見えた．[応答で]家に帰りたい．

彼はすでに自宅に帰ることを強く希望していた．妻の来院時にいろいろと話し合ったようである（妻はD氏にもう少し入院してがんばってもらいたいようであったが）．

そして22回目．同席した妻は私に「とにかく一度自宅に退院することを決めました」と話した．私が「自宅に帰ることに決まってよかったですね」と言うと，D氏は「えー」とやや泣き顔で答えた．

23回目．私が「落ち着きましたか？」と尋ねると，しんみりとした調子で「okatta（よかった）」と．[応答で]退院には納得している．私はこの日，WAB（失語症検査）を行った（表1）．D氏の態度は以前実施した時とはまるで違っていた．彼が熱心に取り組む姿勢に私は少し驚いた．2週間ほど前の「決断」が彼にとり大きな区切りとなったことは確かである．よくわからない時など首をかしげる態度が見られ，自分の障害に気づいていることもわかる．私はD氏に対して「完治は難しいこと，しかしまだ少しずつは良くなること」というような一般的な説明をした．

25回目．[応答で]今は心配ない．この日もWABの続きを行った（表1）．

26回目．退院の前日．D氏は何かを泣きながら訴える．「「隠されたこと」については安心ですか？」～「です」．「向こうに帰ると，気が抜ける面もあるのでは？」～「うん」．そして彼は指で2を出した．「2年？」～「うん」，「2ヵ月？」～「うん」．2の意味は分からなかった．「向こう行ったら，リハビリ頑張りますか？」～「うん」，「またこの病院に戻ってくるということですか？」～「そうです」，「こちらに来ると，また「隠されたこと」が気になりだ

すのでは？大丈夫？」〜「そうです」以上が最後にST室で交わしたやりとりである．しかしD氏の言いたいことはよく分からなかった．次の日，D氏は泣きながら当院を後にした．

3) 退院時のWAB評価

退院時に2回に分けて施行したWAB（一部だが）の結果をのべておく（表1）．D氏にとっての問題（M氏そして退院のこと）の行方がはっきりしたあとに評価を行ったわけだが，彼は驚くほど集中して応じた（入院後3週間ほどの時点でもWABのごく一部を施行したが，その時の受け身的な応じ方とは全く違っていた）．

WABの聴理解では，単語1/10，YES-NO問題27/60とchance levelを越えなかった．読解は漢字単語4/6，仮名単語1/6．漢字単語の読解がある程度可能であることが分かる．復唱・呼称がそれぞれ1問のみ正答であった．以上のWABの成績からは，文字通りの意味での全失語の域は脱しているといえる．WABのレーヴン色彩マトリシス検査にも集中して取り組み，時間はかかったが，24/37正答と比較的良好であった．この点が，失語は重くとも自分の訴えたいことをしっかり持っていたことにおそらく対応していると考えられる．なお入院後3週間の時点でのWABは単語の聴理解しか行わなかったが，0/8と全く不可能であった．

4) D氏との対話の進め方について

ここでD氏の話を具体的にどのように聞いていったのかについて少し述べておきたい．彼は流暢性全失語であり，口から出る言葉はほとんど不明瞭なジャーゴンとなってしまい，具体的な内容はほとんど全く読み取れなかった．どのように対話を進めたのか．彼の声の調子や顔の表情，体の姿勢・動きから，漠然とだが，ある感情や情緒が感じとれた．そこを手がかりに，および第三者から得られた情報をもとに，私のほうから浮かんでくるいくつかのことを尋ねてみる．それにD氏がうなずいたり，何かをジャーゴンで言い出したりするという具合で対話がすすめられた．「隠されたこと」，家に帰りたい，体は動かず口も喋れない，いろいろなことが壊れてしまったこと，仕事のこと，リハビリどころではないこと，家族のことなど，彼の思いをその都度確かめながら話が続けられた．

D氏のyes-noの判断・応答は必ずしも正確だったわけではない．たとえば少し前にyesの判断であったものが，あとでもう一度聞いてみると，noであったりということもよくあった．しかし話が核心にふれた時などに見せる，はっきりと肯いたり返事したりする彼の確信的な態度からは，彼が何をどのように考えているか，その思いがはっきりみえたと思えることがあった．そしてそのように「思いが分かる」あるいは「思いがはっきりとした形になる」という瞬間が，何度か，何日か，何週間か積み重なることにより，D氏と私との間に大まかではあっても「話の展開」が見えてくるというような形の対話であった．D氏との経験からは，たとえ失語症が重度でも，どうしても話したいことは確かめ合える（と互いに思える）ものなのだということを教えられた．もちろん話の細部までよくわかるというわけではないのだが．

5.4. 事例の考察

(1) D氏がSTへ話し続けた過程は，彼にとりひとつの精神的な区切りにたどりつく過程となった．それは「訓練的なかかわり」とはいい難いが，臨床的には意義をもつものではないか．

D氏は入院から退院するまで私に向かい，大量のジャーゴンを話し続けた．そしてその中からそれと分かる言葉はごく稀にしか読み取れなかったが，そうした言葉の多くが「その時にしか言えないような意味に満ちたもの」であるように思われた．STという場で発せられたこれらの言葉をひとつのつながり，連鎖されたものとして考えると，D氏の精神的な変遷をみてとることができる．

そうした印象的な言葉を経過の中から取り出してみよう．初めの頃，お経のような声の中に確かに聞き取れた「…なんで…」という嘆き．「…やんなっちゃうよ…」「わからない」「たいへん」などと，話さざるを得ない様子がはっきりとしてきた時期（ST8回目）の言葉．核心に近づき「（M氏と交渉できなくなると困るのですね？）そうそうそう…（あとはジャーゴン）」と実感のこもった返事（15回目）．そして決断の日には「心配いらない」ときっぱりとした言葉が聞かれた（18回目の次の日）．その後，退院が決まり「okatta（よかった）」としんみり語った言葉（23回目）．この時には，入院当初に聞かれた「なんで」「わからない」などの言葉はもはやD氏の口から聞くことはなかった．彼の心境はすでに変化していたのである．

はじめの「なんで」という言葉から「okatta」まで，D氏の口から発せられた言葉の連なりは，入院当初の不安・混乱から抜け出てゆく過程と重なっている．STへ話し続けた過程はすなわち，自分がとらわれていることから自分を「離す」過程であり，それによりひとつの精神的な区切りに至ったと考えられる．どのように展開してゆくかわからない過程に立ち会い，やがて「okatta」のような区切りの言葉に患者が出会うまでを確かめる，これもSTの仕事だといってよいであろう．

(2) しかしD氏の場合は「隠されたこと」をめぐる展開という例外的な事情のために，「STに話すこと」が「訓練的なかかわり」よりもたまたま先行したケースだと思われるかもしれない．

確かに経過をみると，「隠されたこと」への思いに駆られた彼の訴えに私が対応し，その中で現実的な決着に至ったともいえよう．しかしここで強調しておきたいのは，私は彼が抱える問題の現実的な解決に協力するために，D氏の話を聞いたわけではないということである．現実的な問題については，「経過」の中で述べたように私は可能なかぎり中立的な態度を保持し続けた．D氏は「隠されたこと」という現実的・具体的問題をきっかけとして，私へ訴え話さざるを得なかったわけだが，こうした場合でも，STがまず着目すべきなのは，患者に生じた「話さざるを得ない」という事態そのものである．患者の抱える個々の問題はあくまでもその結果浮かび上がってくるものだと考えねばならない．患者が話すという「行動」をま

ず受け止めることがSTとしての基本的な姿勢であろう．このような意味で，D氏の場合が例外的だとは決していい得ない．

6. 失語症臨床の基本的前提は何か

　この最終節では，ここまでの検討を整理し，失語症全般における基本的な前提は何なのかという問題に言及したい．

6.1. 4つの節を振り返る

　これまでの各節では，私が実際に経験した順序に従い全失語4氏の事例を紹介し検討した．各々の事例については，その時々に遭遇した問題点にどう答えたのらよいかという形で記述してきた．

　A氏の事例は，「全失語は訓練対象になりにくい」という（当時の？）通念は本当かという疑問へのひとつの答として提示された．いわゆる「言語機能」や「コミュニケーション能力」という観点から訓練を組み立てるのではなく，患者の行動ややりとりに注目すれば，十分訓練対象になり得るし，"すでにしている"あるいは"しそうな"コミュニケーションという発想へつながると考えた．

　B氏の場合には，実際にコミュニケーションしている際に生じる"感覚"に着目する方法を検討した．それは自分の再帰性発話に困惑していた全失語患者との私たちの経験から着想されたものである．客観的に測定される「言語機能」や「コミュニケーション能力」には注目せず，患者の主観的な違和感（感覚）の軽減を第一の目的とすることの有効性を論じた．

　C氏の事例では，A氏やB氏の場合のように「言語機能」「コミュニケーション能力」という概念を相対化する方法を検討したのではない．C氏との経験において直面した問題は，「訓練的にかかわる」ことにはそもそも限界があること，患者固有の生という次元を無視できないということであった．

　D氏の事例は，この根底的な問題に対してひとつの示唆を与えるケースであった．D氏の場合は訓練的なかかわり云々ではなく「患者が話し，STが聞く」という形で退院まで終始した．彼は自らのためにSTへ向い話す（話さざるを得ない）ということにより，ひとつの精神的区切りに辿り着いた．この点に臨床的な意義が認められた事例であった．

6.2. 4事例から導かれる全失語の臨床論理

　以上の4事例の経験から，ひとつ臨床論理を考えてみたい．4事例の順序を逆にして，各々で検討したことを並べ直してみると，そこから全失語のST臨床の論理を構成することがで

```
┌─────────────────────────────────────┐
│  患者の話すところを聞く（基本的前提）  │
│              ↓                       │
│  訓練的にかかわること                  │
│    ・コミュニケーションの感覚          │
│              ↓                       │
│    ・言語機能・コミュニケーション能力"以前" │
│              ↓                       │
│    ・言語機能・コミュニケーション能力   │
└─────────────────────────────────────┘
```

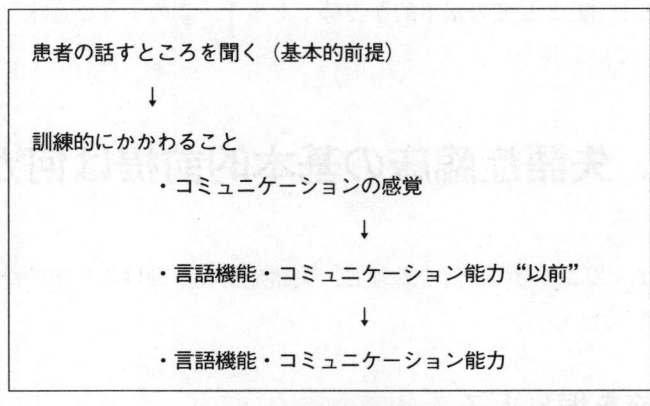

図 6　全失語の臨床論理

きる（図6）．

　この論理では，図に示したように「患者が話すところを聞く」（D氏）ことを最も基本的な前提として，その後に「訓練的なかかわり」という形式が来る．この「訓練的なかかわり」という次元では，まず「コミュニケーションの感覚」（B氏）に目を向けることが最初の前提となり，次に「言語機能・コミュニケーション能力"以前"」（A氏）に注目し，「言語機能」「コミュニケーション能力」という概念は最後に焦点を当てるべきものとなる．

　つまり「患者の話を聞く」という姿勢を臨床論理として第一に先行するものとし，今まで基本的な前提とされてきた「言語機能」「コミュニケーション能力」という概念は，最後に焦点化されるべきものと考えるのである[*16]．

6.3.　「患者が話すところを聞く」

　全失語の経験から導かれた以上の論理は，形式的にみれば，全失語にしか当てはまらない特殊なものではない．「患者が話すところを聞く」ことが基本的な前提であり，「機能」「能力」という概念は最後に考慮されるという論理は，失語症一般にも適用できるのではないか．第5節ですでに述べたが，私たちはすでに次のような経験をしている．

　一般に失語症患者が自発的に話そうとするのを，STが程々のところで終わらせたり遮らず，じっくり聞く姿勢のままでいると，失語症の重症度にはあまり関係なく，彼らは言葉の問題のみならず実にさまざまなことを，STに話さずにはいられない，つい話してしまうという形で，語り始めることをよく経験する．彼らはいろいろな事柄を自分なりの仕方でSTへ話し続けながら，やがて新たな自分を示すような言葉を自ら語り，それがひとつの区切りとなる[27-29]．こうした過程はD氏の場合と基本的に同じである．

　もちろん，このように行かない場合が多々ある．たとえば完全治癒に固執し，患者の話す

[*16] ここまで来ると，「言語機能」「コミュニケーション能力」という概念自体の再検討も必要である．

ところはいつまで経っても言葉のことに戻ってしまい，そこから動けないことがある．また自らの現実を対象化できず，被害的な不安を訴え続ける患者もいる．自らは多くを語らない患者もある．日々の入院生活を淡々と過ごしそれほど深刻には見えない患者もある．しかしどのような場合にせよ，患者が自らSTへ話し，言葉・話がいろいろな形で連鎖されてゆく過程，それが失語症の言語臨床において第一に確保されなければならないものだと思う．はじめ「人と話せなかった」失語症患者が，やがて「ふたたび人と話せる」ようになるということは，単に言語機能やコミュニケーション能力が改善することによって達成されるのではなく，今述べたような過程の中で生じてくることだと思われるからである．

しかし失語症患者はどのような意味で，「人と話せない」のか．そして，「ふたたび人と話せる」といえるのだろうか．精神分析の考え方[30]によれば，「話す」ことは，①必要な時に，猫を猫という，②母親の言葉の痕跡が現実化され安心をもたらす，③即時的，魔術的充足を望んではならないことを承知している，という3つを表わしているという．つまり人は「話す」ことにより，必要な情報伝達をするだけではなく，かなえられない絶対的な充足あるいは言い表わせない極限状態を断念し，欲望（望むところ）を部分的に実現させながら生きているのだといえよう．

失語症患者の場合，人と話せないのは，一般には，失語症状やコミュニケーション能力の障害によるものとされるが，彼らはさらに別の，より根本的な意味でも「話せなくなっている」のではないか．人は病気し失語症になり「何か」にとらわれ，それ以後何を望み，どのように人とかかわればよいかわからなくなる．いわば生きてゆく流れがせき止められるような事態に多かれ少なかれ陥る．患者はあいまいで，閉じていたり過剰だったりする話し方しかできず，人に落ち着いて向かえない．周囲の人々にも「何か」が滞っていると感じられる．失語症状によるだけではないと思われるこうした状況が，「人と話せない」ことだと考えてよい．では「ふたたび人と話せる」とはどういうことだろうか．それははじめの「とらわれ」から自分を「離し（＝話し）」，望むところを見つけ，ふたたび生きてゆく流れが動き出すことだといえよう．失語症が残存しても，患者の語り口は落ち着き，周囲の人々も彼と「話しやすくなった」と感じられる．

失語症言語臨床の目標は，こうした意味で「ふたたび話せること」を患者が自分で見つけることにおかれるべきである．STはそのために患者の話すところを聞かなければならない[28]*17．

引用文献

[1] ジャック・ラカリエール編・写真（中井久夫訳）：古代ギリシャの言葉．紀伊国屋書店，p.47, 1996.
[2] 笹沼澄子, 他：失語症の言語治療．医学書院，p.2, 1978.
[3] 綿森淑子, 竹内愛子, 福迫陽子, 他：実用コミュニケーション能力検査 —— CADL検査 ——．医歯薬出版，p.3, p.69, 1990.

---

*17 こうした考え方のその後の展開は，中西[31]を参照されたい．

[4] 綿森淑子: 失語症に対する治療的アプローチ —— 実用性重視アプローチを中心に ——. リハビリテーション医学 28: 44–54, 1991.

[5] 中西之信:＜言語機能主義＞は絶対か？日本聴能言語士協会会報 14（2）: 18–20, 1989.

[6] 中西之信:＜言語機能主義＞は絶対か？ —— 失語症の言語臨床のために ——（2）. 日本聴能言語士協会会報 14（3）: 12–15, 1989.

[7] 中西之信:＜言語機能主義＞は絶対か？（3） —— 身体（その1）——. 日本聴能言語士協会会報 14（6）: 9–11, 1989.

[8] 中西之信:"＜言語機能＞主義"を考える. 聴能言語学研究 6（2）: 97–99, 1989.

[9] 中西之信, 橋本武樹: 1 全失語患者におけるコミュニケーション行為および一般的行為の改善経過. 聴能言語学研究 4: 1–7, 1987.

[10] Gardner H, Zurif EB, Berry T, et al: Visual communication in aphasia. *Neuropsychologia* 14: 275–292, 1976.

[11] Helm-Estabrooks N, Fitzpatrick PM, Barresi B: Visual action therapy for global aphasia. *JSHD* 47: 385–389, 1982.

[12] Kertesz A（横山巌他監訳）: 失語症と関連障害. 医学書院, p.163, p.176, 1982.

[13] J-Horbach, Cegla B, Mager U, et al: Treatment of chronic global aphasia with a nonverbal communication system. *Brain Lang* 24: 74–78, 1985.

[14] 中西之信, 橋本武樹: 全失語の言語治療について. 聴能言語学研究 4（2）: 71–76, 1987.

[15] Luria AR: 神経心理学の基礎. 医学書院, pp.127–140, pp.187–188, 1973.

[16] 有馬成紀, 他: 前頭葉性無動無言症のリハビリテーションの1例. 総合リハビリテーション 11: 721–723, 1983.

[17] 白野　明, 他: 前頭葉梗塞3症例のリハビリテーションの経験. 総合リハビリテーション 14: 941–944, 1986.

[18] 東儀英夫: 脳血管性痴呆. 特集老年期痴呆とは. 1: 214–224, 1984.

[19] 中村雄二郎: 共通感覚論 —— 知の組みかえのために ——. 岩波書店, pp.108–119, pp.284–286, 1979.

[20] 中西之信, 石川裕子:「再帰性発話」から"抜けられなかった"全失語の1例に対するアプローチ. 失語症研究 11: 38, 1991.

[21] 中西之信: 言語行動は失語を超えるか（4）——"拡大"ジャクソニズムの視点 ——. 日本聴能言語士協会会報 15（2）: 21–23, 1990.

[22] 中西之信: 重度失語の臨床論理をどう構成するか ——"ジレンマ"から"折り合い"へ. 聴能言語学研究 8: 177–184, 1991.

[23] 石川裕子, 中西之信:「対話場面」アプローチが有効であった重度ウェルニッケ失語の一例. 聴能言語学研究 8: 97, 1991.

[24] 竹田青嗣: 現象学入門. 日本放送出版協会, pp.130–132, 1989.

[25] 波多野和夫他:「意図性と自動性の戦い」(Sittig, 1928) —— 反響言語のジャクソニズム的側面について ——. 神経心理学 3: 234–243, 1987.

[26] 波多野和夫他: 再帰性発話の回復過程について —— ジャクソニズムの視点より ——. 神経心理学 5: 171–178, 1989.

[27] 中西之信: 臨床における"言葉の使い方"を考える. 第22回日本聴能言語学会学術講演会予稿集, p.61, 1996.

[28] 中西之信: 患者が話し, STが聞く —— 失語症言語臨床の方法と理論 ——. 第23回日本聴能言語学会学術講演会予稿集, p.106, 1997.

[29] 中西之信: なぜ＜私＞はSTへ話すのか —— 言語活動へ失語症患者が参入するということ ——. 第24回日本聴能言語学会学術講演会予稿集, 1998.

[30] Gibello B: Fantasme, langage, nature, trois ordres de réalité. Andieu D et al: *Psychanalyse et Langage —Du corps à la parole—*, Paris, Dunod. pp.25–69, 1989.

[31] 中西之信: 失語症者はどのように話せるようになるのか —— 精神分析的言語療法の視点 ——. 手束邦洋, 中西之信, 崎原秀樹編集: 言語臨床事例集 第5巻 人間学的言語臨床, 学苑社, 近刊.

第5章

失語症の心理言語臨床[*1]

● 手束邦洋

1. はじめに

　失語症患者に出会い彼らと言葉を交わすという体験，そこに必ずしも失語症と呼ばれる医学的状態にかかわる特異性というものがあるわけではない．「失語症の言語臨床」という括り方で事柄を考えていく時に，どうしても失語症を疾患によって人間が陥るある特別の状態とし，その特別な状態に対して臨床家が専門家として何をなすべきかというふうに論の展開が促される傾きが起こる．この点にまず留保をつけることから始めたい．
　失語症はなるほどそれ自体はかなり特異な現象だといえる．大脳の一定の部位に損傷が起きた結果，それまでは正常であった言語機能がさまざまな面で障害を受ける結果，言語活動が制限されたり解体されたりする．言語活動は大半の人々にとって自己の生命活動の属性として自明なものとされており，この自明性の上にその人の個人生活，社会生活が営まれ，社会全体が機能している．したがって，こうした自明性の喪失が脳血管障害などを機縁としてある特定の人を襲うという事態は当人にとっては異常な出来事である．それは人間の生活の必然的な結果なのではなく，その人が被ることになってしまった多分に確率論的な災厄なのである．予測不能の災厄に見舞われた患者の様子を見て，人々は哀れみの感情と，いつか自分もそうなる可能性もあるというかすかな懸念を感じながら，つい患者の状態の観察者になってしまう．聞くことはできるが話すことができない………聞くことが十分にできていなくて話すことに無関係な言葉が混じっている………聞くことも話すことも全くできない………等々．こうした観察は大まかではあっても概して間違ってはいない．失語症検査は通常観察される事態をより分析的に明らかにしたり，特別な様式下で言語機能を改めて試験して，通常では観察できない現象を見いだすにすぎない．「言語治療士」はこの特別な事態の専門的な観察者だということになる．そして「言語治療士」は，この失語症を改善させるための言語訓練の

[*1] 失語症の心理言語臨床：失語症患者の心的体験に即した言語臨床の概念である．手束[1)]に初めて述べた．

専門家とされ，患者や家族に期待される役回りを担うことになる．

　しかし視点を変えてみるならば，こうした偶発的な災厄は失語症には限らない．さまざまな原因による身体の障害，地震のような天災による生活基盤の喪失，戦争や犯罪による被害，近親者の思いがけない死別や離別，先天奇形を持った子の出産，子の発達障害への直面……等々，むしろこうした自明であると思っていたものの喪失という災厄，そのことを機縁とする心的な障害はさまざまあることに気づかされる．

　こうした災厄により心的な障害を持つことになった人に対する治療は，中断された自明な生の流れ，淀みを生じている心の時間を，中断されたそのところから当事者自身が新たなコンテクストのもとに語りなおすという点，その語りなおしをセラピストが傾聴するという点にあるであろう．

　失語症の場合，言語機能が障害されているがゆえにこの語りなおしはできないのであろうか．それよりも言語機能の改善が優先されるのであろうか．

　目の前にいる失語症患者は，自己の状態について他人ごとのようであったり，逆に焦りをあらわにして一刻も早い言語治療を希望していたり，ちょっとしたことにすぐに反応して怒りを露にしたり，障害のことには無関係な訴えを延々と繰り広げたり，とさまざまである．臨床家は何をなすべきか？

　失語症患者がその身体で，表情で，声で，そして切れ切れな言葉の残骸で表現していること，その表現をそのままありのままに受けとめ，聞き取り，共感するということ，そうしたことこそ，この特異な状態の専門家である言語臨床家が最もよくなしうることではないだろうか．

　以下に，人間の喪失体験のひとつの型として脳損傷による言語や身体の障害を捉え，喪失体験としてのそれらの特異性を考察してみたい．そして失語症患者の体験を共感的に理解し，その内的な歩みを共にしていった治療的援助の事例を述べることにする．

　言語病理学や言語治療学は，言語の規範的な面に注目し，失語症の現象学文献や失語症患者の臨床心理学的問題に注目してこなかった．そのため患者たちの心の声は非常に聞き取りにくいものとなったのである．こうした点から問題を見直していくことは，単に「心理的側面から」失語症を考える試みにすぎないものではなく，言語病理学や言語治療学にとっても必要なことであるはずである．なぜなら失語症に陥った人の言語症状や言語行動には，当の言語（と身体）の喪失を契機とするさまざまな心理が，色濃く反映しているはずだからである．また，言語訓練による改善に限界がある以上，言語臨床家は本当は患者のこうした問題に常に直面しているからである．

2. 対象喪失としての身体障害，言語障害

　離別や死別による愛着対象との喪失が人間にどういった心理的反応をひきおこすかという点については，Freud[2]の『悲哀とメランコリー』以来，精神分析学，臨床心理学の分野で論じられてきた．喪失状況において人は，否認や怒りや悲嘆に陥り，喪失された対象に心を奪われて現実への関心を失い，場合によっては抑鬱状態に陥る．時間をかけて喪失対象に心を費やす（悲しむ）ことによって，その関心が薄らぎ，現実のなかに愛着すべきものが徐々に見いだされるとともに喪失感から回復していく．しかしそれまではこの「喪の仕事」mourning work に従事するほかはないというのである．

　脳損傷による失語症や身体障害もこうした対象喪失のひとつの形とみることができる．右片麻痺の場合，左上下肢の運動機能は障害されていないわけであるし，失語症といえども，日常生活に必要な最小限の言葉は保たれていることも多いから，第三者的に観察しうる事実としては，喪失は部分的であるともいえる．しかし障害を被った当のその人にとっては，通常の身体的活動の能力や言語の能力を前提とした自己の生き方，あり方が喪失されたという意味では，喪失は自己の全体に及んでいる．

　病院のベッドの上で意識障害から目覚め，当初の失見当状態から徐々に時間空間の認識を回復していく患者は，体感，視覚，聴覚，運動覚を通じて，そして何よりも具体的な日常生活動作の困難やコミュニケーションの困難を通じて，わが身にただならぬ変化が起こったことを感じる．しだいに自己の身体や言葉の不自由を認識するようになる．その非現実感，「悪い夢」を見ているような感じはしだいに不安へと変わる．現在のこの状態が永続するのかもしれない，病前の自己のあり方の身体的言語的基底は戻ってこないのかもしれないという，喪失の不安である．そしてその不安が現実であることを理解するようになる．

　家族や知人たちは，患者の状態を見たり日常生活の介護をすることによって，彼に起こった大きな変化を知る．身体障害や言語障害は，喪失の外的な現れに関する限り，第三者にも客観的に明らかである．喪失は隠すことができない．しかし，当然のことながら，病前の自己のあり方の喪失というその内的感覚については，本人以外知るよしもない．

　障害を被った人々は，不自由な身体と言葉を抱え，内的に深い衝撃を受け，動揺しながらも，一方では現在の日常生活の諸困難に次々と直面し，それをひとつひとつ乗り越えていかなければならない．食べる，排泄する，起き上がる，坐る，立つ，歩く，物につかまる，体を支える，物を動かす………．人間の生命的活動にとって基本的な諸動作のひとつひとつが問題的なものとなり，介護の手を要することとなる．そのために人を呼ぶ，依頼する，説明する，などのコミュニケーションの機能が必要となるが，この点もまたひとつひとつが困難として立ちはだかる．空間は極端に狭くなり，時間はいっこうに進んでいかない．彼らは自己の「障害」を体験し，喪失の深さにしだいに気づいていくことになる．

運動機能や言語機能の障害は，単にそれだけのものではなく，主体にとっての空間世界や時間世界の変容をもたらすのである．そこで以下に人間の身体活動や言語活動を，その空間性と時間性とに着目して考察し，それらの喪失の深さを想像するよすがとしてみたい．またこうした患者たちにとって，食事や排泄などの生物学的活動も常になんらかの形で問題的なものとなっている．そうした活動の人間的意味についても検討を付け加える．

2.1. 生きられた空間

身体の運動・知覚諸機能は，出生後ただちに始まる身体活動の長い累積によって，その人固有の空間世界を作り上げている．突然の身体機能の障害は，この空間世界の喪失を結果するのである．

出生後の身体的諸活動の累積が，物をどう扱い，空間をどう探索し，どう馴染み，どう住まい，他者の身体とどう関わるかという，一連の経験を可能にし，その人固有の空間世界を作りだしている．空間世界はその人の身体活動の可能性を保障し，また一定の限界を示してもいる．人間にとって空間は，単に物理的な空間であるのではなく，さまざまな感情体験を付着させたものであり，その人固有の色合いを持つ〈生きられた空間〉（Merleau-Ponty[3]）であるといえる．

たとえば，私の部屋の窓は，単に物理的な仕様，機能としての窓であるのではなく，長い間の習慣によって私の身体の延長となり，特殊に私にとっての価値を持ったものとなっている．窓の価値を保障しているのは，窓そのものの仕様，機能であると同時に，それを生かす私固有の運動・知覚機能である．私は朝起きると窓のカーテンを開く．そのためにはベッドの端から数歩を要する．私は今朝も窓のカーテン越しの光によって目覚めた．窓の向こうの光はいつものように私に何かを促しているかのようである．窓はそうした促し，呼びかけを導き入れる．カーテンを開けることや窓を開けること，これまでもそうであったように，それは私にとっての些細な可能事であり，いつものようにそれをすればよいだけのことなのである．しかし外で叫び声が聞こえ，その窓から誰かが事故に遭遇しているのを目撃したからといって，この窓から飛び下りることはできないことを私は知っている．この部屋は3階にあり，飛び下りるにはあまりに地面から高いのだ．階下へ降りるには面倒でも階段をひとつひとつ下りていかなければならない．

主体が日々出会う事物や空間は，単なる物理的な事実の外的な連鎖なのではなく，自己の身体的活動（起居，移動，到達，把握，操作，など）の可能性と限界を示すものとして，主体によってひとつひとつ出会われているのである．

突然の身体障害の発症はこの〈生きられた空間〉の喪失を結果する．身体感覚の変調，自己の身体を見た時の異和感，以前と同じつもりで動いた時に生じる思いがけない困難や失態………．身体－空間は以前の様相を変えてしまっており，可能事は乗り越え難い不可能事へと変貌している．些細な挫折が累積し動きの取れない不安に陥る．空間は既知に違いない

にしてもよそよそしく危険に満ちたものに変貌しているのだ．身体は，空間に住まい，活動し，休息する，その原点としての位置を失う．身体は，自我を支え，その基軸として活動するものではなくなり，空間に翻弄される壊れた小舟のようなものと感じられる．

　この時，窓は窓であることに変わりはないがその価値を失われている．もはやそれは，私が毎朝カーテンを開き，好きな時に開けることのできる窓ではない．ベッドから数歩という距離のなかに，あらゆる危険が潜んでいる．起き上がり，立ち，歩き，窓のところまで行くという，それだけの作業にすさまじいエネルギーが消費される．突然に主体は私の身体から，環境世界のほうに移転し，私自身はそこから疎外されてしまったかのようである．窓外の光は，以前のように私の活動を誘い，促すものではなくなり，危険と困難を告げるものとなる．

　空間世界への可能性そのものであったはずの身体は，逆に不可能性を刻印され，ひとつの問題的な事象となる．ナルシシズムの対象でもあった身体は，愛着を持ちにくい対象へと変貌している．空間はその人固有の色合いを失い，幾重にも遠ざかってしまうのだ．

2.2. 言語世界

　言語機能は，乳児期の母子の相即的な相互作用にその基礎を与えられ，分離－個体化[4]期における言語の習得の開始によって現実化する．すでに存在する母国語のシステムは，子どもの表現に規範的な形態を付与することによって，子どもを公共的な言語世界へ参入することを誘い，促す．言語機能はその後，他者とのコミュニケーション活動の累積によって，その人固有の言語世界，対人関係の世界を形作っていく．

　人は自己の言語世界の内で語り，聞き，その言語世界を絶えず更新している．他者と新しい関係を作り，他方では既存の関係を壊す．言語世界は対人関係の世界に踵を接している．

　語ることができることにはいつも限界がある．その限界を課しているのは言語機能の限界であるが，一方では主体が作り上げている具体的な人間関係のあり方でもある．主体にとって他者はコミュニケーションの可能性と限界を示すものとして日々出会われているのだ．語りうることと語りえないこととの中間で，主体は語る．そのようにして培われ，構築されてきたものが，〈語られた言葉 parole parlée〉（Merleau-Ponty[3]）の累積としての，その人固有の言語世界なのである．突然の言語機能の解体は，人が生き，活動するうえで自明の前提としていた対人関係の世界，言語世界の喪失を結果する．

　また，人は他者に向けて意識的に話をするだけでなく，無意識から浮上する呟きを思わず口にしたり，他者に向かう声を実際には発せずに無意識へと送り込み自己の目にも触れないようにしまいこんだりもする．

　言語には二重性がある．一面は言語規範（言語規則）に基づく他者とのコミュニケーションであり音声言語として外的に実現される．言語規範は，〈表現されるもの〉を既存の分類体系に従って分節化し他者と共有することができるようにするために作りだされた規約的なシステムである．言語のもう一面は，そのような言語行為をひきおこす主体の表現活動そのも

のであり，〈表現すること〉である．〈表現すること〉は〈表現されるもの〉に言語規範に基づく形態が与えられることによって他者に伝達可能なものとなり，意識化可能なものとされる．しかし，〈表現すること〉は，他者との間にある自己の内的外的なさまざまなあり方そのものであり，このうち音声言語として外的に実現され伝達されるものはごくわずかでしかないし，表現する当人にとってもすべてが意識化されるものでもないのである．

音声言語が発せられる時にはどんな場合でもこの主体の表現がともなわれている．どんなに感情を殺した機械的なメッセージにも，そこには意図的に感情を殺すという主体の内的表現がある．他者に対する感嘆や罵りの言葉や自己に対する満足や自嘲の言葉には当人にしか体験できない感情がある．表現は必ずしも音声言語という形態を取ることはない．それは他人には聞き取れない呟きであったり，ちょっとした身体や表情の変化であったり，また，紙に描いた線描であったり，色であったりするし，外部からは窺い知るよしもない空想や夢であったりする．また単に，その人の空間における（他者とともにある）姿，姿勢であるといってもいい．

自己の同一性とは，意識的であったりなかったりする主体の〈表現すること〉における同一性である．それは常に既に表現してしまっている者としての自己があることの体験であり，他者との絶対的差異として体験されるほかない主体の存在の体験である．こうした体験は，おまえは誰であるかという問いに対して「私」と答える，その「私」という言語形態が付されるような（それ自体が）内的な表現なのである．

言語の特性はそれが継起的に出現し，時間的に展開されるという点にある．〈話〉discoursはそれゆえ，それ自体の過去と未来を持つ．固有の過去と未来を把持しつつ常に新しくなる現在を〈話〉が運ぶのである．話し手にとって聴き手は〈話〉の過去を示すものとして現れるが，過去において語られることのなかった残余の可能性を示すものとしても現れる．聴き手となる他者は言語世界の限界と彼方を示しているのである．こうして，言語世界，対人関係の世界は，その主体固有の歴史，その色合い，ダイナミズムを持つ．言語機能は，物理的な時間のなかに人が人間的な生命を育む〈生きられた時間〉（Minkowski[5]）を切り開く上で重要な役割を果たすのである．

失語症は以前の言語世界の喪失を結果する．他者たちとの〈語られた言葉〉の世界は中断し，語り継ぐべき言葉は失われ，〈生きられた時間〉が滞る．共同社会の時間に対し，彼固有の時間は停滞し，遅延する．それまでのコミュニケーションの累積という体験世界は，コミュニケーションの不能や困難の累積という体験世界に取って替わる．他者は，コミュニケーションの可能性を示すものではなく，むしろその不可能性を示すものとなって現れる．

失語症患者の言語世界は，彼の記憶のなかに保存されてはいるもののそれを再度現実化し，更新する術はなくなっている．同時に，内的な表現の世界も危機に立つ．〈表現されるもの〉に壁が生じている今，〈表現すること〉においてある自己の同一性，連続性をどう確証することができるのであろうか．「私とは誰なのか？」．なるほど自己は既知には変わりないが，同時にこれまでの自己とは決定的に異なっている．辛うじて口から発せられる言葉の断片はか

えって自他に異和感を与え，自己の言葉は親和性（ナルシシズム）の対象とはなりえなくなっている．

2.3. 生命維持活動の人間的意味

　人間は自己の生物学的な生命を維持するために，呼吸，摂食，排泄，性活動を通じて，外界の酸素や栄養物質を内部へと摂取したり，内部の物質や老廃物を外界に分泌，排除する活動を行う．口唇，舌，鼻咽腔，咽頭は，呼吸や摂食や嘔吐に，肛門，尿道，は排泄にそれぞれ不可欠な役割を果たす．性器はまた種族維持のための独特の役割を果たす．こうした部位は，乳幼児期には，養育者（母親）と直接的に接し，さまざまな心理的な価値を帯びている．こうした一連の生理的な活動を，乳幼児は，良いものを摂取し悪いものを排除するという心理的な体験やイメージとして経験するのである．

　言語機能のための特定化された器官はなく，それは呼吸器官や摂食器官を「借りて」行われるということがよく指摘される．話すという活動は，個体内部の心的なものの排除に関係しており，愛の表出として他者によって受容されることを目指すか，あるいは攻撃性の表出として，他者を排除することを目指しているともいえる．それは，摂食や排泄における，摂取と排除の働きが，食事と排泄の自立の確立を契機に，高度化した姿であるとも考えられるのである．

　食事，排泄，言語，性，これらの活動は，良いものと悪いものの区別に関連し，それゆえ社会規範と密接な関係を持つようになる．食事のしつけ，トイレットトレーニング，言語規則，性におけるタブーに示されるように，社会規範自体がこれらの活動に浸透している．こうした社会規範の摂取がこうした活動を人間的なものとして支え，高度化を促してきたのである．

　身体障害や言語障害を持つ患者たちには，呼吸，摂食，排泄などの基本的な生命維持活動が十分に回復していない人々がいる．気管カニューレや経管栄養，バルンカテーテルやおむつの使用など，摂食や排泄にかかわる人工的な処置が長期化している場合もある．こうした人工的な処置から離脱していても，トイレに行くことや，非利き手で食事をすることにはさまざまな困難をともなう．性的不能を訴える患者もいる．喪失感は，単に身体－空間，言語－時間に限らず，一連の基本的な生命維持活動，原初的な人間的活動にかかわる価値感情にも及ぶ．

　食事や排泄の機能の障害は，好きなものや良いものの摂取と，嫌いなものや悪いものの排除を自己のコントロールのもとで行うという，社会規範と本能欲求との一致した形態を破壊し，一方では本能欲求を満たすことができない基本的な欲求不満と，他方では社会規範からの逸脱がもたらす不安，一言で言えば「人間であること」の喪失の不安を生み出すのである．言語世界や空間世界の喪失という観点からばかりでなく，生命維持活動の人間的意味の喪失という点にも着目しなければならないであろう．

3. 言語臨床の状況

——— 脳梗塞による左片麻痺と精神活動低下に陥ったある患者（女性，高齢）は，入院当初，セラピストの問いかけに答えて，自分がおしっこをしてしまうので，娘が警察に頼んでここに放り込んだ．今朝，誘拐された2人の孫が海岸に打ち上げられているらしい．だから早く行かなければならない，あなたは何か知っているでしょう，教えてください，とセラピストに迫った．

何か非常に重要なことが起こったのだという感覚，そのために今まで自明であったもののすべてが決定的に喪失されたのかもしれないという不安や，その喪失は既に起こったのだという衝撃的な既遂感のなかにこの人はいる．

この例では，自分が〈今ここにいる〉ことを過去からの連続性を持った文脈の上に捉えることができずしかもその認識を持ちえないために，それを妄想によって置き換えているのである．この人には失語症はなく，保持された言語力がこうした妄想を生産することに一役買っているのである．

失語症患者たちのなかにも，何一つ変わったことは起こっていないと感じている場合があるし，混乱状態にあってなぜ今自分がここにいるのかわからずどこかに脱出を試みようとしている場合がある．今は悪い夢を見ているようなもので，いずれすべては元通りになると考えている場合もある．根本的な喪失が起こったのではないかという不安を感じていることもあれば，喪失が起こったことを既に理解し悲嘆に暮れていることもある．これらの心理的態勢が，同じ一人の患者において，比較的短い経過のなかで次々に変化していくこともあれば，かなり長い期間，同じ状態に留まっていることもある．

彼らは，発症という出来事以前の〈生きられた世界〉が今も継続して〈ある〉と考え，この継続性に基づいて行動しようとするのであるが，現実に直面する時にそれは今や〈ない〉ということに気づかされるのである．現実に彼がいる空間，取り交わす人間関係のなかに〈生きられた世界〉は現前しない．家族，友人，仲間などの親しい他者たちも，そうした〈生きられた世界〉が〈あった〉ことを証しはするものの，それが現在も存在していることを示しはしないのである．

言葉の不自由や身体の不自由の訴えは，我が身に重大なことが起こったのだということを周囲に知らせる．その表現によって，この時〈患者〉が出現しているのだ．彼らにとって現在は，過去の〈生きられた世界〉の剝奪形であり，その意味は彼らのそれまでの生によって皆異なる．ステロタイプな「主訴」の意味は，ひとりひとりによってみな違うのである．彼らにとって〈生きられた世界〉は，既に〈生きられた世界〉そのものではなく，その回想や，それについて本人が持つイメージへと変貌しているのである．

—— 重度失語症と右片麻痺，そして「痴呆」と診断されたある患者（男性，高齢）は，病前家族との折り合いが悪く，妻子とは別居生活を単身で送っていた．セラピストの問いかけによって，彼はいつも幼少時の父親と母親（いずれも故人）のことを思い出しているということがわかった．問いかけを繰り返すうち，彼はそれを思い出しているというよりはいつも亡き両親の存在を間近に感じている，そればかりか，おりにふれて彼らと会話を交わしているということもわかった．たとえば，朝起きたときにその両親に向かっておはようと言うのだという．絵を描いてもらうと，若い時の父親と母親の姿が驚くほど明瞭に描かれた．

　言語臨床家は，患者が現在何を感じ，何を思い，何を体験しているのか，彼の〈生きられた世界〉はどのようなものであったのか，そうした点について，彼らが応答可能な形で，共感的に問い尋ね，表現を引き出し，それを受けとめることが可能な立場にいる．そうであれば，彼らの喪失感の深さを見つめ，その内的な表現を共有しながら，喪の仕事を共にしていくことも可能であろう．

　常識的な観点に従えば，言語障害や知的障害は，彼らが内面を表現することの障害物になっているように見える．しかし本当にそうだろうか．

　失語症はたとえ重度であっても，状況依存的な言語の理解や，その人の関心の深い事柄についての理解はかなりの程度可能であるし，理解に応じて言語表出や身体的な表現も促進される．このことはわれわれの研究[6,7]によって実証されてもいる．状況は場面と文脈からなる．われわれは通常，状況という言葉で外的な場面やそれに関連する対話の文脈（例：朝人と会った時に「おはよう」と言うなど）を考えてしまう．しかし人間には内的状況があり，その人固有の感情や空想や心の葛藤の世界がある．上述の患者が，心の中の亡き両親の若い姿に向かって心のなかで「おはよう」と言うということもその典型であろう．相手が重度の失語症患者であったとしても，その内面の思いに即して，問いかけ，語りかけていくならば，彼らは臨床家の言葉を理解し，なんらかの応答的な表現をすることは可能なはずである．そこに臨床家の経験や想像力や直観的洞察が働く余地がある．そのようにして彼らの内的表現，内的な体験世界を共有していくことは可能だと思われる．

　失語症患者の喪失感や内面の思いは孤立している．患者の内的表現に形を与え，それを共有し，その帰趨を見守っていくこと．このことは，言語障害についての専門家であり，言葉の障害というハードルを超えて患者の表現を引き出す能力を持った言語臨床家が行うのに最もふさわしい位置にいると思われるのである．

4. 事例A

　事例A（76歳，男）は，多発性脳梗塞による重度の混合性失語症と右片麻痺の患者である．○○年8月頃から徐々に失語症となり，10月中旬頃より右足，右手が不自由になり，某病院リハビリテーション科に入院した．50歳台前半にも2度，軽度の脳梗塞の既往がある．尿閉と前立腺の硬結の検査のため，翌年1月，某病院泌尿器科に転院，前立腺は正常，神経因性膀胱と診断されバルンカテーテル挿入となった．本人のリハビリテーション継続希望と家庭での介護態勢調整のため，3月下旬にセラピスト（以下Thと記す）の勤務していたリハビリテーション病院に入院した．CTスキャンにより，左半球前頭葉皮質下，側頭葉，後頭葉に病巣が認められた．ほぼすべてのADLに介助が必要であったが，食事はセッティングすれば自力でとれた．ベッドから車椅子への移動には介助が必要であったが，車椅子の走行は自力で可能であった．5月末にバルンを抜去した後は，日中は尿器を使用できるようになった．

　Aは代々地方の小都市近郊の農家の長男として出生．小学校卒，終戦まで9年間戦地に赴いていた．復員後，地元に帰って以後は農業ひとすじに生きた．発病前は，仕事は以前より縮小していたが，几帳面でまめな性格で，機械の手入れをしたり家屋を磨いたりして，忙しく過ごしていた．軍人恩給を支給されていた．家族は69歳の妻（老人性痴呆）と45歳の長男家族（嫁と孫3人）の7人である．長男は家の向かいにある商店経営．妻は物忘れがひどくなっていたが，畑仕事には出ていた．戦時中の負傷のために右耳は聴力脱失の状態であったが，今回の脳梗塞の発症を機に原因は不明だが左耳も聞こえが悪くなり，補聴器を装用するようになった．他の兄弟はすべて死亡している．

　入院1週間後の**初回面接**の印象では，年齢と重度の身体障害から予想されるわりには車椅子をしっかり操作し，うなづき，首振りによるYes-Noの応答の身振りもはっきりしていた．実直な農家の人といった印象である．重度の失語症と構音障害があり，名前を問うても無声音で，/おば/と言うのみであり，A氏の実名と関連はない発語となった．Thが苗字の部分を言ってやると，無声であるが，正しい発語となった．左耳に補聴器を装用しており，つけているとよく聞こえるが，外すと聞こえないということを，Yes-No反応で応答した．補聴器の音量の調整も自分でやっている．住んでいる町の名は無声音で，一部子音に誤りがあるが正しく言えた．家族について，奥さんは一人ですかというジョークをまじえた質問を理解して笑った．発語は困難だが，家族や職業についての質問を理解し，Yes-No反応で明確な応答があった．日常会話の理解力は比較的保たれ状況理解も良かった．

　第2セッションで夜はよく眠れるかの問いに大きくうなづいていたが，**第3セッション**では，一度否定したこ後に肯定し，いぶかしく思ったThがどっちなのかと問いただしたところ，笑っている．そこでもう一度「よく眠れる？」と尋ねると今度は明確に否定した．すぐに目が覚めてしまうということである．以後の応答から明らかになったことは，病気になって

から眠れない，いろいろと考えごとをしてしまう，昔のこと，それも子供の頃ではなく，若い時（20代の頃）のことを考えるという．戦後のことで，いろいろ苦労したことを思い出すという．この最後の問いに対しては，首で合図するだけでなく，指で○印を作って肯定した．この段階ではThはAが夜に文字通りに考えごとをして眠れないのだと理解していたが，実際には，患者がそうした夢を毎晩のように見ているということが後に明らかになった．

第4セッション以降，WAB失語症検査を断続的に行った．失語指数12/100で，非常に重度の失語症である．

第5セッション（入院後3週間経過）は，予定時間外に自分からやって来た．やはり夜はよく眠れない．具合が悪いのではない．しかし/ビーザ/と発語して，胸を押さえる．肋骨のあたりが痛いのだという．

第6セッション．夜はうつらうつらするくらいで，昔のことを考えるという．畑仕事の場面だという．自分一人？と聞くと否定し，お父さんは？と聞くと，返答はなく，母親は？と聞くと/………フーペー………/と言ってさらに何か話そうとしているが意味は不明である．兄弟は？と聞くと/ほうばい（朋輩）/と発語があり，母親と兄弟で畑仕事をしている場面だという．そういうことを思い出すと幸せな気分になるのかと聞くと，一度肯定したが否定に転じた．とくに感動はなく，思い出したいわけではないのに，なぜか思い出されてしまうとのことで，そんなこと思い出したくもないとのことである．

第7，8，9セッションはWAB失語症検査を行った．

第10セッション（入院後2ヵ月経過）．気分はよくない，夜眠ると昔の同じ夢が出てくる．20代の自分と父と母が出てくる．畑仕事をしている場面や家のなかでの場面だという．他の夢は見ない．この夢はあまり見たくない．別に懐かしくもなんともない．いい加減にしてほしいという気持ちだと．昨年11月以来，転入院を繰り返す中で1度も家には帰っていないという．（現実には入院前に一度家に一泊している）．

第11セッション．家に帰ることには心配がある．身の回りのことをしてくれるのは嫁と妻である．妻はうまくやってくれそうかとの問いには答えがない．心配してないかと問うと否定する．帰りたいかと聞くと肯定．しかし帰ったほうがほっとするかとの問いにははっきりと否定する．心配だという．妻や嫁に話が伝わらないからではなく気持ちが伝わらないからだという．いつもつらい気持ちで悲しい．こんなふうになったのではやりきれないという．

第13セッション．相変わらず同じ夢を見るという．今一番困っていることは，体のことではなく，言葉のことでもなく，家のことだと．妻のことでなく，嫁のことでなく，息子のことでなく，やはり家のことだと．ここでThは，夢について初めて解釈を語った．「本当に帰りたいのは夢のなかに出てくる家なのでしょう．自分といっしょに家が滅びていく，そんな気分なのですね．そのことが辛く，悲しいのでしょう」と．この解釈に対しAは大きく肯いた．

この4日後に自宅に2泊外泊した．後に得た情報によると，妻は老人性痴呆が進行していてAの状態がわからず，入院前に家で過ごした時と同様Aをすぐに寝かせようとしたり，一

方では妻一人の介助で起き上がらせ，車椅子に乗せようとしたりしたという．またつじつまの合わぬ言葉を連発してAを苛立たせたという．以前に嫁とともに妻が来院した時に，Thが居合わせたことがあったが，この時も，妻は意味不明の言葉を連発してAを苛立たせていた．看護婦によると，妻が入浴を介助したこともあるが，この時にはAは怒りっぱなしだったという．Aは，この妻とともに今後家で過ごさなければならないことを思い悩んでいたのだと思われる．

第14セッション（入院後3ヵ月経過）．表情が心なしか明るい．最近は気分は？と問うと否定．よくない？と聞いても否定．その後Aは/いい/と言語的に答えた．気分はいいの？と確認を求めると肯定．遠慮しなくてもいいですよと私が言うと，笑って応じる．眠れるかと聞く大きく肯く．眠れるようになったの？と聞くとやはり大きく肯く．それはよかったですねと言うと大きく肯く．例の夢は見る？と聞くと否定．見なくなったの？と聞くと肯定．だいぶ前から見なくなったの？と聞くと肯定．1週間くらい前から？と聞くと肯定．そしたら眠れるようになった，見なくなってよかったという．少しさびしい？と聞くと笑う．ずいぶん長く同じ夢を見ていましたねと聞くと肯定．その夢から開放された気分？と聞くと肯定．前の夢を見なくなったのは自分のなかで気持ちの変化があったからですか？と聞くと，涙を流しながら肯定する．何か自分で覚悟したとか？と聞くと肯定する．退院や帰宅にやはり希望は持てないかの聞くと肯定する．それはそうなんだけれども俺は帰るというふうに心を決めたの？と聞くと肯定（このあたりは泣きながらの応答である）．自分の家であって家でないような気持ち？と聞くと否定．それでもやっぱり俺の家だという気持ち？と聞くと肯定．退院の日はいつですか？と聞くと，カレンダー上の2週間後の日を指さす．家に帰ったら寝たいですか？と聞くと肯定．まず寝たいと．病院の皆があなたが寝たきりになることを心配してますよと言うと，笑って応じる．

Aは入院後ほどなくして胸の痛みを訴えるようになったが，実際に看護婦が湿布を貼ろうとすると，場所を特定できず，右胸，右肩，右腕，左胸と，そのつど変わり，看護婦たちを混乱させていた．しかしThが夢の解釈をした後は痛みの訴えもなくなった．

病棟では，何かにつけてすぐにベッドに上がりたがる，PTやOTには，促されると行くが，意欲を示さないことが観察されていた．運動療法場面では，じっと肋木を見ていることが多かったという．

実際の退院日はAがThに教えた日よりも1週間早い日であった．退院後は地域の訪問サービスを受けながら，隣接する家に住む長男家族に介護されながら家庭生活を送っている．

5．失語症患者の心理過程と臨床

多くの失語症患者たちは身体や言語の決定的変化の時点，すなわち脳血管障害の発症という生理的大変化の時点においては，意識障害を来たして眠っていたのである．たとえ意識障

害がなかったり軽かったりしても，言語や身体に異変が起こっていることを知って不安を抱かせられるとはいえ，〈生きられた世界〉を決定的に喪失するような出来事が起こったとただちに理解するわけではない．〈生きられた世界〉は外的な出来事に影響をこうむることなく，常に保存されているはずのものだからである．しかし現実には彼らの身体や空間，時間に決定的な断絶が起こりはじめている．この断絶は，当初は意識に昇らない．こうした事態を一時的なものとみなしたり，現実を否認して不安を回避したりするが，現実体験が続くにつれ不安はつのっていく．〈生きられた世界〉が喪失されたのかもしれないという不安である．一方，漠然とした非現実感がいつまでも続く場合もあるし，混乱し，介護する家族や周囲の人に，攻撃的な言動，行動が生じる場合もある．リハビリテーションという形で現実に直面するようになると，現在という時間は，〈生きられた世界〉から切り離されたものと感じられるようになる．身体にも，言葉にも，空間にも，他者にも，自己の〈生きられた世界〉が現在も持続しているという兆候をどこにも見いだせなくなるのである．現在は孤立した島のようなもので，過去もなく，未来のイメージもない．この現実を現実と認めることは，〈生きられた世界〉がこの現在へと持続している現実ではないということを認めることにもなる．病前に生きていた世界は〈生きられた世界〉そのものとして現在も体験されているものではなく，〈生きられた世界〉のイメージとなって彼らひとりひとりのの頭の中だけにあるものとなる．だからそれらは主観的なものだともいえるし，さまざまな潤色を受けやすいともいえる．異和感に満ちた現実の世界よりは，彼らはそうしたイメージの世界のなかでのほうが自分らしくいることができるのである．

　事例Aにおいては，亡き両親や兄弟とともに畑仕事をしている場面が長期にわたって夢みられた．こうした夢を毎晩見ることが苦痛であるとのことであった．Aは自分の身体や言語の障害を抱えて，老人性痴呆になった妻とともに暮らすことになる現実に強い不安を持っていたのであろうし，長年かかって作り上げてきた家の生活の崩壊に痛みを感じていたのであろう．あの時代に戻れたらどんなにいいだろうという願望と，それが不可能であるという現実認識がもたらす痛みとがAのなかにある．痛みが強くなれば願望も強くなる．しかし願望が強まれば，痛みも強くなってしまう．そういう感情の循環のなかで，この夢が見続けられたのではないだろうか．夢という形で願望が表出されること自体がもたらす痛みが，夢を見たくないという形で表現されていたのだと思える．同じ時期に部位を特定することのできない痛みが訴えられていた．毎晩夢を見て眠れないという訴えと，この身体的痛みの訴えは同質のものであったと考えられるのだ．セラピストは，Aの訴えと夢の内容を聴くことをずっと続け，第13セッションで初めて解釈し，Aの納得を得た．それ以降，夢を見なくなり，痛みの訴えもなくなったのである．夢の内容を，言語化して共有することとともに，夢の解釈についても言葉として共有することが，明らかな変化をひきおこす要因となった．願望や痛みに支配されるのでなく，その願望や痛みを言葉として意識化し，自分のものとすることによって，それらの支配から解放されることができたのであろう．そのことを通じて，障害が受容される最初の契機が作りだされたのであろうと思われるのである．

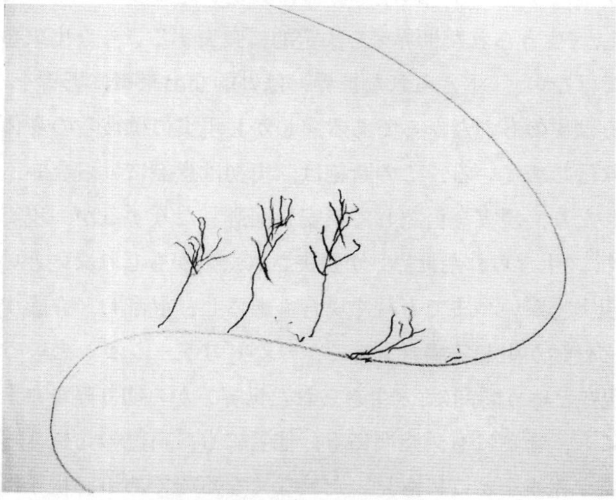

図1　最初に Th が曲線を描いて A4 大の紙を Pat に渡し，何でも思いついたことを描いて下さいと言って描画を促したところ，Pat は 4 本の木を描いた．一番右の木は倒れている．Th が 4 本の木は 4 人の兄弟を表し，倒れている木があなた自身を表すのですねと言うと，Pat は泣きながら肯定した．

　多くの失語症患者が，失われた言語的－空間的世界をあたかも依然としてそれらを保持していると思いみなしたいかのように，両親のもとに自分が最も自分らしく充実してあった幼少期や青年期をしきりに回想したり，亡き両親と空想的に対話したり，夢のなかでそのように充実していた〈生きられた世界〉を再体験したりしている．喪失という現実の気づきに際して，〈生きられた時間〉や〈生きられた空間〉が哀惜され，理想化されているのである．これは対象喪失における喪の仕事のなかで，喪失対象への同一化が起こるのと同じ機制と考えることができる．彼らは一方では日常生活のひとつひとつの場面が越え難いハードルの連続となった生活を送る一方，空想のなかで，今や不在となった過去の〈生きられた世界〉を生きているのである．彼らは内的にはまだ発病前の生を生きているようなものであるが，これが一方での現実認識によってしだいに危機に陥っていくのである．A においては，充実していた時期の夢を繰り返し見ながらそのことに苦痛を感じていた．この苦痛と身体的痛みによって，内的生活の危機が語られていたのである．

　彼らが回想や空想や夢といった内的生活を，セラピストに「語る」，あるいは場合によっては描画によって表現する，そうしたこと自体が現実体験であるという側面に注意したい．彼らは表現によって，自己の内的現実を内的現実として（外的現実と区別されたものとして）理解し，体験し直すのである．セラピストという第三者のまなざしによって，外的現実の認識が促されると同時に，内的な体験に動きが与えられる．ある場合には，内的な危機はより深まることも考えられる．

―― 脳血栓による重度の失語症と右不全片麻痺のある患者（60歳女性．以下Patと記す）は，言語理解，言語表出力に著明な障害があり，簡単な日常会話は理解可能であるが，表出は/わかんない/ /そうみたい/などの常套的な表現を除いてほとんど全くできなかった．CTで，左半球の頭頂側頭領域の皮質および皮質下に病巣が確認された．入院後しばらくしてから週1回の治療面接が組まれた（退院後は月2回）．セラピスト（以下Thと記す）の問いかけや語りかけに対してPatがYes-No反応や，補完的な応答（Thが「夜はよく眠れ？」と語りかけ，Patが/ない/と応えるようなやりとりを言う）をしていくことでコミュニケーションが行われた．毎日不眠だという．家が近くにあるため早期から週1回の自宅外泊が行われ，家事は夫が代わってするようになっていった．患者は夫に申し訳ない気持ちを持ちながらも自分からは何もしようとする気持ちにならなかった．第7セッションから描画を導入．Thが白紙に曲線を描きそれをもとに何でも思いつくことを描くように教示すると，3本のやせた木とその脇に倒れている木を描く（図1）．3本の木は自分の姉妹，兄，倒れている木は自分を示すのだという．Patは小さい頃のことを思い出し，生き直したい気持ちだが，一方では自分が母親にかわいがられなかったことを思い出すという．母親には/うんと好きなところとうんと嫌いなところ/があった，姉と妹にはさまれて，軽視されていた．何かすると抑えつけられいじめられたという．第8セッションでは，Thが描いた一部が開放された楕円から，母親を思わせる女性の顔を描いた．子どもの頃（小学校就学頃）は食事を抜かれたり，外に締め出されたり．姉や妹は自分とは別という感じだった．成長に従って明るくなり，母にいじめられているとも思わなくなった．病前は明るい性格であったのだが，病後は子どもの時と同じような，さびしい気持ちだという．第9セッションで，今，亡き父親や母親と心のなかでいいことばかり話しをする．自分の発病のことは言わない．隠している．話すと心配するから．幸せだった頃のこと，15～6歳頃のことを話すという．（この時点で退院）．退院後初めての第10セッションでは，母との話のなかでは母は優しいし，自分も優しい．しかし子供の時はそうではなかった．母はきびしかった．母に病気のことを知られると，自分が悪いからだといわれる．だから隠している．母に甘えたいが病気のことを知られたら甘えられない，という．（母親はPatが18歳の時に死亡してたという）．第11セッションで，Thの提示した白紙に対して，しばらく考えた後，地平を描き，家を描く．その家は子どものころの家でもないし，今の家でもないという．この家には誰がいるのか/わからない/が，その家に/行きたい/と言う．次の第12セッションには，表情良く，落ちついた雰囲気で登場した．ThがそのことをPatに言うと，うれしそうに同意する．家事はやはりできないが昔のことは考えなくなった．しかしあまり眠れない．いろいろ考えが出てくる．父親のことをよく思い出すようになった，父は3姉妹のなかで自分を一番かわいがったのだという．Patのなかに母親に代わって，甘えられる対象として内的な父親像が喚起されはじめていた．前回に描かれた家の絵について，そういう所に行きたい

と考え，実際に行ってきた．そこは恐ろしい所だった．そこには誰もいない．今もそこに行きたいという気持ちはあるが，その考えに煩わされることはなくなったという．第13セッションになると，心なし日焼けし表情明るい．よく外に出るようになり，何かふっきれた感じで，昔のことはもう考えないという．近所の人と会うのもいやじゃない．言葉が通じないことはやっぱりあるが，何か自分の思っていることが伝わりやすくなった．夫との間でいらいらしないでいいという．Th の描いた地平線から，Pat は富士山に見守られているかのような3本の植木（兄姉妹），その手前に女性（自分），その隣に男性（夫）．を描く．Th は，象徴されている人物を確認．自分自身とそれらすべてとの和解を表す絵であると考えたが，描き終わった Pat の表情も満足げであった．20数回目のセッションでは，Pat は，自分は嫌いだが向こうはなついてくる動物というふうに描画で自己を表す一方，家事をすっかりこなすようになった夫と，比較的落ちついた生活を始めていた．Th が，以前に Pat が描いた「誰もいない家」について今の時点でどう思うかを尋ねると，あれは家ではなく，何だかわからないところだという．実はその後も何度もそういう所に行くということがあった．それは夢に見た．そこで誰かに会った．若い不思議な怖い感じの男の人がいた．行きたいのではなく自分はそこに行かなければならないという思いで行った．そこで/話をする/．話は普通にできる．亡き父や母の存在が間近に感じられる．大きな川が流れていて，みすぼらしい橋がある．きれいな所だが，荒涼とした所である．橋はわたるわけにはいかない．わたりたくない．その人と話をしたら帰る（現実の家に）．こうした場所は今は絵には/描けれない/．こうした夢は見なくなった．見なくなったことがよかったと感じているという[*2]．

　回想や夢や空想をセラピストが聞き取り，描画や言葉による表現を与えることで，彼らは自己の〈生きられた世界〉が今や不在であるということ，この現実を理解し，セラピストとともにこの不在に耐える．そして表現という作業自体が，内的な世界に動きを与え，過去と現在，内部と外部，死と生という境界を形成することを自然に促しているのである．

　だからこうした臨床活動自体が夢を形成することに関与している可能性がある．空想と違って，夢のなかには現実認識が現れている．以上に示した女性患者の夢のなかで，川のたもとで，仕方がないから話をして帰るというその相手はセラピストの像であろう．この「話」という機能が，過去と現在，内部と外部，死と生の境界を受け入れる働きをするのである．こうした境界の出現ということこそ，発病時の生理的大変化に遅れて出現する心理的大変化の最初のポイントであり，いわゆる障害の受容といわれることの，最初の現れなのだと考えられるのである．

　さて，回想や空想のなかにしろ，そこで自分の存在の充実を感じることができるような〈生

[*2] この患者さん，および事例Aについての臨床体験の詳細は，手束[8]に述べた．

きられた世界〉のイメージを持てない患者たちも一方にはいることを忘れるわけにはいかない．第3節の冒頭にひいた左片麻痺の事例のように，今ここにあるということが，過去からの連続性を断ち切られて，起こっている事態を妄想的にしか理解できない状態が継続してしまう人々である．失語症患者の場合には，妄想を豊富に語るということはない．

しかし，脅威的な不安や妄想的確信，病前からは信じられないような依存性とその依存対象に向ける攻撃性などを示すことがある．

――― 脳梗塞による右片麻痺とジャーゴン失語の患者（66歳，男．以下Patと記す）は，重度の言語理解障害があった．言われた言葉に対し，単語の絵カードを指さす課題がほぼ全くできなかった．週2回，治療面接の時間が設定されたが，当初から，ジャーゴンで一心に何かを訴えることが続き，セラピスト（以下Thと記す）はそれを黙って聞いているのみであった．しだいに彼の訴えの一部が理解できるようになった．こうなったら死んでしまいたい（首をくくるジェスチャー）．自分はきちがいになり馬鹿になってしまった．あなた（Th）もそう思っているにちがいないと．妻をまじえた面談のなかで，妻は，Patの父は戦前外地で実業家として活躍した人で，彼はそのことをいつも誇りのように語っていた．長年勤めていた会社を定年退職した後は地域の自治会長や民生委員の職を一生懸命していたという．妻は以前から責任ある仕事を継続しており，子どもはいない．Thは妻に患者の精神安定について助言し，定期的に来院するようすすめた．その後，この3者面談がきっかけとなって，Patはthが妻やその親戚と結託して，自分を家に帰れないように画策していると，Thを非難攻撃した．この確信を修正するために再度慎重に3者面談を持った．その後この訴えはやんだが，妻に対する不安，攻撃は続き，日中妻の勤務先に電話をかけて所在を確認したり，妻がやって来た時には安心すると同時に意味不明の攻撃的言動を繰り返した．Thに対しては自分の期待することを何もしてくれないとの訴えを攻撃的に繰り返し述べた．Patの期待することは面接室の隣の部屋に自分が寝泊まりすることであったり，Thが彼の病室で助手としてほぼ付ききりで介護することであったりした．そうしてくれない限り自分には死しか残された道はないとのことである．ある朝同じ病棟の奥の部屋で死者が出たとPatが言う（病棟に確かめるとそのような事実はなかった．痙攣発作を起こした患者がいてそのために看護婦の出入りが多かったとのことであった）．Thが黒っぽいズボンをはいているのはそのためかとの疑念が述べられたりした．家に外泊を試みることになり，妻と妻の親類とともに2泊することになった．Thは，自分の住み慣れた家が厳然としてあることを体験し，自己の連続性を確認する機会として，この外泊を奨めた．しかしその結果は惨憺たるもので，妻は疲れ切り，病院に戻ったPatは「だまされた」と妻や親類に対しあたりかまわず口にした．しかしその後，数日間病院に姿を見せない妻が死んでしまったのではないかという不安にとらわれ，そのことを訴えた．しかし妻が元気な姿を見せたことでこの不安は消えた．この頃から表

情に変化がみられ，柔和な表情もみられるようになった．それまで関係のとれなかった他のリハビリテーション・スタッフに対しても愛想がよくなり，軽い冗談のような会話がされるようになった．看護婦も「無意識的に会話すればけっこう伝わる」と言い，Pat の改善を理解しはじめた．Th に対しては，自分への特別な治療チームを作ってほしいということをしきりに述べるようになった．さもないと，今度は妻や妻の親類たちが死ぬことになる．そうなったらあなた（Th）は責任が取れるのか，あなた自身もおそろしい結果になると詰め寄った．こうした攻撃をしながらも，一方では，Th との面接を拒否することはなく，次回の日程を書いたメモを大事そうに保管して，定期的な面接を心待ちにしていた．

　以上に示した男性患者は，自己の〈生きられた世界〉への言及も回想もなく，「きちがいになってしまった」，「馬鹿になってしまった」というような言葉に表現されるような異常な事態の万能的な解決を求め，さもなくば死と考えた．妻に見捨てられるのではないかという不安や，セラピストがその妻と結んで自分を放逐しようとはかっているのではないかという不安は確信へと変わり，妻もセラピストも攻撃対象となった．自宅外泊後に攻撃が沸点に達した時に，妻に対する罪悪感や思いやりが芽生え，変化を見せた．セラピストはあくまで自己のスタンスを守り，攻撃に耐え，生き残り，なおかつわずかにつながっている関係を失わないように努めた．この人がとらわれているのは社会的な抹殺の不安であり，強迫的な訴えはそれに対する抗議なのである．

　こうした人々は，恐ろしい現在について一心に語りはするが病前の自己についてはほとんど言及しないこと，より厳密にいえばセラピストに尋ねられることに Yes-No で応えはするが，（それゆえ記憶は保たれているが）そうした話題にほとんど興味を示さない．彼らにとっては〈生きられた世界〉の喪失が問題であるのではなく，彼らの存在を脅かし，より根源的な不安をひきおこしてしまうこの現在，今ここが問題なのである．原因を必ずしも失語症や身体障害の重症度に帰することはできない．上のような重度の失語症であっても比較的早く落ち着きを見せる患者もいるし，より軽度の言語障害，身体障害の患者であっても，怒りのきっかけを次々に見つけ出しては飽くことなく怒りを示し，訴えつづける人もいる．こうした状態像は病前からは想像もできない変化であることも特徴的である．

　発病前から自己存在の基本的な不安定という要因を持ちながらも，社会適応力によって破綻を示さずにやってこれた人が，失語症や身体障害を発症することによって防壁を失い，潜在的に持っていた問題をさまざまな脳機能障害とともに顕在化させてしまう．これまでリハビリテーション関係者の視野の中心部にあまり入れられることのなかった問題圏がここにも現れている．

6. おわりに

　病室のベッドに藁のように横たわっている重症患者たち．虚ろなまなざしや硬直した身体．聞き取れない呟きや惚けたような眠り．その印象は彼らの内的な世界の空虚さを物語るかのように見える．自己の身体を病院の一隅に放擲してしまったまま，みずからはどこかへ行ってしまったかのような彼らの人生の痕跡を，その様子から窺い知ることは難しい．しかし凝結し動きを止めたそれらの身体の現存は，かえってそこに，彼らひとりひとりに独特の，そうでしかありえなかった人生を，それが〈今やない〉という形で顕わにしている．

　《死はひとつの生命の観念を浮かび上がらせる．死はこの生命に終止符を打つことによって，それをなすのである》(Minkowski[5])．

　彼らは死者ではない．しかし彼らが被っているのは，まぎれもない先行的で部分的な死であり，それが浮かび上がらせるものはやはり，彼らひとりひとりの生命であり，人生なのである．

　彼らがもはや所有しておらず，剥奪されたものでありながら，記憶にはしまわれているもの，それは彼らそれぞれに固有の人生であるが，彼らは今やそれを言葉によってしか表すことができない．言葉にこそ彼らの過去のすべてがあり，現実世界のなかでそれを他者に語ることのなかにこそ，彼ら自身がそれぞれの生きている〈持続〉(Bergson[9])を確認し，自己の新たな生への意志を育む端緒があるはずなのだ．であるならば，言語臨床家は何よりも，失語症の有無に関わらず，しかし彼らの言語能力に十分に注意しながら，その切れ切れの言葉，聴き取りにくい呟き，声にならない声を聴き取ることから始めなければならないであろう．そこから彼らの思いを想像し，空想し，夢想すること，その内容を彼らに返し，応答の表現を自然に促し，それを聴き取って臨床家の側の思いを修正していくのである．そうしたやり取りの継続によって彼らの苦悩が共有され，治療関係が形成されることになる．

　言語臨床家はこうして患者たちから驚くべき物語を聴くことになるかもしれない．それをその通り受け取り，非合理性の指摘や賛否の表明をすることなく傾聴し続けること．そのことが，彼らにとっては自分が「話」をしても聴き手を困惑させず，無視を招かず，処罰を受けない，聴き手を考えさせ，聴き手を共感させる，それは良いことなのだという体験になる．患者と言語臨床家の間に信頼の地盤が作り出される．その上で必要なら検査や訓練も行う．言語臨床家が彼らの「再生」を援助しようとするなら，そうした道を通っていくほかはないのではないだろうか．

引用文献

[1] 手束邦洋: 失語症言語臨床の終了. 聴能言語学研究 14: 220–223.

[2] Freud S（加藤正明訳）：悲哀とメランコリー. 改訂版フロイド選集 10 不安の問題 所収, 日本教文社, 1955.
[3] Melreau-Ponty M（竹内芳郎, 木田 元, 宮本忠雄訳）：知覚の現象学 I!I. みすず書房, 1978.
[4] Mahler MS, Pine F, Bergman A（高橋雅士, 織田正美, 浜畑紀訳）：乳幼児の心理的誕生—母子共生と個体化. 黎明書房, 1981.
[5] Minkowski E（中江育生, 清水 誠訳）：生きられる時間 1, みすず書房, 1973.
[6] 手束邦洋：1 重度失語症患者におけるパロル行為の改善経過—記号子—記号母のパラダイムの再編成を通じて. 聴能言語学研究 3: 20–27, 1986.
[7] 手束邦洋：重度失語症患者の言語活動の促進—日常生活行為の描画訓練を通して. 聴能言語学研究 8: 71–79, 1991.
[8] 手束邦洋: 失語症と心理療法. 精神分析研究 45: 163–173, 2001.
[9] Bergson H（平井啓之訳）：時間と自由. 白水社, 1990.

編集責任者

代表　福田　登美子（広島県立保健福祉大学保健福祉学部）

　　　高須賀　直人（自治医科大学附属病院リハビリテーションセンター）

　　　斎藤　佐和子（旭出学園教育研究所）

　　　高　橋　　正（七沢リハビリテーション病院・脳血管センター）

アドバンスシリーズ／コミュニケーション障害の臨床 5
失　語　症

定価はカバーに表示

2001 年 8 月 20 日　第 1 刷発行

編　集　日本聴能言語士協会講習会実行委員会

発行者　木　下　　攝

発行所　株式会社　協同医書出版社

〒113-0033 東京都文京区本郷 3-21-10
郵便振替口座 00160-1-148631
電話 03（3818）2361 FAX 03（3818）2368

印刷・製本　横山印刷
装丁　戸田ツトム＋岡孝治

ISBN4-7639-3025-7　　　　　　　　　　　　　Ⓒ　Printed in Japan

JCLS <㈱日本著作出版権管理システム委託出版物>
本書の無断複写は著作権法上での例外を除き禁じられています．複写される場合は，その都度事前に㈱日本著作出版権管理システム（電話03-3817-5670，FAX 03-3815-8199）の許諾を得てください．